# 现代消化疾病诊疗与内镜应用

XIANDAI XIAOHUAJIBING ZHENLIAO YU NEIJING YINGYONG

U0318549

主 编 张玉玲 张 慧 于凤杰 冯 燕 黄颖洁

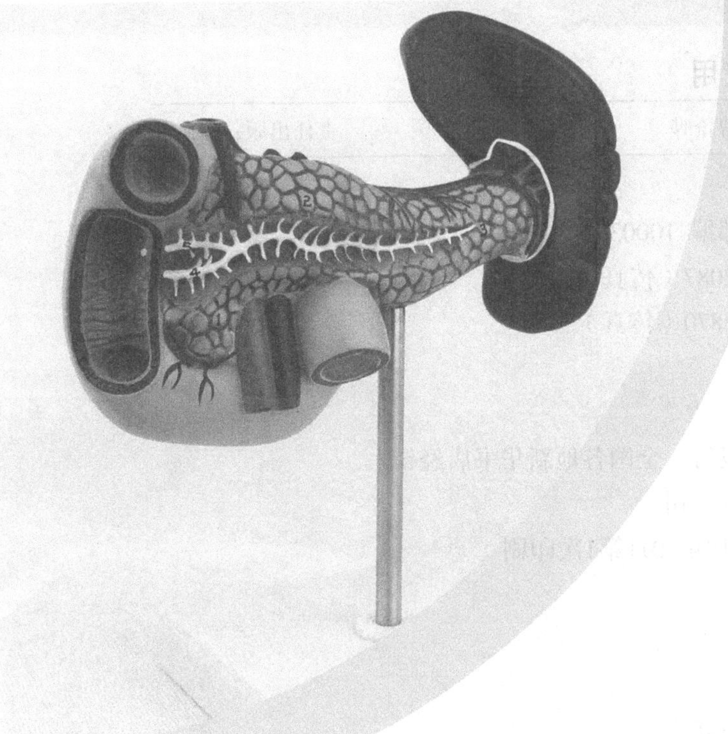

科学技术文献出版社
SCIENTIFIC AND TECHNICAL DOCUMENTATION PRESS
·北 京·

**图书在版编目（CIP）数据**

现代消化疾病诊疗与内镜应用 / 张玉玲等主编. — 北京：科学技术文献出版社, 2018.10
ISBN 978-7-5189-4863-5

Ⅰ.①现… Ⅱ.①张… Ⅲ.①消化系统疾病—诊疗②消化系统疾病—内窥镜检
Ⅳ.①R57

中国版本图书馆CIP数据核字(2018)第231809号

**现代消化疾病诊疗与内镜应用**

策划编辑：曹沧晔　　责任编辑：曹沧晔　　责任校对：赵　瑗　　责任出版：张志平

出 版 者　科学技术文献出版社
地　　址　北京市复兴路15号　邮编 100038
编 务 部　(010) 58882938，58882087（传真）
发 行 部　(010) 58882868，58882870（传真）
邮 购 部　(010) 58882873
官方网址　www.stdp.com.cn
发 行 者　科学技术文献出版社发行　全国各地新华书店经销
印 刷 者　济南大地图文快印有限公司
版　　次　2018年10月第1版　2018年10月第1次印刷
开　　本　880×1230　1/16
字　　数　390千
印　　张　12
书　　号　ISBN 978-7-5189-4863-5
定　　价　148.00元

# 前 言

消化系统是人体重要系统之一，消化系统疾病是临床常见病和多发病，严重危害人们健康。在各系统疾病中，消化系统牵涉的器官最多，临床症状也最多。在当今信息时代，知识快速更新，尤其是近十余年来，更是日新月异，这使得人们对消化系统疾病病理生理、发病机制以及诊断和治疗的认识不断加深。为了跟上时代发展的步伐，更好地为患者服务，我们组织编写了此书。

本书首先充实了消化系统疾病的相关基础理论，如常用实验室检查及临床意义、消化系统症状学，然后从病因、病理、临床表现、诊断及治疗等方面入手，就消化系统常见疾病分别做了详细介绍。全书论述详尽，资料新颖，科学实用，对消化系统疾病的诊断和治疗具有指导意义，适合我国各级临床医师阅读参考。

本书编委均是高学历、高年资、精干的专业医务工作者，对各位同道的辛勤笔耕和认真校对深表感谢。鉴于本书编写人员较多，在各章内容的深度与广度上可能不太一致，且时间有限，书中可能存在不妥之处，望读者不吝指正，以便再版时修正。

编　者

2018 年 10 月

# 目　录

# 第一章

# 消化系统疾病总论

## 第一节　消化系统结构功能特点与疾病的关系

胃肠道的主要生理功能是摄取、转运和消化食物，吸收营养和排泄废物。食物在胃肠道内经过一系列复杂的消化分解过程，成为小分子物质，被肠道吸收，肝加工，变为体内物质，供全身组织利用；其余未被吸收和无营养价值的残渣构成粪便，被排出体外。食物成分在胃肠道内的消化分解需要依靠胰腺、胃肠腺分泌的水解酶、肝分泌的胆汁以及肠菌酶等的酶促反应参与，而已消化的营养成分的吸收则必须要有结构和功能完整的肠黏膜上皮细胞。肠黏膜上皮吸收功能不全和平滑肌收缩功能异常是引起胃肠道疾病的主要病理过程。先天性和后天性酶缺乏、肠黏膜炎性和肿瘤性病变、小肠内细菌生长（盲袢综合征）使胆盐分解而失去消化脂肪的作用，肠段切除过多（短肠综合征）丧失大量黏膜吸收面积等是造成消化和吸收不良的主要原因。

消化道的活动受自主神经支配，交感兴奋可导致胃肠动力的变化。迷走神经受损可引起胃十二指肠对扩张的异常敏感性。丘脑下部是自主神经的皮质下中枢，也是联络大脑与低位中枢的重要环节。消化道并不只是一条有上皮内衬的肌肉管道，它具有肠神经系统（enteric nervous system，ENS），可以不依赖中枢神经系统独立行使功能，被称为“肠之脑”。ENS 可直接接受胃肠道腔内各种信号，被激活后分泌的神经递质为多肽分子，如 P 物质、阿片类多肽、生长抑素、肠血管活性肽（vasoactive intestinal peptides，VIP）等。ENS 有许多反射径路，同时也受中枢神经的调节（脑－肠轴），它在调控胃肠道的运动、分泌、血液和水及电解质转运上都有重要作用。中枢神经系统、自主神经系统和 ENS 的完整性以及它们之间的协调对于胃肠道动力的调节起重要作用。

各种精神因素，尤其是长期高度紧张可以干扰高级神经的正常活动，造成脑－肠轴的紊乱，引起内脏感觉过敏，进而引起胃肠道功能的紊乱。

胃肠道激素（来源于胃肠道内分泌细胞和神经细胞的小分子活性物质和多肽，作为神经信息的传递物质，被称为脑肠肽）对于维持消化道正常生理功能是不可缺少的，胃肠激素相互之间、胃肠激素与胃肠各种细胞、组织、器官之间相互协调才能维持生理功能，一旦这种平衡被打破，就可以引起疾病。例如，胃泌素分泌过多可产生卓－艾综合征；VIP 分泌过多可造成“胰性霍乱”，胃动素能强烈刺激上消化道电活动和机械活动，主要影响消化间期的胃肠运动，可能与胃结肠反射的调节有关。因此胃肠道的神经分泌的失衡有可能是导致一些症状综合征，如肠易激综合征、功能性消化不良等功能性疾病的病因。此外，肠免疫系统可能在系统性自身免疫性疾病和免疫耐受的发展中起重要作用，胃肠道相关淋巴组织是常见的黏膜相关淋巴组织的一部分，可识别进入胃肠道的抗原，鉴别哪些抗原应忽视（如营养物质和共生菌落的蛋白），哪些会引起免疫反应（如致病菌的蛋白）。由于消化道直接开口于体外，接纳体外的各种物质，其黏膜接触病原体、致癌物质、毒性物质的机会较多，在免疫及其他防御功能减弱的情况下，容易发生感染、炎症、损伤。消化系统肿瘤的发病率较高也可能与此有关。胃癌、食管癌、肝癌、结肠癌、胰腺癌均是常见的恶性肿瘤，在全身恶性肿瘤中占很大的比例。胃肠道与肝含有大量单核巨噬细胞，构成消化道的免疫保护屏障，保护胃肠道不受外来致病因子的侵袭，当这种功能受损时即出现相应的疾病。胃肠道微生态环境的正常对维持人的健康状况、抵御外来微生物的侵害、防止疾病的发生具有重要的意义。

肝是体内碳水化合物、蛋白质、脂质、维生素合成代谢的重要器官，通过各种复杂的酶促反应而运转，一旦肝细胞受损停止工作或由于酶的缺乏均可引起疾病。例如，肝通过糖原分解及异生供给葡萄糖，又通过糖酵解、糖原合成、贮藏摄取葡萄糖，在调节血糖浓度、维持其稳态中起重要作用，如果其功能被干扰，如酒精中毒，就可产生低血糖；肝细胞坏死或肝储备功能下降时，蛋白合成功能障碍，可出现凝血酶原时间延长以及低蛋白血症。中性脂肪的合成、释放，胆固醇的合成、磷脂脂蛋白合成以及脂肪运输，都在肝内进行。病理情况如肝缺少 $\alpha_1$ - 抗胰蛋白酶时，可发生肺气肿和肝硬化；缺乏铜蓝蛋白时可出现肝豆状核变性。酒精性肝病、糖尿病患者脂质在肝内积聚形成脂肪肝均是影响肝脂质代谢的结果。

肝又是体内主要的解毒器官，肝摄取、结合、转运、分泌、排泄胆红素，任何一环的障碍均可引起黄疸。肝是胆汁生成的场所，各种原因引起胆汁酸合成、转运、分泌、排泄的障碍均可引起胆汁淤积性肝病和脂溶性维生素缺乏。药物在肝内的代谢主要是通过肝细胞光面内质网上的微粒体内以细胞色素P450为主的一系列药酶作用。肝在药物药代动力学中起重要作用。反过来药物及其代谢产物也可引起肝损害，导致药物性肝病。

（张玉玲）

## 第二节　分类

按病变器官分类，常见病种及其主要临床表现有以下几个方面。

### 一、食管疾病

常见病种有胃食管反流病、食管癌、食管贲门失弛缓症。主要临床表现为咽下困难、胸骨后烧灼感、食管反流。

### 二、胃、十二指肠疾病

常见病种有胃炎、消化性溃疡、胃癌、十二指肠炎等。主要症状为上腹部不适、疼痛、厌食、恶心、呕吐、嗳气、反酸等。

### 三、小肠疾病

常见病种有急性肠炎（包括病毒性肠炎）、肠结核、急性出血性坏死性肠炎、克罗恩（Crohn）病、吸收不良综合征等。主要表现有脐周腹痛、腹胀和腹泻，粪便呈糊状或水样，当发生消化或吸收障碍时，则含消化不完全的食物成分，可伴有全身性营养缺乏的表现。

### 四、结肠疾病

常见病种有痢疾和各种结肠炎、肠易激综合征、溃疡性结肠炎、结肠癌、直肠癌等。主要症状有下腹部一侧或双侧疼痛，腹泻或便秘，黏液、脓血便，累及直肠时有里急后重。

### 五、肝疾病

常见病种有病毒性肝炎、非酒精性脂肪性肝病、酒精性肝病、自身免疫性肝病、遗传性肝病、药物性肝病、肝脓肿、各种病因引起的肝硬化、原发性和继发性肝癌等。主要临床表现为肝区不适或疼痛、乏力，体征为肝大、肝区压痛、黄疸、门静脉高压征和营养代谢障碍等。

### 六、胆道疾病

常见病种有胆石症、胆囊炎、胆管炎、胆道蛔虫症等。主要临床表现有右上腹疼痛（胆绞痛）和黄疸。

## 七、胰腺疾病

常见病种有急、慢性胰腺炎和胰腺癌。主要临床表现有上腹部疼痛（可向腰背部放射）和胰腺分泌障碍所引起的小肠吸收不良和代谢紊乱。

## 八、腹膜、肠系膜疾病

腹膜与消化器官有紧密的关系。脏腹膜形成一些消化器官的浆膜层。常见病种有各种急、慢性腹膜炎，肠系膜淋巴结结核，腹膜转移癌等。腹膜疾病的主要表现为腹痛与压痛、腹部抵抗感和腹水等。

（张玉玲）

# 第三节 诊断与鉴别诊断

任何诊断的确立都应包括以下四方面：①疾病的诊断（病名）；②估计疾病的严重度（轻、中、重）；③疾病的分期（早/晚期、急性/慢性）；④明确基础病变或病因。

消化系统疾病的主要临床表现是消化系统症状，但许多表现如恶心、呕吐、腹痛、腹块等也见于其他系统疾病。因此，正确的诊断必须建立在认真收集临床资料包括病史、体征、常规化验及其他特殊检查结果，并进行全面与综合分析的基础上，而医生须有较广博的临床基础知识，包括生化、免疫、内镜、影像诊断等方面的知识和技能。

## 一、病史

病史是诊断疾病的基本资料，在诊断消化系统疾病中往往是诊断的主要依据，例如消化性溃疡常能根据病史作出正确的诊断。完整病史的采集对于肝病的诊断尤为重要，包括家族史、用药史、饮酒史、毒品接触史、月经史、性接触史、职业环境因素、旅游史、过去手术史（包括麻醉记录）、输血史等。

## 二、症状

典型的消化系统疾病多有消化系统的症状但也有病变在消化系统，而症状却是全身性的或属于其他系统的。询问症状时应了解症状的演变情况。

1. 厌食或食欲缺乏　多见于消化系统疾病如胃癌、胰腺癌、慢性胃炎、病毒性肝炎等，但也常见于全身性感染和其他系统疾病如肺结核、尿毒症、精神神经障碍等。厌食与惧食必须分辨清楚：厌食是没有进食的欲望，患者往往对以前喜欢吃的食物都不想吃；惧食是害怕进食后产生不适，如疼痛、呕吐等而不敢进食，多见于胆囊炎、胰腺炎等疾病。

2. 恶心与呕吐　两者可单独发生，但在多数情况下相继出现，先恶心后呕吐。胃部器质性病变如胃癌、胃炎、幽门痉挛与梗阻，最易引起恶心与呕吐。其他消化器官包括肝、胆囊、胆管、胰腺、腹膜的急性炎症均可引起恶心与呕吐，而炎症合并梗阻的管腔疾病如胆总管炎、肠梗阻几乎无例外地发生呕吐。在其他系统疾病中，必须鉴别心因性呕吐、颅内压增高、迷路炎、尿毒症、酮症酸中毒、心力衰竭、早期妊娠等易致呕吐的情况。

3. 嗳气　是进入胃内的空气过多而自口腔溢出的现象。频繁嗳气多因精神因素、饮食习惯不良（如进食、饮水过急）、吞咽动作过多（如口涎过多或过少时）等引起，也可由于消化道特别是胃、十二指肠、胆道疾病所致。

4. 咽下困难　多见于咽、食管或食管周围的器质性疾病，如咽部脓肿、食管炎、食管癌、食管裂孔疝、纵隔肿瘤、主动脉瘤等，也可由于食管运动功能障碍所引起（如贲门失弛缓症）。

5. 灼热感或胃灼热（heartburn）　是一种胸骨和剑突后的烧灼感，主要由于炎症或化学刺激物作用于食管黏膜而引起，有时伴有酸性胃液反流至口腔。常见于胃食管反流病。

6. 腹胀　腹胀的原因有胃肠积气、积食或积粪、腹水、腹内肿物和胃肠运动功能失调等。

7. 腹痛　腹痛是胃肠道功能性疾病较常见的症状，可表现为不同性质的疼痛和不适感，由各种疾病所致，要深入了解腹痛的诱因、发作时间、持续性或阵发性、疼痛的部位、性质和程度、是否放射至其他部位、有无伴随症状以及加重或缓解因素等。

8. 腹块　要了解患者最初觉察腹块的日期，当时的感觉，腹块出现后发展情况，是经常还是偶尔存在，出现和消失的时间和条件和有无伴随症状。

9. 腹泻　腹泻是由于肠蠕动加速、肠分泌增多和吸收障碍所致，见于肠道疾病，亦可由精神因素和其他器官疾病所引起。腹泻伴水样或糊状粪便提示小肠病变。结肠有炎症、溃疡或肿瘤病变时，粪便可含脓、血和黏液。

10. 里急后重　里急后重是直肠激惹症状，多因炎症或直肠癌引起。

11. 便秘　多数反映结肠平滑肌、腹肌、膈肌及肛提肌张力减低、肠梗阻和直肠反射减弱或消失，也可由于结肠缺乏驱动性蠕动或出口梗阻所致。常见于全身性疾病、身体虚弱、不良排便习惯、功能性便秘等情况，以及结肠、直肠、肛门疾病。

12. 呕血、黑粪和便血　呕血和黑粪提示上消化道包括食管、胃、十二指肠和胆道系统出血。每日出血量超过60mL才会产生黑粪。上消化道出血量过大且胃肠排空加速时，也可排出鲜血，此时常伴有血容量不足的全身表现。便血来源于下消化道包括小肠、结肠等，往往呈暗红色，出血部位越近肛门，便出血液越新鲜。当下消化道出血量少、血液停留在肠道内时间较长时，也可表现为黑粪。

13. 黄疸　黄疸的鉴别很重要。肝细胞性黄疸和阻塞性黄疸主要见于消化系统疾病，如肝炎、肝硬化、胆道阻塞，亦可由于先天性胆红素代谢异常引起。溶血性黄疸见于各种原因引起的溶血，属于血液系统疾病。

## 三、体征

全面系统的体格检查对于消化系统疾病的诊断和鉴别诊断非常重要，肝大腹水的患者不一定由肝硬化引起，如有奇脉和颈静脉扩张，则提示腹水由缩窄性心包炎所致。观察面部表情常能测定疼痛是否存在及其严重性。慢性萎缩性胃炎、肠吸收不良等症常伴有舌炎。口腔小溃疡和大关节炎常提示炎症性肠病。皮肤表现是诊断肝病的重要线索，蜘蛛痣、肝掌、肝病面容、黄疸、腹壁静脉曲张都是存在慢性肝病的标志。腹部检查对消化系统疾病的诊断尤为重要。检查时应注意腹部的轮廓、蠕动波、腹壁静脉曲张及其分布与血流方向、压痛点（固定压痛点更有意义）、反跳痛、腹肌强直、移动性浊音、振水音、鼓音、肠鸣音、肝脾肿大等。急性腹痛时应判断有无外科情况，疝出口的检查可排除嵌顿疝，对于急腹症患者是必要的。当触到腹块时，应了解其部位、深浅、大小、形状和表面情况、硬度、有无移动性、压痛和搏动等，以判断病变的性质和所累及的器官。在有便秘、慢性腹泻、便血、下腹痛的病例，直肠指检是必要的常规检查，常可及时地诊断或排除直肠癌等重要病变，决不可省略。发现体征还应注意其动态变化。

## 四、实验室和辅助检查

1. 化验检查　粪便检查对胃肠道疾病是一种简便易行的诊断手段，对肠道感染、寄生虫病、腹泻、便秘和消化道出血尤其重要，必要时还须作细菌检查或培养。粪便的肉眼观察、隐血试验、镜检红白细胞、找脂肪滴及虫卵往往可提供有诊断性的第一手资料，不可忽视。血清胆红素、尿液胆红素和尿胆原、肝功能试验包括反映肝胆细胞损伤的血清酶学测定和反映肝细胞合成功能的指标，如人血白蛋白（A）、凝血酶原时间（PT）测定对于黄疸和肝胆疾病的诊断和病情严重程度的确定有价值。血清、胸腹水淀粉酶测定对急性胰腺炎有诊断价值，胰液泌素和胰酶泌素刺激，以及苯甲酰－酪氨酰－对氨基苯甲酸（BT－PABA）试验、粪脂肪和粪糜蛋白酶量可反映胰腺外分泌功能；脂肪平衡试验、木糖试验、维生素 $B_{12}$ 吸收试验、氢呼吸试验等可测定小肠吸收功能，对慢性胰腺炎和吸收不良综合征有诊断和鉴别诊断价值，后两种尚可用于测定小肠细菌过度生长。腹水检查对鉴别腹腔结核、癌瘤、肝硬化等有实用价值。乙型及丙型肝炎病毒抗原和抗体检测对乙型丙型肝炎、自身抗体测定对自身免疫性疾病、甲胎蛋白、癌胚抗原、CA19－9等肿瘤标志对于原发性肝癌、结肠癌和胰腺癌是辅助诊断、估计疗效和预后的有价值的方法。放射免疫测定（RIA）、酶联免疫测定（EIA）、聚合酶链反应（PCR）等已广泛应用于各种抗原、抗体、病毒等的检测。基因芯片的应用有助于对某些疾病的诊断。

2. 超声显像　是消化系统疾病诊断上首选的非创伤性检查。可显示肝、脾、胆囊的大小和轮廓，对肝病特别是肝癌、肝脓肿的诊断帮助较大，对梗阻性黄疸患者可以迅速鉴别是由于肝内还是肝外原因引起，并能测定梗阻部位（在肝门区、胰头还是胆总管）和梗阻性质（肿瘤或结石）。对腹水和腹腔内实质性肿块的诊断也有一定价值。实时灰阶B型超声显像，显著地提高了诊断胆囊结石、胆总管扩张、门静脉扩张、胰腺肿大、肝胰占位性病变的正确性，并能监视或导引各种经皮穿刺，例如穿刺肝脓肿抽脓，穿刺肝或胰腺肿瘤进行活组织检查等。

3. 影像学检查

（1）X线检查：腹部平片对于诊断胃肠穿孔、胃肠梗阻、不透X线的胆结石等有帮助。X线钡餐检查适应于怀疑有食管至回肠的消化道疾病或胰腺癌的病例，而可疑的结肠器质性病变则进行钡剂灌肠检查。消化道X线双重造影技术能更清楚地显示黏膜表面的细小结构，提高胃、肠溃疡或癌瘤的确诊率，对炎症性肠病的诊断也很有帮助。小肠插管注钡造影有助于小肠疾病的诊断。标准试餐加服固体小钡条可在X线下进行胃排空试验。数字减影血管造影术有助于评价血管的解剖和病变；选择性腹腔动脉、肠系膜动脉造影对于消化道出血的定位诊断很有帮助。经皮肝穿刺或经动脉、静脉导管门静脉造影术则有助于判断门静脉阻塞的部位、侧支开放的程度、外科门腔分流术和肝移植的术前评估。借助X线进行介入如血管成形术、支架成为治疗动、静脉和胆道阻塞的重要手段。

（2）X线计算机化断层显像（CT）和磁共振成像（MRI）检查：尤其是CT在消化系统疾病的诊断上越来越显重要。CT对腹内脏器病变，尤其是肝、胰、胆占位性病变如囊肿、脓肿、肿瘤、结石等的诊断有重要作用，也是诊断急性重型胰腺炎最可靠的方法。对弥漫性病变如脂肪肝、肝硬化、胰腺炎的诊断也有重要价值。CT和MRI能够显示消化系统肿瘤边缘及周围组织的病变，进行肿瘤术前TNM分期。应用螺旋CT导航三维腔内成像的图像后处理还能进行仿真式胃镜、小肠镜、结肠镜的检查。近期开展的磁共振胰胆管造影术（MRCP）是诊断胆道、胰腺疾病的一项很有前途的无创伤性检查。磁共振血管造影术（MRA）可以清楚地显示门静脉及其分支和腹腔内动脉血管情况，在诊断上可取代上述创伤性血管造影。

4. 内镜检查　消化内镜包括食管镜、胃镜、十二指肠镜、胆道镜、小肠镜、结肠镜、腹腔镜。应用内镜可以直接观察消化道腔内病变和拍照录像记录，急诊胃镜检查对急性上消化道出血原因及部位的诊断起确诊作用。通过十二指肠镜镜身的活检道将导管插入十二指肠乳头，进行逆行胆管和胰管X线造影（endoscopic retrograde cholangiopancreatography，ERCP）已成为诊断胰腺、胆道疾病的重要手段。结肠镜可插过回盲部，观察回肠末端和整个结肠。双气囊推进式小肠镜可到达小肠任何部位，是大多数小肠疾病最理想的诊断手段。胶囊内镜可以无创展现小肠全貌，对于小肠出血有较高诊断价值。某些困难病例还可作术中内镜检查。

超声内镜对于胃肠道隆起性病变的性质与起源，尤其是黏膜下病变诊断有很大帮助，还可了解病变侵犯管壁深度。配合经超声内镜细针穿刺，行病变部位活组织检查有确诊作用。可用于诊断食管癌、胃癌、壶腹癌（定位和分期）。对胰腺癌的诊断和能否切除的评价以及胰腺内分泌肿瘤的术前定位很有帮助。

微型腹腔镜检查创伤小，安全性高，对了解腹腔块物的性质，确定腹水的病因，尤其是对肝胆疾病、结核性腹膜炎及腹膜间皮瘤的诊断与鉴别诊断有一定帮助。超声腹腔镜（laparoscopic ultrasonography）的应用，可以更清楚地观察腹膜、肝及血管结构，对于消化系统恶性肿瘤的分级起到重要作用。带有多普勒超声的腹腔镜可以看到肿瘤对于血管的浸润程度。

5. 活组织检查　肝穿刺活组织检查是确诊慢性肝病最有价值的方法之一。用于建立肝病的临床诊断；确定已知肝病的活动性、严重性或目前状况；评价肝病治疗的效果；对异常的肝功能进行评价；对不明原因发热、黄疸、肝大进行鉴别。凝血功能障碍者可行经颈静脉肝活检。此外，在内镜直视下，可用活检针、钳或刷，采取食管、胃或结直肠黏膜病变组织做病理检查；在超声或CT导引下，用细针经皮穿刺实质性肿块，取活组织做细胞学检查；经腹腔镜肝或腹膜活检；经口插入活检管取小肠黏膜检查；还可通过外科手术进行活组织检查。

6. 脱落细胞检查　冲洗或刷擦消化管腔黏膜（特别是在内镜直视下操作），收集脱落细胞做病理检查，有助于癌瘤的诊断，对食管癌和胃癌的确诊率较高。通过内镜胰腺插管收集胰腺脱落细胞对胰腺癌诊断的阳性率较高。

7. 胃肠动力学检查　测定食管腔24小时pH和食管下端括约肌水平的腔内压力，对诊断胃食管反流病很有价值，而了解食管各段的活动力，对诊断和鉴别食管运动障碍性疾病如食管痉挛、食管贲门失弛缓症等有帮助。胃pH、胃排空时间、胃张力测定及胃电图等可了解胃的功能变化。结肠动力测定可用于诊断或随访肠易激惹综合征等。肛门直肠测压、直肠电和盆底肌电描记、排便流速测定等检查方法有助于诊断功能性排便异常。

8. 放射性核素检查　临床上应用静脉注射核素标记的红细胞对于不明原因的下消化道出血的诊断有一定的价值；经由直肠给予$^{99m}$Tc－MIBI或$^{99m}TcO_4$进行直肠－门静脉显像，并以心肝放射比值（H/L）或分流指数（SI）来判断有无门静脉高压及其程度，有助于门脉高压的诊断和疗效考核；消化道动力学检测如食管通过、食管反流，胃排空、十二指肠－胃反流测定，胃黏膜异位显像，尿素呼气试验、脂肪酸呼气试验等等，也均是核医学在消化系统疾病中应用的重要方面。单克隆抗体在靶特异性影像方法的发展中起重要作用。如同位素标记的单克隆抗体$^{111m}$In CyT103在临床上已用于结直肠癌的成像诊断。

9. 正电子射线断层检查（positron electron ray tomography，PET）　能反映生理功能而非解剖结构，有助于阐明体内器官正常功能及功能失调，将生理过程形象化和数量化，以及对肿瘤进行分级。由于其定位能力较差，因此现在将CT与其放在同一机架，增加其定位能力，形成PET－CT。近年来PET－CT已广泛用于结直肠、肝、胰腺、神经内分泌系统的诊断和预后评估。

（张玉玲）

## 第四节　防治原则

消化系统疾病的发生往往与饮食有关，要贯彻预防为主的方针，强调有规律的饮食习惯，节制烟酒，注意饮水和食品的卫生质量。要指导慢性病患者掌握疾病的规律，并采取积极措施，预防复发，防止并发症和后遗症。消化系统疾病的治疗一般分为一般治疗、药物治疗、手术或介入治疗三大方面。消化系统疾病可源于其他系统，也可影响其他系统，因此治疗不宜只针对某一症状或局部病灶，而应进行整体和局部相结合的疗法。首先要使患者对本身疾病有正确的认识，树立治疗信心，消除紧张心理，与医务人员密切合作，才能收到最佳疗效。

（张玉玲）

## 第五节　进展和展望

1. 消化系统疾病谱的变化　随着我国经济发展，生活水平提高和生活方式的改变，一些原来在西方国家的常见病如胃食管反流病、功能性胃肠病、炎症性肠病、酒精性和非酒精性肝病在我国发病率逐年增高。消化系统恶性肿瘤如肝癌、胃癌发病率依然居高不下，结肠癌和胰腺癌又不断增加。随着检测技术的提高，早期肿瘤检出率虽然增加，但仍缺乏能进行早期诊断的特异性生物指标和有效的根治方法。这些都是应深入研究的新热点。

2. 消化道内镜的进展　内镜的诊断和治疗已经做到无腔不入，广泛应用于食管、胃肠、胆胰疾病的诊断和治疗。超声内镜、色素内镜、放大内镜和激光扫描内镜使消化系统疾病的诊断水平明显提高。黏膜微小病变的诊断以及在内镜下的治疗都达到了较高水平。内镜诊治在消化系统已没有盲区。而治疗内镜的开展又使得既往需外科治疗的疾病可改用创伤较小的内镜治疗。

3. 消化系统疾病的治疗进展　幽门螺杆菌的发现使不断复发的溃疡病成为可治愈的疾病，甚至对胃癌发病率的降低都有可期望的价值。随着乙肝疫苗的广泛应用，儿童中乙肝的感染率正明显下降。随着乙肝抗病毒治疗的开展，有望使下几个10年后乙肝所致的肝硬化、肝癌发病率和死亡率下降。肝移植的广泛开展，使肝硬化成为可以治愈的疾病。肝干细胞移植开始在肝衰竭治疗中展现了诱人的前景。单克隆抗体的应用改变了克罗恩病的自然病程。肿瘤的分子靶向治疗也具有广阔的前景。

（张玉玲）

# 第二章

# 消化系统疾病常用实验室检查及临床意义

在消化系统疾病的诊断过程中，除依赖于患者的病史、体检情况外，还依赖于实验室检查提供的客观证据。用于消化系统疾病诊断及病情评估的实验室检查主要包括血液检查及粪便检查。血液检查主要包括血常规、肝功能、电解质，针对某些特定消化系统疾病的血液检查还包括胰腺酶及炎症标志物等。胃肠道出血致铁丢失或铁吸收障碍可导致小细胞贫血；胃肠道叶酸及维生素 $B_{12}$ 吸收障碍、炎症性肠病使用免疫调节剂以及慢性肝病等可导致巨细胞贫血。血常规检验不仅为胃肠道急、慢性出血提供实验室依据，而且还可为上述消化系统疾病相关的贫血诊断及鉴别诊断提供依据。此外，慢性炎症（如炎症性肠病）、胃肠道出血由于骨髓代偿可致血小板计数升高；门静脉高压致脾隔离症可见血小板计数降低。胃肠道吸收功能障碍、慢性炎症、蛋白丢失性肠病，以及慢性肝病致肝合成功能障碍，均可导致人血白蛋白浓度降低。异常肝功能实验结果主要见于急、慢性肝、胆疾病及药物所致肝损伤。血液电解质测定可用于消化系统疾病尤其是胃肠道疾病所致电解质平衡紊乱的评估。血清淀粉酶及脂肪酶用于急性腹痛患者胰腺炎的筛查。炎症标志物如红细胞沉降率、C－反应蛋白等虽然是非特异性指标，但对炎症性肠病患者的管理却非常有用。除上述常用的血液检查指标外，在消化系统疾病的诊断及病情评估中，还涉及一些其他实验诊断指标，如反映机体铁总量的血清铁蛋白在胃肠道出血及肠道吸收障碍（celiac disease，麦胶肠病）时下降；胆汁淤积及慢性肝病患者分别由于维生素 K 吸收障碍或肝合成凝血酶原减少，均可导致血浆凝血酶原时间（prothrombin time，PT）延长及国际标准化比值（international normalized ratio，INR）升高；自身免疫性胃炎、胃旁路手术、小肠细菌过度生长及克罗恩病（Crohn disease，CD）可见血清维生素 $B_{12}$ 水平下降；血清幽门螺杆菌抗体检测可用于消化性溃疡的病因诊断；血清抗组织转谷氨酰胺酶抗体检查可用于麦胶肠病的诊断；血清抗酿酒酵母菌抗体（anti－Saccharomyces cerevisiae antibody，ASCA）及核周抗中性粒细胞胞质抗体（perinuclear antineutrophil cytoplasmic antibody，p－ANCA）可用于炎症性肠病的诊断；血清肿瘤标志物 CEA、AFP、CA19－9 等可用于消化系统肿瘤的诊断及鉴别诊断。粪便检测主要包括粪便常规检验、粪便隐血检测及寄生虫检验，主要为胃肠道炎症、出血、肿瘤及寄生虫疾病的诊断提供实验室依据。粪便隐血试验对于慢性胃肠道出血、缺铁性贫血的评估及结直肠肿瘤的早期预警非常有用；对于急性腹泻患者，常需要进行粪便常规检测及常见病原菌培养，特殊情况下需要进行贾第鞭毛虫、溶组织阿米巴原虫、艰难梭菌、大肠埃希菌 O157：H7 等的检测；对于急性腹泻患者常需要进行粪便常规及粪便脂肪检测。

由于与消化系统疾病诊断、病情评估及预后判断相关的实验室检查指标众多，很多检验指标会在其他系统疾病实验室诊断中详述。因此，本节重点阐述与消化系统疾病直接相关的一些实验室检查指标及其临床意义，主要涵盖：①肝功能实验，包括反映肝脏合成功能的蛋白质与脂代谢相关指标、反映胆红素及胆汁酸代谢的相关指标，以及反映肝实质细胞及胆管上皮细胞损伤的酶学指标；②肝纤维化相关的胶原合成与降解标志物；③肝脏储备功能评价试验；④消化系统常见感染病原体检测，如幽门螺杆菌、病毒性肝炎标志物等；⑤消化系统常见肿瘤标志物。

## 一、蛋白质代谢功能检测

除 γ 球蛋白、von Willebrand 因子以外的大多数血浆蛋白质，如白蛋白、糖蛋白、脂蛋白、多种凝血因子、抗凝因子、纤溶因子及各种转运蛋白等均在肝脏合成。当肝组织受损严重时，上述血浆蛋白质合成减少，尤其是白蛋白减少，导致低白蛋白血症。当合并肝硬化时，由于门静脉高压导致输入肝脏的氨基酸减少，这成为蛋白质合成减少的另一个原因。临床上可出现水肿，甚至出现腹水与胸水。γ球蛋白为免疫球蛋白，由B淋巴细胞及浆细胞产生。当肝脏受损，尤其是慢性炎症时，刺激单核-巨噬细胞系统，γ球蛋白生成增加。当患严重肝病时血浆纤维蛋白原、凝血酶原等凝血因子合成减少，临床上出现皮肤、黏膜出血倾向。体内氨基酸及核酸代谢产生的氨在肝脏内通过鸟氨酸循环合成尿素、经肾脏排出体外，从而维持血氨正常水平，当肝细胞严重损害时，尿素合成减少，血氨升高，临床上表现为肝性脑病。由于肝脏参与蛋白质的合成代谢与分解代谢，通过检测血浆蛋白含量及蛋白组分的相对含量（蛋白电泳）、凝血因子含量及血氨浓度，可了解肝细胞有无慢性损伤及其损害的严重程度。

### （一）血清总蛋白和白蛋白、球蛋白比值测定

90%以上的血清总蛋白（serum total protein，STP）和全部的人血白蛋白（albumin，Alb，A）是由肝脏合成，因此血清总蛋白和白蛋白含量是反映肝脏合成功能的重要指标。白蛋白是正常人体血清中的主要蛋白质组分，肝脏每天大约合成120mg/kg，半衰期为19~21天，分子量为66 000Da，属于非急性时相蛋白，在维持血液胶体渗透压、体内代谢物质转运及营养等方面起着重要作用。血浆胶体渗透压下降可致肝脏合成白蛋白增加，炎性细胞因子尤其是IL-6可致肝脏合成白蛋白减少。总蛋白含量减去白蛋白含量，即为球蛋白（globulin，Glb，G）含量。球蛋白是多种蛋白质的混合物，其中包括含量较多的免疫球蛋白和补体、多种糖蛋白、金属结合蛋白、多种脂蛋白及酶类。球蛋白与机体免疫功能及血浆黏度密切相关。根据白蛋白与球蛋白的量，可计算出白蛋白与球蛋白的比值（A/G）。

1. 参考区间　人血总蛋白及白蛋白含量与性别无关，但和年龄相关，新生儿及婴幼儿稍低，60岁以后降低约2g/L。人血白蛋白占总蛋白量至少达60%，球蛋白不超过40%。在分析血清蛋白检测结果时，应考虑以下因素：激烈运动后数小时内血清总蛋白可增高4~8g/L；卧位比直立位时总蛋白浓度降低约3~5g/L；溶血标本中血红蛋白每增加1g/L可引起总蛋白测定值增加约3%；含脂类较多的乳糜标本影响检测准确性，需进行预处理，以消除测定干扰。

正常成人血清总蛋白（双缩脲法）：65~85g/L，白蛋白（溴甲酚绿/溴甲酚紫法）：40~55g/L，球蛋白：20~40g/L，A/G为（1.2~2.4）：1。

人血总蛋白：新生儿：46~70g/L；7个月至1周岁：51~73g/L；1~2周岁：56~75g/L；>3周岁：62~76g/L。

人血白蛋白：新生儿：28~44g/L；<14岁：38~54g/L；>60岁：34~48g/L。

2. 临床意义　血清总蛋白降低一般与白蛋白降低相平行，总蛋白升高同时有球蛋白升高。由于肝脏具有很强的代偿能力，且白蛋白半衰期较长，因此只有当肝脏病变达到一定程度和在一定病程后才能出现血清总蛋白的改变，急性或局灶性肝损伤时STP、Alb、Glb及A/G多为正常。因此它常用于检测慢性肝损伤，并可反映肝实质细胞储备功能。

（1）血清总蛋白及白蛋白增高：主要由于血清水分减少，使单位容积总蛋白浓度增加，而全身总蛋白量并未增加，如各种原因导致的血液浓缩（严重脱水、休克、饮水量不足）、肾上腺皮质功能减退等。

（2）血清总蛋白及白蛋白降低

1）肝细胞损害影响总蛋白与白蛋白合成：常见肝脏疾病有亚急性重症肝炎、慢性中度以上持续性肝炎、肝硬化、肝癌，以及缺血性肝损伤、毒素诱导性肝损伤等。白蛋白减少常伴有γ球蛋白增加，白蛋白含量与有功能的肝细胞数量呈正比。白蛋白持续下降，提示肝细胞坏死进行性加重，预后不良；治疗后白蛋白上升，提示肝细胞再生，治疗有效。血清总蛋白<60g/L或白蛋白<25g/L称为低蛋白血症，临床上常出现严重水肿及胸、腹水。

2）营养不良：如蛋白质摄入不足或消化吸收不良。

3）蛋白丢失过多：如肾病综合征（大量肾小球性蛋白尿）、蛋白丢失性肠病、严重烧伤、急性大失血等。

4）消耗增加：见于慢性消耗性疾病，如重症结核、甲状腺功能亢进及恶性肿瘤等。

5）血清水分增加：如水钠潴留或静脉补充过多的晶体溶液。先天性低白蛋白血症较为少见。

（3）血清总蛋白及球蛋白增高：当血清总蛋白＞80g/L 或球蛋白＞35g/L，分别称为高蛋白血症（hyperproteinemia）或高球蛋白血症（hyperglobulinemia）。总蛋白增高主要是因球蛋白增高，其中又以 γ 球蛋白增高为主，常见原因有：

1）慢性肝脏疾病：包括自身免疫性慢性肝炎、慢性活动性肝炎、肝硬化、慢性酒精性肝病、原发性胆汁性肝硬化等；球蛋白增高程度与肝脏病变的严重性相关。

2）M 球蛋白血症：如多发性骨髓瘤、淋巴瘤、原发性巨球蛋白血症等。

3）自身免疫性疾病：如系统性红斑狼疮、风湿热、类风湿关节炎等。

4）慢性炎症与慢性感染：如结核病、疟疾、黑热病、麻风病及慢性血吸虫病等。

（4）血清球蛋白降低：主要由于合成减少引起，见于：

1）生理性减少：小于 3 岁的婴幼儿。

2）免疫功能抑制：如长期应用肾上腺皮质激素或免疫抑制药。

3）先天性低 γ 球蛋白血症。

（5）A/G 倒置：白蛋白降低和（或）球蛋白增高均可引起 A/G 倒置，见于严重肝功能损伤及 M 蛋白血症，如慢性中度以上持续性肝炎、肝硬化、原发性肝癌、多发性骨髓瘤、原发性巨球蛋白血症等。

## （二）血清 $\alpha_1$－抗胰蛋白酶

$\alpha_1$－抗胰蛋白酶（$\alpha_1$－antitrypsin，AAT）是肝脏合成的一种具有蛋白酶抑制作用的糖蛋白。属于蛋白酶抑制物（proteinase inhibitor，Pi），分子量为 51.8kDa，在机体内的含量虽比另一蛋白酶抑制物 $\alpha_2$－巨球蛋白低，但 AAT 占血清中蛋白酶抑制物活力的 90% 左右。AAT 分子较小，可透过毛细血管进入组织液。AAT 能与胰蛋白酶、糜蛋白酶、胶原酶，以及由白细胞发挥吞噬作用时释放的溶酶体蛋白水解酶等形成不可逆的酶－抑制物复合体。AAT 具有多种遗传表型，其表达的蛋白质有 M 型、Z 型和 S 型，人群中最多见的是 PiMM 型，占 95% 以上，其他还有 PiZZ、PiSS、PiSZ、PiMZ 和 PiMS。对蛋白酶的抑制作用主要依赖于 M 型蛋白的浓度，若将 PiMM 的蛋白酶抑制能力定为 100%，则 PiMS、PiMZ、PiSS、PiSZ 和 PiZZ 相对活力分别为 80%、60%、60%、35% 和 15%。

1. 参考区间　0.9～2.0g/L。

2. 临床意义

（1）AAT 缺陷与肝病：新生儿 PiZZ 型和 PiSZ 型与其胆汁淤积、肝硬化和肝细胞癌的发生有关；PiZZ 型新生儿由于 Z 蛋白在门脉周围肝细胞蓄积，10%～20% 在出生数周后易患新生儿肝炎，最后可因活动性肝硬化致死。PiZZ 表型的某些成人也会发生肝损害。

（2）AAT 缺陷与其他疾病：PiZZ 型、PiSZ 型个体常在年轻时（20～30 岁）出现肺气肿。机体吸入的尘埃和细菌可引起肺部多形核白细胞吞噬活跃，导致溶酶体弹性蛋白酶释放；如果 M 型 AAT 蛋白缺乏，蛋白水解酶可作用于肺泡壁的弹性纤维而导致肺气肿发生。此外，胎儿呼吸窘迫综合征时可出现血浆 AAT 水平降低。

## （三）铜蓝蛋白

铜蓝蛋白（ceruloplasmin，Cp）是由肝实质细胞合成的单链多肽，电泳位置在 $\alpha_2$ 球蛋白区带，含糖 8%～9.5%，肽链和糖类总分子量平均为 132kDa。每分子 Cp 含 6～8 个铜原子，由于含铜而呈蓝色；血浆铜 95% 存在于 Cp 中，另 5% 呈可扩散状态，在血液循环中 Cp 可视为铜的没有毒性的代谢库。Cp 主要参与氧化还原反应，根据其他物质的性质，它既作为氧化剂又作为抗氧化剂。Cp 具有铁氧化酶作用，能将 $Fe^{2+}$ 氧化为 $Fe^{3+}$，$Fe^{3+}$ 可结合到转铁蛋白上，对铁的转运和利用非常重要。同时，Cp 具有抑制膜脂质氧化的作用。

1. 参考区间　0.2～0.6g/L。

2. 临床意义　主要作为 Wilson 病的辅助诊断指标。Wilson 病是一种常染色体隐性遗传病，因血浆

Cp 减少，血浆游离铜增加。游离铜沉积在肝可引起肝硬化，沉积在脑基底核的豆状核则导致豆状核变性，因而该病又称为肝豆状核变性。但该病的原因不全是 Cp 减少，因为有一小部分患者 Cp 水平正常，可能是由于铜掺入 Cp 时所需的携带蛋白减少，从而导致 Cp 结合铜减少。患者其他相关指标变化包括血清总铜降低、游离铜增加和尿铜排出增加。

### （四）血清蛋白质电泳

在碱性环境中（pH8.6）血清蛋白质均带负电，在电场中均会向阳极泳动，因血清中各种蛋白质的颗粒大小、等电点及所带的负电荷多少不同，它们在电场中的泳动速度也不同。白蛋白分子质量小，所带负电荷相对较多，在电场中迅速向阳极泳动；γ 球蛋白因分子质量大，泳动速度最慢。临床的电泳方法有多种，临床上应用最多的是醋酸纤维素膜法及琼脂糖凝胶法。血清蛋白质经电泳后，先进行染色，再用光密度计扫描，即可对血清蛋白质的电泳区带进行相对定量。电泳后从阳极开始依次为白蛋白、$\alpha_1$ 球蛋白、$\alpha_2$ 球蛋白、β 球蛋白和 γ 球蛋白五个区带。

1. 参考区间　醋酸纤维素膜法：白蛋白：0.62～0.71（62%～71%）；$\alpha_1$ 球蛋白：0.03～0.04（3%～4%）；$\alpha_2$ 球蛋白：0.06～0.10（6%～10%）；β 球蛋白：0.07～0.11（7%～11%）；γ 球蛋白：0.09～0.18（9%～18%）。

2. 临床意义

（1）肝脏疾病：急性及轻症肝炎时电泳结果多无异常。慢性肝炎、肝硬化、肝细胞肝癌（常合并肝硬化）时，白蛋白降低，$\alpha_1$、$\alpha_2$、β 球蛋白也有减少倾向；γ 球蛋白增加，典型者 β 和 γ 区带融合，出现 β－γ 桥，在慢性活动性肝炎和失代偿期肝硬化时增加尤为显著。

（2）M 蛋白血症：如骨髓瘤、原发性巨球蛋白血症等，白蛋白浓度降低，单克隆 γ 球蛋白明显升高，亦有 β 球蛋白升高，偶有 α 球蛋白升高。大部分患者在 γ 区带、β 区带或与 γ 区带之间可见结构均一、基底窄、峰高尖的 M 蛋白。

（3）肾病综合征、糖尿病肾病：白蛋白降低；由于血脂增高，可致 $\alpha_2$ 及 β 球蛋白（脂蛋白的主要成分）增高，γ 球蛋白不变或相对降低。

（4）其他：结缔组织病伴有多克隆 γ 球蛋白增高；先天性低丙种球蛋白血症表现为 γ 球蛋白降低；蛋白丢失性肠病表现为白蛋白及 γ 球蛋白降低，$\alpha_2$ 球蛋白则增高。

### （五）血清前白蛋白测定

前白蛋白（prealbumin，PA）由肝细胞合成，分子量为 55kDa，比白蛋白小，醋酸纤维素膜电泳时向阳极的泳动速度较白蛋白快，在电泳图谱上位于白蛋白前方，为一条染色很浅的区带。前白蛋白是一种载体蛋白，能与甲状腺素结合，因此又叫甲状腺素结合前白蛋白（thyroxin binding prealbumin），并能运输维生素 A。

前白蛋白半衰期较其他血浆蛋白短（约 2 天），因此比白蛋白更能早期反映肝细胞损害。其血清浓度明显受营养状况及肝功能改变的影响。

1. 参考区间　1 岁：100mg/L；1～3 岁：168～281mg/L；成人：280～360mg/L。

2. 临床意义

（1）降低：见于①营养不良、慢性感染、晚期恶性肿瘤；②肝胆系统疾病：肝炎、肝硬化、肝癌及胆汁淤积性黄疸。对早期肝炎、急性重症肝炎有特殊诊断价值。

（2）增高：见于 Hodgkin 病。

### （六）血浆凝血因子测定

除组织因子及由内皮细胞合成的 von Willebrand 因子外，其他凝血因子几乎都在肝脏中合成；凝血抑制因子如抗凝血酶Ⅲ（AT－Ⅲ）、$\alpha_2$ 巨球蛋白、$\alpha_1$－抗胰蛋白酶、$C_1$ 脂酶抑制因子及蛋白 C 也都在肝脏合成。此外，纤维蛋白降解产物在肝脏代谢。凝血因子半衰期比白蛋白短得多，尤其是维生素 K 依赖因子（Ⅱ、Ⅶ、Ⅸ、Ⅹ），如因子Ⅶ的半衰期只有 1.5～6 小时，因此在肝功能受损的早期，白蛋白检测完全正常，而维生素 K 依赖的凝血因子却有显著降低，故在肝脏疾病早期可用凝血因子检测作为过筛试验。

肝病患者也可表现为血小板数量减少或功能障碍。乙醇和肝炎病毒均可抑制骨髓的巨核细胞生成，引起血小板减少；肝硬化和急性暴发性肝衰竭患者可由于凝血抑制因子的合成减少、激活的凝血因子的清除减少或组织促凝血酶原激酶的释放而出现弥散性血管内凝血（disseminated intravascular coagulation，DIC），DIC 时多种凝血因子及血小板的消耗增加。

在胆汁淤积患者中，肠道胆盐的缺乏可影响肠腔对脂溶性维生素 K 的吸收，使得维生素 K 依赖因子不能被激活，导致患者出现凝血障碍。临床中当凝血酶原时间延长时可通过给予维生素 K 而纠正。大部分纤维蛋白原在肝脏合成，且其合成潜力很大，除非严重的肝实质损害，多数情况不引起纤维蛋白原降低。因子Ⅷ部分在肝外生成，在肝病时，多数正常或偶可升高。此外因子Ⅷ和纤维蛋白原一样，是一种急性时相反应蛋白，其升高还与组织坏死及炎症反应等因素有关。

在肝脏疾患时，通常进行的过筛试验有：

1. 凝血酶原时间（prothrombin time，PT）测定　在待检血浆中加入 $Ca^{2+}$ 和组织因子（组织凝血活酶），观测血浆的凝固时间。它反映血浆因子Ⅱ、Ⅴ、Ⅶ、Ⅹ含量，其灵敏度稍差，但能判断肝病预后。正常参考值大致为 11～14 秒。在急性缺血性肝损伤及毒性肝损伤时多数情况下 PT 延长大于 3 秒，而在急性病毒性或酒精性肝炎时 PT 延长极少超过 3 秒；慢性肝炎患者 PT 一般均在正常范围内，但在进展为肝硬化后，PT 则延长。PT 延长是肝硬化失代偿期的特征，也是诊断胆汁淤积，判断肝脏合成维生素 K 依赖因子Ⅱ、Ⅴ、Ⅶ、Ⅹ是否减少的重要实验室依据。在急性重型肝炎时，如 PT 延长、纤维蛋白原及血小板都降低，则可诊断为 DIC。利用 PT、肌酐、胆红素及 INR 四种检测指标还可对终末期肝病患者进行 MELD（model for end－stage liver disease）评分，以决定患者进行肝移植的优先权。

2. 活化部分凝血活酶时间测定（activated partial thromboplastin time，APTT）　在受检血浆中加入接触因子激活剂、部分磷脂和 $Ca^{2+}$ 后观察其凝血时间。正常参考值大致为 30～42 秒。严重肝病时，因子Ⅸ、Ⅹ、Ⅺ、Ⅻ合成减少，致使 APTT 延长；维生素 K 缺乏时，因子Ⅸ、Ⅹ不能激活，APTT 亦可延长。

3. 凝血酶时间（thrombin time，TT）测定　于受检血浆中加入“标准化”凝血酶试剂，测定开始出现纤维蛋白丝所需时间。正常参考值大致为 16～18 秒。TT 延长主要反映血浆纤维蛋白原含量减少或结构异常和纤维蛋白降解产物（fibrin degradation product，FDP）的存在，但因子Ⅶ、Ⅸ、Ⅹ的活性对检测结果也有影响。肝硬化或急性暴发性肝衰竭合并 DIC 时，TT 是一个常用的检测手段。

4. 肝促凝血酶原试验（hepaplastin test，HPT）　HPT 能反映因子Ⅱ、Ⅶ、Ⅹ的综合活性，试验灵敏度高，但由于其灵敏度太高，故与预后相关性较差。

5. 抗凝血酶Ⅲ（AT－Ⅲ）　测定 AT－Ⅲ主要在肝脏合成，70%～80%凝血酶由其灭活，它与凝血酶形成 1：1 共价复合物而抑制凝血酶。严重肝病时由于肝脏合成 AT－Ⅲ减少、消耗增多以及跨毛细血管流过率改变等原因致使血浆 AT－Ⅲ活性明显降低，合并 DIC 时降低更显著。

## （七）血氨测定

肠道中未被吸收的氨基酸及未被消化的蛋白质在大肠埃希菌作用下脱去氨基生成的氨，以及血液中的尿素渗入肠道，经大肠埃希菌分解作用生成的氨经肠道吸收入血，经门静脉进入肝脏。氨对中枢神经系统有高度毒性，家兔血中氨含量如果达到 50mg/L，即中毒死亡。肝脏是唯一能解除氨毒性的器官，大部分氨在肝内通过鸟氨酸循环生成尿素，经肾脏排出体外，一部分氨在肝、肾、脑等中与谷氨酸合成谷氨酰胺，肾脏泌氨中和肾小管腔中 $H^+$，形成铵盐随尿排出体外。肝脏利用氨合成尿素，是保证血氨（blood ammonia）正常的关键，在肝硬化及暴发性肝衰竭等严重肝损害时，如果 80% 以上肝组织破坏，氨就不能被解毒，氨在中枢神经系统积聚，引起肝性脑病。

用于血氨测定的标本必须在 15 分钟内分离出血浆，以避免细胞代谢造成血氨的假性升高。

1. 参考区间　18～72μmol/L。

2. 临床意义

（1）升高：①生理性增高见于进食高蛋白饮食或运动后；②病理性增高见于严重肝损害（如肝硬

化、肝癌、重症肝炎等）、上消化道出血、尿毒症及肝外门脉系统分流形成。

（2）降低：低蛋白饮食、贫血。

## 二、脂类代谢功能检测

血清脂类包括胆固醇、胆固醇酯、磷脂、三酰甘油及游离脂肪酸。肝脏除合成胆固醇、脂肪酸等脂类外，还能利用食物中的脂类及由脂肪组织而来的游离脂肪酸，合成三酰甘油及磷脂等，并能合成极低密度脂蛋白、初生态高密度脂蛋白以及酰基转移酶等；血液中的胆固醇及磷脂也主要来源于肝脏。虽然没有临床医师将血脂检测异常作为肝脏疾病的诊断指标，但需要清楚地认识到肝脏疾病可导致脂代谢异常。在严重肝脏损伤时，可出现高密度脂蛋白（high density lipoprotein，HDL）（特别是 $HDL_3$）水平下降、卵磷脂胆固醇酰基转移酶（lecithin - cholesterol acyl transferase，LCAT）缺陷及脂蛋白脂肪酶活性降低。但在酒精性肝炎时，乙醇可诱导肝细胞表达载脂蛋白 A1（apoprotein A1，Apo A1）增加，故血清 HDL 水平升高。在胆道阻塞时，患者血浆中出现异常大颗粒脂蛋白，称为阻塞性脂蛋白 X（lipoprotein，LP - X），同时血液中胆固醇及磷脂含量增高。在肝脏合成磷脂发生障碍时，会造成脂肪运输障碍而导致肝细胞内脂肪沉积，形成脂肪肝。基于 PT、GGT 及 Apo A1 水平可计算 PT - GGT - Apo A1（PGA）指数，用于区别酒精性肝炎及肝硬化。

### （一）血清胆固醇和胆固醇酯测定

内源性胆固醇 80% 是由肝脏合成，血浆中 LCAT 全部由肝脏合成，在 LCAT 作用下，卵磷脂的脂肪酰基转移到胆固醇羟基上，生成胆固醇酯。当肝脏严重损伤时，胆固醇及 LCAT 合成减少，LCAT 的减少或缺乏可导致胆固醇酯的含量减少。

1. 参考区间　总胆固醇 2.9 ~ 6.0mmol/L；胆固醇酯：2.34 ~ 3.38mmol/L。

2. 临床意义

（1）肝细胞损害时，LCAT 合成减少，胆固醇的酯化障碍，血中胆固醇酯减少；在肝脏严重损害如肝硬化、暴发性肝衰竭时，血中总胆固醇也降低。

（2）胆汁淤积时，由于胆汁排出受阻而反流入血，血中出现阻塞性脂蛋白 X，同时肝合成胆固醇能力增加，血中总胆固醇增加，其中以游离胆固醇增加为主。胆固醇酯与游离胆固醇比值降低。

（3）营养不良及甲状腺功能亢进症患者，血中总胆固醇减少。

### （二）阻塞性脂蛋白 X 测定

当胆道阻塞、胆汁淤积时，由于胆汁排泄受阻，胆汁内的磷脂逆流入血，血中出现大颗粒脂蛋白，称为阻塞性脂蛋白 X（lipoprotein X，LP - X），它是一种异常的低密度脂蛋白。

1. 参考区间　正常血清中 LP - X 为阴性。

2. 临床意义　脂蛋白 - X 为胆汁淤积时在血液中出现的异常脂蛋白，是诊断胆汁淤积灵敏而特异的生化学指标，对胆汁淤积的临床诊断有重要意义。

（1）胆汁淤积性黄疸的诊断：血清 LP - X 阳性有助于胆汁淤积性黄疸的诊断。

（2）肝内、外胆道阻塞的鉴别诊断：LP - X 的定量与胆汁淤积程度相关，肝外胆道阻塞比肝内胆道阻塞引起的胆汁淤积程度更加严重，其 LP - X 值更高，一般认为其含量 >2 000mg/L 时提示肝外胆道阻塞。

## 三、胆红素和胆汁酸代谢检测

胆红素是血液循环中衰老红细胞经肝、脾及骨髓的单核 - 巨噬细胞系统分解和破坏的产物。红细胞被破坏释放出血红蛋白，然后代谢生成游离珠蛋白和血红素，血红素（亚铁原卟啉）经微粒体血红素氧化酶的作用，生成胆绿素，进一步在胆绿素还原酶作用下被催化还原为胆红素。正常人由红细胞破坏生成的胆红素占总胆红素的 80% ~ 85%，其余 15% ~ 20% 来自含有亚铁血红素的非血红蛋白物质（如肌红蛋白、过氧化氢酶及细胞色素酶）及骨髓中无效造血的血红蛋白，这种胆红素称为旁路胆红素。

以上形成的胆红素称为游离胆红素（free bilirubin），其与血液中白蛋白结合形成的复合体，称为非结合胆红素（unconjugated bilirubin，UCB）。非结合胆红素不能自由透过各种生物膜，故不能从肾小球滤过。以白蛋白为载体的非结合胆红素随血流进入肝脏，在窦状隙与白蛋白分离后，迅速被肝细胞摄取。肝细胞清除非结合胆红素的效率非常高，达5mg/（kg·d）。游离胆红素在肝细胞内和Y、Z蛋白（主要是Y蛋白，又称配体结合蛋白）结合后，再与谷胱甘肽转移酶B结合并被运送到肝细胞的光面内质网，胆红素与配体结合蛋白分离，在葡糖醛酸转移酶存在时，与胆红素尿苷二磷酸葡糖醛酸作用，形成单葡糖醛酸胆红素和双葡糖醛酸胆红素，即结合胆红素（conjugated bilirubin，CB）。结合胆红素被转运到与小胆管相连的肝窦状隙的肝细胞膜表面，直接被排入胆小管，而非结合胆红素不能穿过肝细胞膜。一旦胆红素进入胆小管，便随胆汁排入肠道，在肠道细菌作用下进行水解、还原反应，脱去葡糖醛酸和加氢，生成尿胆素原（urobilinogen）和尿胆素（urobilin），大部分随粪便排出，约20%的尿胆原被肠道重吸收，经门脉入肝，重新转变为结合胆红素，再随胆汁排入肠腔，这就是胆红素的肠肝循环，在肠肝循环过程中仅有极少量尿胆原逸入体循环，从尿中排出。

当红细胞破坏过多（溶血性贫血）、肝细胞胆红素转运蛋白缺陷（Gilbert综合征）、葡糖醛酸结合缺陷（Gilbert综合征、Crigler－Najjar综合征）、排泄障碍（Dubin－Johnson综合征）及胆道阻塞（各型肝炎、胆管炎症等）均可引起胆红素代谢障碍，临床上通过检测血清总胆红素、结合胆红素、非结合胆红素、尿内胆红素及尿胆原，借以诊断有无溶血及判断肝、胆系统在胆色素代谢中的功能状态。

胆汁的主要成分是胆汁酸盐、胆红素和胆固醇，其中以胆汁酸盐含量最多。肝细胞胆固醇动态平衡较大程度依赖于胆固醇转化为胆汁酸，肝细胞以胆固醇为原料直接合成的胆汁酸称为初级胆汁酸，包括胆酸（cholic acid）及鹅脱氧胆酸（chenodeoxycholic acid）。初级胆汁酸随胆汁进入肠道后，经肠道菌群7α－脱羟化作用，其中的胆酸和鹅脱氧胆酸分别转变为脱氧胆酸（deoxycholic acid）和石胆酸（lithocholic acid），称为次级胆汁酸。以上胆汁酸在肝细胞内与甘氨酸或牛磺酸结合，称为结合胆汁酸，如甘氨胆酸、甘氨鹅脱氧胆酸、牛磺胆酸及牛磺鹅脱氧胆酸等。结合胆汁酸是由肝脏分泌入胆汁的主要形式，在肠道细菌作用下，可使结合胆汁酸被水解脱去甘氨酸或牛磺酸而成游离胆汁酸。在回肠，尤其在回肠末端有95%胆汁酸被重吸收经门静脉入肝脏，在肝中已水解脱去牛磺酸或甘氨酸的胆汁酸又重新形成结合胆汁酸，继之又分泌入胆汁，此即胆汁酸的肠肝循环。据测定，这样的肠肝循环每餐后约进行3次。肠道中石胆酸水溶性小，极大部分自粪便中排出，每天从粪便中丢失的胆汁酸等量由肝脏合成补充。由于胆汁酸能使疏水脂类在水中乳化为细小微团，因此具有促进脂类食物及脂溶性维生素在肠道的消化吸收，并维持胆汁中胆固醇的溶解状态。体内50%胆固醇以胆汁酸形式排泄，当胆汁酸合成减少，常导致肝内胆色素性或胆固醇性结石形成。此外胆汁酸还能促进胆汁分泌，具有重要的利胆作用。

### （一）血清总胆红素测定

血清中胆红素与偶氮染料发生重氮化反应有快相与慢相两期，前者为可溶性结合胆红素，后者为不溶解的非结合胆红素。应用Jendrassik－Grof方法，使用茶碱和甲醇作为溶剂，以保证血清中结合与非结合胆红素完全被溶解，并与重氮盐试剂起快速反应，即为血清中的总胆红素（total bilirubin，TB）。

1. 参考区间　新生儿0～1天：34～103μmol/L；1～2天：103～171μmol/L；3～5天：68～137μmol/L；成人：3.4～17.1μmol/L。

2. 临床意义

（1）判断有无黄疸、黄疸程度及演变过程：当TB＞17.1μmol/L，但＜34.2μmol/L时为隐性黄疸或亚临床黄疸；34.2～171μmol/L为轻度黄疸，171～342μmol/L为中度黄疸，＞342μmol/L为重度黄疸。在病程中检测可以判断疗效和指导治疗。

（2）根据黄疸程度推断黄疸病因：溶血性黄疸通常＜85.5μmol/L，肝细胞黄疸为17.1～171μmol/L，不完全性梗阻性黄疸为171～265μmol/L，完全性梗阻性黄疸通常＞342μmol/L。

（3）根据TB、CB及UCB升高程度判断黄疸类型：若TB升高伴非结合胆红素（UCB）明显升高提示为溶血性黄疸，TB 升高伴结合胆红素（CB）明显升高为胆汁淤积性黄疸，三项均升高为肝细胞性黄疸。

## （二）血清结合胆红素与非结合胆红素测定

不加溶解剂的血清与重氮盐试剂混合后快速发生颜色改变，在 1 分钟时测得的胆红素即为结合胆红素（CB）。总胆红素减去结合胆红素即为非结合胆红素（UCB）。

1. 参考区间　结合胆红素：0 ~ 6.8μmol/L；非结合胆红素：1.7 ~ 10.2μmol/L。

2. 临床意义　根据结合胆红素与总胆红素比值，可协助鉴别黄疸类型，如 CB/TB < 20% 提示为溶血性黄疸，20% ~ 50% 常为肝细胞性黄疸，比值 > 50% 为胆汁淤积性黄疸。结合胆红素测定可能有助于某些肝胆疾病的早期诊断。肝炎的黄疸前期、无黄疸型肝炎、失代偿期肝硬化、肝癌等，30% ~ 50% 患者表现为 CB 增加，而 TB 正常。

## （三）尿液胆红素检查

非结合胆红素不能透过肾小球屏障，因此不能在尿中出现；而结合胆红素为水溶性，能够透过肾小球基底膜在尿中出现。正常成人尿中含有微量结合胆红素，大约为 3.4μmol/L，常规的检测方法无法检测到，当血中结合胆红素浓度超过肾阈（34mmol/L）时，结合胆红素可自尿中排出。采用加氧法检测，胆红素被氧化为胆绿素而使尿呈绿色；若用重氮反应法检测，胆红素成为重氮胆红素，尿呈紫色。

1. 参考区间　正常人为阴性反应。

2. 临床意义　尿胆红素试验阳性提示血中结合胆红素增加，见于：

（1）胆汁排泄受阻：肝外胆管阻塞，如胆石症、胆管肿瘤、胰头癌、壶腹周围癌等；肝内小胆管压力升高如门静脉周围炎症、纤维化，或因肝细胞肿胀等。

（2）肝细胞损害：病毒性肝炎、药物或中毒性肝炎、急性酒精性肝炎。

（3）黄疸的鉴别诊断：肝细胞性及梗阻性黄疸尿内胆红素阳性，而溶血性黄疸则为阴性。先天性黄疸中 Dubin – Johnson 和 Rotor 综合征尿内胆红素阳性，而 Gilbert 和 Crigler – Najjar 综合征则为阴性。

（4）碱中毒：碱中毒时胆红素分泌增加，可出现尿胆红素试验阳性。

## （四）尿胆原检查

在胆红素肠肝循环过程中，仅有极少量尿胆原逸入血液循环，从肾脏排出。尿中尿胆原为无色不稳定物质，可与苯甲醛（Ehrlich 试剂）发生醛化反应，生成紫红色化合物，从而可进行定性和定量检测。

1. 参考区间　定量：0.84 ~ 4.2μmol/（L·24h）；定性：阴性或弱阳性。

2. 临床意义　尿内尿胆原在生理情况下仅有微量，但受进食和尿液酸碱度的影响，在餐后或碱性尿中，由于肾小管对尿胆原重吸收减少和肠道尿胆原生成增加，故尿中尿胆原稍增加；相反在酸性尿中则减少。若晨尿稀释 4 倍以上仍呈阳性，则为尿胆原增多。

（1）尿胆原增多：①肝细胞受损，如病毒性肝炎、药物或中毒性肝损害及某些门脉性肝硬化患者。②循环中红细胞破坏增加及红细胞前体细胞在骨髓内破坏增加，如溶血性贫血及巨幼细胞贫血。③内出血时由于胆红素生成增加，尿胆原排出随之增加；充血性心力衰竭伴肝瘀血时，胆汁中尿胆原转运及再分泌受到影响，进入血中的尿胆原增加。④其他，如肠梗阻、顽固性便秘时，肠道对尿胆原回吸收增加，使尿中尿胆原排出增加。

（2）尿胆原减少或缺如：①胆道梗阻，如胆石症、胆管肿瘤、胰头癌、壶腹周围癌等。完全梗阻时尿胆原缺如，不完全梗阻时则减少，同时伴有尿胆红素增加。②新生儿及长期服用广谱抗生素时，由于肠道细菌缺乏或受到药物抑制，使尿胆原生成减少。

血中结合胆红素、非结合胆红素测定及尿内尿胆红素、尿胆原的检测对黄疸诊断及鉴别诊断有重要价值（表 2 – 1）。

表 2-1 正常人及常见黄疸的胆色素代谢检查结果

| | 血清胆红素（μmol/L） | | | 尿内胆色素（μmol/L） | |
| --- | --- | --- | --- | --- | --- |
| | CB | UCB | CB/TB | 尿胆红素 | 尿胆原 |
| 正常 | 0～6.8 | 1.7～10.2 | 0.2～0.4 | 阴性 | 0.84～4.2 |
| 梗阻性黄疸 | 明显增加 | 轻度增加 | >0.5 | 强阳性 | 减少或缺少 |
| 溶血性黄疸 | 轻度增加 | 明显增加 | <0.2 | 阴性 | 明显增加 |
| 肝细胞性黄疸 | 中度增加 | 中度增加 | 0.2～0.5 | 阳性 | 正常或轻度增加 |

### （五）胆汁酸代谢检查

胆汁酸在肝脏中由胆固醇合成，随胆汁分泌入肠道，经肠道细菌分解后由小肠重吸收，经门静脉入肝，被肝细胞摄取，少量进入血液循环，因此胆汁酸测定能反映肝细胞合成、摄取及分泌功能，并与胆道排泄功能有关。它对肝胆系统疾病诊断的灵敏度和特异度高于其他指标。可行空腹或餐后 2 小时胆汁酸测定，后者更灵敏。

1. 参考区间

（1）总胆汁酸（酶法）：0～10μmol/L。

（2）胆酸（气-液相色谱法）：0.08～0.91μmol/L。

（3）鹅脱氧胆酸（气-液相色谱法）：0～1.61μmol/L。

（4）甘氨胆酸（气-液相色谱法）：0.05～1.01μmol/L。

（5）脱氧胆酸（气-液相色谱法）：0.23～0.89μmol/L。

2. 临床意义　胆汁酸的合成、分泌、重吸收及加工转化等均与肝、胆、肠等密切相关，因此肝、胆、肠等的疾病必然影响胆汁酸代谢，而胆汁酸代谢异常势必影响到上述脏器功能及胆固醇代谢水平。血清胆汁酸测定可作为一项灵敏的肝清除功能试验，尤其适用于疑有肝病但其他生化指标正常或轻度异常的患者。此外，动态监测餐后血清总胆汁酸水平，可以观察急性肝炎的慢性过程或慢性肝炎的纤维化过程。

总胆汁酸增高：①肝细胞损害，如急性肝炎、慢性活动性肝炎、肝硬化、肝癌、乙醇性肝病及中毒性肝病；②胆道梗阻，如肝内、肝外的胆管梗阻；③门脉分流，肠道中次级胆汁酸经分流的门静脉系统直接进入体循环；④进食后血清胆汁酸可一过性增高，此为生理现象。

肝硬化患者初级胆汁酸/次级胆汁酸比值下降，而在梗阻性黄疸患者初级胆汁酸/次级胆汁酸比值显著升高。

## 四、消化系统疾病酶学检测

肝脏是人体含酶最丰富的器官，酶蛋白含量约占肝总蛋白的 2/3。肝细胞中所含酶种类数百种，这些酶在全身物质代谢及生物转化中起着重要作用。其中可用于临床诊断的有 10 余种。有些酶具有一定组织特异性，测定血清中某些酶的活性或含量可用于诊断肝胆疾病。如有些酶存在于肝细胞内，当肝细胞损伤时细胞质内的酶释放入血流，使血清中的这些酶活性升高，如丙氨酸氨基转移酶（ALT）、天冬氨酸氨基转移酶（AST）、醛缩酶、乳酸脱氢酶（LDH）。有些酶是由肝细胞合成，当患肝病时，这些酶活性降低，如凝血酶。一些凝血因子如Ⅱ、Ⅶ、Ⅸ、Ⅹ合成需维生素 K 参与，而维生素 K 在肠道的吸收依赖于胆汁中的胆汁酸盐，故当胆汁淤积时这些酶因子合成不足。胆道阻塞时，胆小管膜上的某些酶在胆盐作用下从膜上脱离并反流入血，致使血清中这些酶的活性升高，如碱性磷酸酶（ALP）、γ-谷氨酰转移酶（GGT）。

胰腺具有内分泌和外分泌两种功能。它的内分泌功能主要与糖类、脂类和蛋白质代谢调节有关。胰腺外分泌为通过腺泡细胞和小导管细胞产生和分泌具消化作用的胰液。胰液中含有丰富的消化酶，如淀粉酶及脂肪酶等。在急性胰腺炎时由于胰腺组织自身被消化，可导致胰腺淀粉酶及脂肪酶反流入血增加，导致血清淀粉酶及脂肪酶活性升高。因此，血清淀粉酶及脂肪酶检测是急性胰腺炎诊断的主要实验室指标。

同工酶（isoenzymes）是指具有相同催化活性，但分子结构、理化性质及免疫学反应等都不相同的一组酶，因此又称同工异构酶。这些酶存在于人体不同组织，或在同一组织、同一细胞的不同亚细胞结构内。因此同工酶测定可提高酶学检查对肝胆系统疾病诊断及鉴别诊断的特异性。

## （一）血清氨基转移酶及其同工酶测定

1. 血清氨基转移酶　氨基转移酶（aminotransferase）简称转氨酶（transaminase），是一组催化氨基酸与α－酮酸之间的氨基转移反应的酶类，用于肝功能检查的主要是丙氨酸氨基转移酶（alanine aminotransferase，ALT，旧称谷丙转氨酶，GPT）和天冬氨酸氨基转移酶（aspartate aminotransferase，AST，旧称谷草转氨酶，GOT）。在氨基转移时它们都是以磷酸吡哆醛（维生素 $B_6$）和磷酸吡哆胺为其辅酶，ALT 催化 L－丙氨酸与α－酮戊二酸之间的氨基转移反应，生成 L－谷氨酸和丙酮酸，AST 催化 L－天冬氨酸与α－酮戊二酸之间的氨基转移反应，生成 L－谷氨酸和草酰乙酸。ALT 主要分布在肝脏，其次是骨骼肌、肾脏、心肌等组织中；AST 主要分布在心肌，其次在肝脏、骨骼肌和肾脏组织中。在肝细胞中，ALT 主要存在于胞质中，而大约 80% 的 AST 存在于线粒体内。由此可知，ALT 与 AST 均为非特异性细胞内功能酶，正常时血清的含量很低，但当肝细胞受损时，肝细胞膜通透性增加，胞质内的 ALT 与 AST 释放入血，致使血清 ALT 与 AST 的酶活性升高，在中等程度肝细胞损伤时，ALT 漏出率远大于 AST；此外，ALT 与 AST 的血浆半衰期分别为 47 小时和 17 小时，因此 ALT 测定反映肝细胞损伤的灵敏度较 AST 为高。但在严重肝细胞损伤时，线粒体膜亦损伤，可导致线粒体内 AST 的释放，血清中 AST/ALT 比值升高。

（1）参考区间：正常成人：

1）速率法（无 5′－磷酸吡哆醛）：①ALT：男：9～50U/L；女：7～40U/L；②AST：男：15～40U/L；女：13～35U/L。

2）速率法（有 5′－磷酸吡哆醛）：①ALT：男：9～60U/L；女：7～45U/L；②AST：男：15～45U/L；女：13～40U/L。

DeRitis 比值（AST/AIT）：1.15。

（2）临床意义

1）急性病毒性肝炎：ALT 与 AST 均显著升高，可达正常上限的 20～50 倍，甚至 100 倍，但 ALT 升高更明显。通常 ALT＞300U/L、AST＞200U/L、DeRitis 比值常＜1，是诊断急性病毒性肝炎重要的检测手段。在肝炎病毒感染后 1～2 周，转氨酶达高峰，在第 3 周到第 5 周逐渐下降，DeRitis 比值逐渐恢复正常。但转氨酶的升高程度与肝脏损伤的严重程度无关。在急性肝炎恢复期，如转氨酶活性不能降至正常或再上升、DeRitis 比值有升高倾向提示急性病毒性肝炎转为慢性。急性重症肝炎时，病程初期转氨酶升高，以 AST 升高显著，如在症状恶化时，黄疸进行性加深，酶活性反而降低，即出现“胆酶分离”现象，提示肝细胞严重坏死，预后不佳。

2）慢性病毒性肝炎：转氨酶轻度上升（100～200U/L）或正常，DeRitis 比值常＜1。若 AST 升高较 ALT 显著，即 DeRitis 比值＞1，提示慢性肝炎进入活动期可能。

3）酒精性肝病、药物性肝炎、脂肪肝、肝癌等非病毒性肝病，转氨酶轻度升高或正常，且 DeRitis 比值均＞1，其中，肝癌时 DeRitis 比值＞3。

4）肝硬化：转氨酶活性取决于肝细胞进行性坏死程度，DeRitis 比值常＞2，终末期肝硬化转氨酶活性正常或降低。

5）肝内、外胆汁淤积，转氨酶活性通常正常或轻度上升。

6）急性心肌梗死后 6～8 小时，AST 增高，18～24 小时达高峰，其值可达参考值上限的 4～10 倍，与心肌坏死范围和程度有关，4～5 天后恢复，若再次增高提示梗死范围扩大或新的梗死发生。但随着新的心肌酶谱指标的广泛应用，AST 由于特异性不高，出现升高时间较晚，现已不特别作为急性心肌梗死的检测指标。

7）其他疾病：如骨骼肌疾病（皮肌炎、进行性肌萎缩）、肺梗死、肾梗死、胰梗死、休克及传染性单核细胞增多症，转氨酶轻度升高（50～200U/L）。

2. AST同工酶（isoenzymes of AST） 在肝细胞中有两种AST同工酶，存在于胞质组分者称为上清液AST（supernatant AST，ASTs）；存在于线粒体中者称为线粒体AST（mitochondrial AST，ASTm）。正常血清中大部分为ASTs，ASTm仅占10%以下；当肝细胞受到轻度损害，线粒体未遭破坏，血清中ASTs漏出增加，而ASTm正常。如肝细胞严重损害，线粒体遭到破坏，此时血清中ASTm升高，因此ASTm升高表明肝细胞坏死严重。

轻、中度急性肝炎，血清中AST轻度升高，其中以ASTs上升为主，ASTm正常；重症肝炎、急性重型肝炎、酒精性肝病时血清中ASTm升高；氟烷性肝炎、Reye综合征、妊娠脂肪肝、肝动脉栓塞术后及心肌梗死时ASTm也升高。

## （二）碱性磷酸酶及其同工酶测定

1. 碱性磷酸酶（alkaline phosphatase，ALP） 碱性磷酸酶是指在碱性环境中能水解磷酸酯产生磷酸的一组酶。ALP主要分布在肝脏、骨骼、肾、小肠及胎盘中，血清中ALP以游离的形式存在，极少量与脂蛋白、免疫球蛋白形成复合物。由于血清中大部分ALP来源于肝脏与骨骼，因此常作为肝脏疾病的检查指标之一。胆道疾病时可能由于ALP产生过多而排泄减少，引起血清中ALP升高。

（1）参考区间：正常成人（磷酸对硝基苯酚速率法，含AMP）：男性45～125U/L；女性：20～49岁：35～100U/L；50～79岁：50～135U/L。

（2）临床意义：生理情况下，ALP活性增高主要与骨生长、妊娠、成长、成熟和脂肪餐后分泌等相关。病理情况下，血清ALP测定常用于肝胆疾病和骨骼疾病的临床诊断和鉴别诊断，尤其是黄疸的鉴别诊断。

1）肝胆系统疾病：各种肝内、外胆管梗阻性疾病，如胰头癌、胆道结石引起的胆管阻塞、原发性胆汁性肝硬化、肝内胆汁淤积等，ALP明显升高，且与血清胆红素升高相平行；累及肝实质细胞的肝胆疾病（如肝炎、肝硬化），ALP轻度升高。

2）黄疸的鉴别诊断：ALP和血清胆红素、转氨酶同时测定有助于黄疸的鉴别诊断。①胆汁淤积性黄疸，ALP和血清胆红素明显升高，转氨酶仅轻度增高；②肝细胞性黄疸，血清胆红素中度增加，转氨酶活性明显增高，ALP正常或稍高；③肝内局限性胆道阻塞（如原发性肝癌、转移性肝癌、肝脓肿等），ALP明显增高，ALT无明显增高，血清胆红素大多正常。

3）骨骼疾病：当成骨或破骨活跃时，如纤维性骨炎、佝偻病、骨软化症、成骨细胞瘤及骨折愈合期，血清ALP升高。

4）其他：营养不良、严重贫血、重金属中毒以及胃、十二指肠损伤，结肠溃疡等时，ALP也有不同程度的升高。血清ALP活性降低比较少见，主要见于先天性甲状腺功能低下（又称呆小病），ALP过少症，维生素C缺乏症。

不同疾患时ALP升高程度不同，见表2-2。

**表2-2 血清ALP增高常见原因**

| 肝胆疾病 | | 骨骼疾病 | | 其他 | |
|---|---|---|---|---|---|
| 梗阻性黄疸 | ↑↑↑ | 纤维性骨炎 | ↑↑↑ | 愈合性骨折 | ↑ |
| 胆汁性肝硬化 | ↑↑↑ | 骨肉瘤 | ↑↑↑ | 生长中儿童 | ↑ |
| 肝内胆汁淤积 | ↑↑↑ | 佝偻病 | ↑↑ | 后期妊娠 | ↑ |
| 肝占位性病变 | ↑↑ | 骨软化症 | ↑↑ | | |
| 传染性单核细胞增多症 | ↑↑ | 骨转移癌 | ↑↑ | | |
| 病毒性肝炎 | ↑ | 甲状旁腺功能亢进 | ↑↑ | | |
| 酒精性肝硬化 | ↑ | | | | |

2. 碱性磷酸酶同工酶（isoenzymes of alkaline phosphatase） 碱性磷酸酶同工酶可根据琼脂凝胶电泳分析、热抑制反应（56℃，15分钟）及其抗原性不同区分为6种：ALP1～ALP6。根据其来源不同，

ALP2、ALP3、ALP4、ALP5 分别称为肝型、骨型、胎盘型和小肠型，ALP1 是细胞膜组分和 ALP2 的复合物，ALP6 是 IgG 和 ALP2 复合物。

（1）参考区间：①正常成人血清中以 ALP2 为主，占总 ALP 的 90%，含有少量 ALP3；②发育中的儿童 ALP3 较多，占总 ALP 的 60% 以上；③妊娠晚期 ALP4 增多，占总 ALP 的 40% 至 65%；④血型为 B 型和 O 型者可有微量 ALP5。

（2）临床意义

1）在胆汁淤积性黄疸，尤其是癌性梗阻时，100% 出现 ALP1，且 ALP1 > ALP2。

2）急性肝炎时，ALP2 明显增加，ALP1 轻度增加，且 ALP1 < ALP2。

3）80% 以上的肝硬化患者，ALP5 明显增加，可达总 ALP40% 以上。但不出现 ALP1。

### （三）γ-谷氨酰转移酶及同工酶测定

1. γ-谷氨酰转移酶（γ-glutamyl transferase，GGT） 旧称 γ-谷氨酰转肽酶（γ-glutamyl transpeptidase，γ-GT），催化谷胱甘肽上 γ-谷氨酰基转移到另一个肽或另一个氨基酸上。GGT 主要存在于细胞膜和微粒体上，参与谷胱甘肽的代谢。肾脏、肝脏和胰腺中含量丰富，但血清中 GGT 主要来自肝胆系统。GGT 在肝脏中广泛分布于肝细胞的毛细胆管一侧和整个胆管系统，因此当肝内合成亢进或胆汁排出受阻时，血清中 GGT 增高。

（1）参考区间：成人（γ-谷氨酰-3-羧基-对硝基苯胺法）：男性：10～60U/L；女性：7～45U/L。

（2）临床意义

1）胆道阻塞性疾病：原发性胆汁性肝硬化、硬化性胆管炎等所致的慢性胆汁淤积，肝癌时由于肝内阻塞，诱使肝细胞产生大量 GGT，同时癌细胞也合成 GGT，均可使 GGT 明显升高，可达参考值上限的 10 倍以上。此时 GGT、ALP、5′-核苷酸酶（5′-NT）、亮氨酸氨基肽酶（LAP）及血清胆红素呈平行增加。

2）急、慢性病毒性肝炎、肝硬化：急性肝炎时，GGT 呈中等度升高；慢性肝炎、肝硬化的非活动期，酶活性正常，若 GGT 持续升高，提示病变活动或病情恶化。

3）急、慢性酒精性肝炎、药物性肝炎、脂肪肝等：GGT 可升高，ALT 和 AST 仅轻度增高，甚至正常。GGT 显著性升高是酒精性肝病的重要特征，酗酒者当其戒酒后 GGT 可随之下降。

4）其他：脂肪肝、胰腺炎、胰腺肿瘤、前列腺肿瘤等时，GGT 亦可轻度升高。

2. GGT 同工酶（isoenzymes of γ-glutamyl transferase） 血清中 GGT 同工酶有三种形式，但目前尚缺少理想的检测方法。GGT1（高分子质量形式）存在于正常血清、胆道阻塞及恶性浸润性肝病中。GGT2（中分子质量形式）由两种成分组成，其中主要成分存在于肝脏疾病中。据报道，GGT2 对肝癌的敏感性与特异性均较高，在 AFP 阴性肝癌中其阳性率为 86.4%，若与 AFP 联合检测可使肝癌诊断正确率达 94.4%。另一种成分存在于胆道阻塞性疾病。GGT3（低分子质量形式）尚未发现重要诊断意义。也有人认为 GGT 的这些不同形式是蛋白质翻译后的变体，而非通常意义上的同工酶。

### （四）α-L-岩藻糖苷酶

α-L-岩藻糖苷酶（α-L-fucosidase，AFU）为溶酶体酸性水解酶，广泛分布于人体组织（肝、脑、肺、肾、胰、白细胞、纤维组织等）细胞溶酶体中，血清和尿液中含有一定量。其主要生理功能是参与含岩藻糖苷的糖蛋白、糖脂等生物活性大分子物质的分解代谢。该酶缺乏时，上述生物大分子中岩藻糖苷水解反应受阻，引起岩藻糖苷贮积症。

1. 参考区间 （27.1±12.8）U/L。

2. 临床意义

（1）用于岩藻糖苷贮积症的诊断：如遗传性岩藻糖苷酶缺乏症时 AFU 降低，出现岩藻糖蓄积，患儿多于 5～6 岁死亡。

（2）用于肝细胞癌与其他肝占位性病变的鉴别诊断：肝细胞癌时 AFU 显著增高，其他肝占位性病变时 AFU 增高阳性率低于肝癌；肝细胞癌手术切除后 AFU 降低，复发时又升高。其活性动态曲线对判断肝癌治疗效果、评估预后和预测复发有极重要的意义，甚至优于 AFP。AFU 和 AFP 联合应用，可提高原发性肝癌的阳性诊断率。慢性肝炎和肝硬化患者血清 AFU 也增加，但一般仅轻度升高。

## （五）谷氨酸脱氢酶测定

血清谷氨酸脱氢酶（glutamine dehydrogenase，GLDH 或 GDH）是仅存在于细胞线粒体内的酶，可使 L－谷氨酸和其他氨基酸脱氢。以肝脏含量最高，其次为心肌和肾脏，少量含于脑、骨骼肌和白细胞中。在肝脏，GDH 主要分布于肝小叶中央区肝细胞线粒体中，其活性测定是反映肝实质（线粒体）损害的敏感指标，反映肝小叶中央区的坏死。其测定是利用其使谷氨酸脱氢的逆反应的速率法。

1. 参考区间　速率法（37℃）：男性：0～8U/L；女性：0～7U/L。

2. 临床意义　正常人血清 GDH 活力很低，肝脏疾病肝细胞线粒体受损害时其活性显著升高，其活性升高程度与线粒体受损程度有关。

（1）肝细胞坏死：如卤烷致肝细胞中毒坏死时 GDH 升高最明显（可达参考值上限 10～20 倍）；乙醇中毒伴肝细胞坏死时，GDH 增高比其他指标敏感。

（2）慢性肝炎、肝硬化：GDH 升高较明显。慢性肝炎时 GDH 升高可达参考值上限 4～5 倍，肝硬化时升高 2 倍以上。

（3）急性肝炎：急性肝炎弥漫性炎症期无并发症时，GDH 向细胞外释放较少，其升高程度不如 ALT 升高明显。GDH 升高反映肝小叶中央区坏死，而 ALT 主要分布于肝小叶周边部。

（4）肝癌、梗阻性黄疸：肝癌、梗阻性黄疸时 GDH 活力正常。

## （六）5′－核苷酸酶

5′－核苷酸酶（5′－nucleotidase，5′－NT）是一种碱性单磷酸酯酶，能专一水解核苷酸。此酶广泛存在于人体各组织，如肝、胆、肠、脑、心、胰等，定位于细胞质膜上。在肝内，此酶主要存在于胆小管和窦状隙膜内。

1. 参考区间　0～11U/L（速率法，37℃）。

2. 临床意义　与 ALP 类似。5′－NT 和 ALP 的测定结果在胆道梗阻、肝内占位性病变或浸润性病变时有较高的相关性。如 5′－NT 活性达正常的 2～3 倍以上时，对鉴别肝细胞性黄疸和胆汁淤积性黄疸（肝外或肝内性）有一定的参考价值。妊娠时 5′－NT 升高，可能与胎盘释放 5′－NT 有关。骨病时正常。

## （七）淀粉酶

淀粉酶（amylase，Amy）又称 α－1，4－葡聚糖水解酶，主要由唾液腺和胰腺分泌，属水解酶类，催化淀粉及糖原水解。淀粉酶分 α、β 两类。β 淀粉酶又称淀粉外切酶，仅作用于淀粉的末端，每次分解一个麦芽糖。人体中淀粉酶属 α－淀粉酶，又称淀粉内切酶，不仅作用于末端，还可随机地作用于淀粉分子内部的 α－1，4 糖苷键，降解产物为葡萄糖、麦芽糖及含有 α－1，6 糖苷键支链的糊精。血清中淀粉酶主要有两种同工酶，即同工酶 P（来源于胰腺）和同工酶 S（来源于唾液腺和其他组织）；另一些少量的同工酶为两者的表型或翻译后的修饰物。同工酶用以提高淀粉酶诊断胰腺炎的特异性。

1. 参考区间　健康成年人（4NP－G7）：血清淀粉酶（37℃）≤220U/L；尿液淀粉酶（37℃）≤1 200U/L。

2. 临床意义

（1）急性胰腺炎、流行性腮腺炎，血和尿中淀粉酶显著升高。一般认为，在急性胰腺炎发病的 2 小时血清淀粉酶开始升高，可为参考值上限的 5～10 倍，12～24 小时达高峰，可为参考值上限的 20 倍，2～5 天下降至正常。如超过 500U 即有诊断意义，达 350U/L 时应怀疑此病。尿淀粉酶在发病后 12～24 小时开始升高，达峰值时间较血清慢，当血清淀粉酶恢复正常后，尿淀粉酶可持续升高 5～7 天，故在急性胰腺炎的后期测尿淀粉酶更有价值。

（2）胰腺癌、胰腺外伤、胆石症、胆囊炎、胆总管阻塞、急性阑尾炎、肠梗阻和溃疡病穿孔、腹部手术、休克、外伤、使用麻醉剂和注射吗啡后，淀粉酶均可升高，但常低于500U/L。合成淀粉酶的组织发生肿瘤（如卵巢癌、支气管肺癌）等也可使淀粉酶升高。

（3）人群中1%～2%可出现巨淀粉酶血症。主要为血中淀粉酶和免疫球蛋白（IgG或IgA）形成大分子的免疫复合物。临床表现为血中淀粉酶持续升高，尿中淀粉酶正常或下降。进一步实验室检查可发现血中淀粉酶分子量增高，此现象不和具体疾病有关，增高者也多无临床症状，应注意与病理性淀粉酶升高相区分。

（4）肾功能严重障碍患者血清淀粉酶可增高，而尿淀粉酶降低。

（5）正常人血清中的淀粉酶主要由肝脏产生，故血清及尿中淀粉酶同时减低见于肝病。

血、尿淀粉酶总活性测定用于急性胰腺炎等疾病的诊断已有很长的历史，但由于淀粉酶组织来源较广，故该指标在诊断中特异性稍差。现认为测定P型淀粉酶的活性及其占淀粉酶总活性的比例是诊断急性胰腺炎的可靠指标。

### （八）脂肪酶

脂肪酶（lipase，LPS）分子量约38 000Da，是一类低度专一性的酶。主要来源于胰腺，其次为胃及小肠，能水解多种含长链（8～18碳链）脂肪酸的甘油酯。

1. 参考区间　偶联法：1～54U/L；色原底物法：13～63U/L。

2. 临床意义

（1）血清脂肪酶增高常见于急性胰腺炎及胰腺癌，偶见于慢性胰腺炎。急性胰腺炎时脂肪酶和淀粉酶均可增高，但血清淀粉酶增高的时间较短，而脂肪酶增高可持续10～15天，其增高的程度高于淀粉酶，而且特异性高，因此脂肪酶对急性胰腺炎的诊断更优于淀粉酶。

（2）胆总管结石、胆总管癌、胆管炎、肠梗阻、十二指肠溃疡穿孔、急性胆囊炎、脂肪组织破坏（如骨折、软组织损伤、手术或乳腺癌）、肝炎、肝硬化，有时亦可见增高。

（3）测定十二指肠液中脂肪酶对诊断儿童囊性纤维化（cystic fibrosis）有帮助。十二指肠液中脂肪酶水平过低提示该病的存在。

由于早期测定脂肪酶的方法缺乏准确性、重复性，曾限制了其在临床上的广泛应用。1986年，Hoffmann等首先将游离脂肪酸的酶法测定的原理用来测定脂肪酶，使脂肪酶的测定方法有了较大改进，其准确性、重复性以及实用性得到了很大的提高。近年来，许多研究者报道脂肪酶测定对急性胰腺炎诊断的特异性和灵敏性已高于淀粉酶。

### （九）尿胰蛋白酶原Ⅱ

胰蛋白酶原是胰蛋白酶的非活性前体，分子量24 000Da，由胰腺泡细胞分泌进入胰液，能水解精氨酸或赖氨酸之间的肽键，也能水解由肽键相连的其他天然氨基酸或化合物。它还具有酯酶的活性，能水解连接于赖氨酰或精氨酰肽的酯键。人体有两种形式的胰蛋白酶原：胰蛋白酶原Ⅰ与胰蛋白酶原Ⅱ。由于胰蛋白酶分子量比较小，很容易由肾小球滤出，但是肾小管对胰蛋白酶原Ⅱ的回吸收低于胰蛋白酶原Ⅰ，因此，尿中前者的浓度较大。急性胰腺炎时尿胰蛋白酶原Ⅱ（urine trypsinogen Ⅱ）的浓度明显升高。

1. 参考区间　阴性（免疫层析法）；0.3～11.0μg/L（免疫荧光法）。

2. 临床意义　急性胰腺炎时胰腺蛋白酶过早激活，胰蛋白酶原大量释放入血，尿胰蛋白酶原Ⅱ的浓度明显升高。所以，尿胰蛋白酶原Ⅱ可作为筛查急性胰腺炎的可靠指标，如结果呈阳性，表明患者需进一步检查，以便确诊。

尿胰蛋白酶原Ⅱ辅助诊断急性胰腺炎较血、尿淀粉酶及血清脂肪酶简便、快速，并可降低急腹症患者急性胰腺炎的漏诊风险。阴性结果很大程度上可排除急性胰腺炎，阳性结果则应结合血、尿淀粉酶及血清脂肪酶检测或影像学加以分析。目前尿胰蛋白酶原Ⅱ的检测多为定性方法，虽不能得到具体的检测数值，但试纸条具有快速、简便的优点，能满足临床急诊的需要。

（张　慧）

# 第三章

# 消化系统症状学

## 第一节　吞咽困难

### 一、概念

吞咽困难（dysphagia）是指进食时胸骨后发堵，食团通过障碍，停滞不下，或食团不能进入食管，停在口腔内。

正常吞咽动作的完成需要咽、食管的正常解剖结构和运动功能的完整。食管在功能上分为上食管括约肌（upper esophageal sphincter，UES）、食管体部和下食管括约肌（lower esophageal sphincter，LES）。食管的上段为横纹肌，下段为平滑肌，中间部分则由横纹肌和平滑肌组成。静息时，UES 和 LES 保持高的张力，起屏障作用，防止反流。吞咽时，咽和咽下部的横纹肌连续快速地收缩，将食团推进松弛的 UES，食团进入食管的上段，食管体部产生原发性蠕动收缩，将食团推向远段，同时 LES 松弛，食管体部和胃腔形成共同腔，食团进入胃内。中枢和周围神经在吞咽的启动和进行过程中起了综合食管各部分的动力作用。其中，脑干的吞咽中枢对食管各部分的动力有调节和控制作用。正常人在过急地吞咽大块食团时，偶尔可能发生发噎现象。

### 二、口咽性吞咽困难

口咽性吞咽困难是指食团难以从咽部进入食管，其病因分类见表 3－1。

**表 3－1　口咽性吞咽困难的病因**

| 病因 | 引起的疾病 |
|---|---|
| 神经肌肉疾病 | （1）中枢神经系统疾病：脑血管意外、帕金森病、系统性硬化症、肌营养性侧索硬化病、脑干肿瘤、脊髓痨、Wilson 病、Huntington 舞蹈病<br>（2）周围神经系统疾病：糖尿病周围神经损害、延髓型脊髓灰质炎、周围神经病变<br>（3）运动神经终板疾病：重症肌无力<br>（4）肌肉病变：炎症性疾病、肌萎缩、原发性肌病、代谢性疾病、系统性红斑狼疮（SLE） |
| 特发性 UES 功能障碍——UES 松弛不全性或 UES 失协调性 | 高张力（痉挛）、低张力（松弛）、环咽肌失弛缓症（上食管括约肌松弛不完全） |
| 局部结构性病变 | （1）咽食管交界处疾病：口咽部手术、近端食管先天异常、Zenker 憩室（UES 过早关闭）、口咽部及上食管肿瘤<br>（2）外源性压迫：甲状腺肿、颈部淋巴结肿大、颈椎病 |
| 口咽部炎症疾病 | 溃疡性口炎或咽炎、Vincent 口咽炎、咽白喉、咽结核、咽后壁脓肿 |
| 外科因素 | （1）咽食管交界处和 UES 手术<br>（2）UES 神经离断<br>（3）局部手术后瘢痕<br>（4）局部放疗损伤 |

## 三、食管性吞咽困难

食管性吞咽困难是指食管内的食团通过障碍，由器质性和动力性疾病引起（表3-2）。

表3-2 食管性吞咽困难病因

| 病因 | 引起的疾病 |
| --- | --- |
| 食管机械性阻塞 | 食管或贲门肿瘤、食管癌、食管平滑肌瘤与肉瘤、食管炎性狭窄、先天性食管狭窄、食管息肉 |
| 食管解剖异常 | 食管憩室、食管蹼、短食管、血管畸形、先天性食管闭锁 |
| 食管运动障碍性疾病 | 食管反流与胃食管反流病、食管贲门失弛缓症、胃食管括约肌高压、环咽肌功能异常、咽及上食管张力缺乏与麻痹、弥漫性食管痉挛、系统性进行性硬化病、白塞病、Plummer - Vinson 综合征、Epidermolysis bullosa（表皮松解大疱） |
| 其他 | 食管异物、外压性食管狭窄、纵隔肿瘤、主动脉硬化弯曲、主动脉瘤、心脏扩大 |

## 四、诊断

### （一）症状和体征

了解病史时应注意起病年龄、居住地、病程、饮食习惯、有无酗酒史及腐蚀剂损伤史等。还须注意吞咽困难出现的部位，引起吞咽困难的食物硬度，以及胃灼热、声音嘶哑、饮食反呛、食物反流入鼻腔、体重下降等症状。食管癌有明显的高发地区。儿童患者吞咽困难，常为先天性食管疾病或食管异物。中年以上患者的吞咽困难，呈渐进性从吞咽干食困难发展至咽下液质困难时，应疑有食管癌的可能。吞咽困难伴饮食反呛，提示病变累及后组颅神经（舌咽、迷走、舌下神经）；吞咽困难伴呃逆，常提示食管下端病变，如贲门癌、贲门失弛缓症、膈疝；吞咽困难伴单侧性喘鸣，常提示纵隔肿瘤压迫食管与一侧主支气管。吞咽时出现食团停顿感，即使为一过性感觉也提示食管功能障碍。患者常以"粘住""停住""挡住""下不去"等诉说症状并以手指指示食物停留部位。吞咽食物而食物停顿是吞咽困难，但进食时胸骨后有块状感（癔球症）不是吞咽困难。不少患者把轻度吞咽困难认为是正常现象，主诉"咽下的食物太大了"，故除非仔细询问病史，患者多不会主动提出有吞咽困难存在。了解患者对吞咽困难的反应可为诊断提供有价值的线索。若咽下食物必须返回，或当用水冲下食物而突然返回液体时，应疑有器质性梗阻存在。若患者利用体位变化，反复下咽，或饮入液体等能迫使食物咽下，则可能为运动紊乱症。吞咽困难数月之内持续进行性加重，提示可能为癌肿所致管腔闭塞或活动性消化性食管炎所致的器质性食管狭窄。必须注意，食管癌最常见的症状是在6个月内，不停发展的进行性吞咽困难，甚至只能进流食。梗阻症状的出现表明癌已累及食管四周管壁，是癌晚期的征象。吞咽困难还可伴有固定的钻痛，多为纵隔受累征象。吞咽困难是食管癌最常见症状，对任何有吞咽困难者，必须要及早明确是否为癌所致。查体常有体重减轻，严重者导致营养不良。反流重的病例，可能有肺部体征。由恶性肿瘤所致者可有浅表淋巴结肿大以及转移表现。体时须注意营养状态，有无贫血、甲状腺肿或颈部包块、口咽部溃疡与阻塞性变和吞咽肌活动异常等。

### （二）器械检查

1. 放射线检查　钡餐造影对确定有无机械性或动力性梗阻很有帮助。可鉴别是腔内梗阻或腔外压迫，并可发现有无食管病变的特征。对咽部和食管上部的病变，可连续摄片或摄成录像，对了解食管运动紊乱的相对静态变化极有帮助。放射线检查能清楚显示咽部和UES及食管上部在吞咽过程中的运动是否正常。贲门失弛缓症时可见食管体部扩张，有食物、分泌液及钡剂潴留。应特别注意观察食管末端，贲门失弛缓症可见光滑似圆锥状的鸟嘴形改变。若鸟嘴形有任何不规则改变，应仔细检查是否为贲门癌浸润，后者的临床表现与放射学改变和弛缓不能症十分相似。胸片可显示有无肺部炎性病变或恶性病变。脊椎摄片能显示有无增生，尤其是其前部，有的贲门失弛缓症患者可以有吞咽受阻的感觉。

2. 内镜检查　结合钡餐造影所见仔细观察可疑病变部位的黏膜色泽、运动改变十分重要。活检应注意从病变的周围及中央采取，用水吹开白苔坏死组织，标本方能有高的阳性结果。必要时可采用碘液局部喷洒，不着色处多为可疑病变区，可多处取活检，常可明确诊断。对可疑病例应做近期内镜随诊，以免漏诊。对食管肿瘤，不论良性恶性，超声内镜检查能确定病变是否来自黏膜下或食管外，并可了解病变的深度。

3. CT 检查　有助于发现肺部、肝脏的转移性病变以及纵隔淋巴结有无肿大。

4. 食管测压　可长时间观察食管运动功能，是直接测定食管下括约肌功能的唯一方法，食管药物兴奋试验对有胸痛而食管测压正常者可能有助于分析导致胸痛的病因。

5. 其他　可进行有关免疫学及肿瘤标志物的检查。

## 五、弥散性食管痉挛

弥散性食管痉挛（diffuse esophageal spasm，DES）是以高压型食管蠕动异常为动力学特点的原发性食管运动障碍疾病。以慢性间歇性胸痛和吞咽困难为其临床特征。任何年龄均可发病，多见于 50 岁以上，男女无差异。临床上本病并不多见。DES 的病因与发病机制尚不明了。大多数患者有轻重程度不等的吞咽困难，具有慢性、反复发作的特点，对固体、液体饮食均感咽下困难；有时与情绪激动有关。胸痛为本病的另一个特征，位于胸骨后或胸骨下，疼痛性质轻重不等，轻者仅有不适或进食时疼痛，重者呈“绞痛样”发作，并向肩、颈、背部放射，酷似“心绞痛”。疼痛多在进食时或情绪紧张时发生，也可自发性发作，疼痛持续时间长短不一，长者可达 1 小时。舌下含硝酸甘油可缓解，或者进餐时饮水也可缓解疼痛，此点与心源性胸痛可鉴别。DES 胸痛发作时，多无心电图改变。此外，尚有吞咽痛、吞咽梗噎、体重下降、营养不良、反呛和支气管肺吸入。

X 线检查约 50% DES 患者阳性，表现为：①食管下段蠕动波减弱，示被动性扩张。②食管下段外形呈波浪状或明显的对称性收缩，严重典型病例食管外形呈弯曲状、螺旋状或串珠状钡柱。③电影食管荧光屏动态观察食管运动，食管下段明显有第三收缩，钡剂呈节段性潴留，有时由于强力第三收缩，使钡剂逆行向上。内镜检查有时可见食管痉挛征象，但无食管器质性疾病存在。食管测压是诊断 DES 的重要方法之一。DES 食管测压特点：①UES 压力及松弛功能正常。②食管体部蠕动异常：多发生在中、下段食管，出现高幅、宽大、畸形蠕动波，波幅 >150mmHg，收缩持续时间 >6 秒，出现多发性非传导性蠕动波（第三收缩），食管体部蠕动速度减慢 <0.8 ~ 1.5cm/s。③LES 水平压力及功能大多数正常，偶有高压和松弛不全。晚近用 24 小时食管压力监测法并与食管 pH 以及心电图同步进行监测，对确定 DES 等食管动力异常导致的胸痛确诊有重要意义。

诊断与鉴别诊断：DES 诊断有一定困难，由于其症状呈间歇发生，食管 X 线造影、食管测压，其阳性发现与症状有时并不一致，特别是有一部分患者无症状，则诊断更为困难。典型 DES 病例诊断要点见表 3 - 3。

**表 3 - 3　DES 诊断要点**

| 鉴别方法 | 特点 |
|---|---|
| 症状 | （1）慢性、反复性、间歇性发作，非进行性加重的吞咽困难伴胸痛<br>（2）各年龄组均可见，50 岁以上多见 |
| 食管 X 线钡剂造影 | （1）食管下段蠕动减弱<br>（2）食管外形呈“串珠样”或“螺旋样”<br>（3）食管远端出现非蠕动收缩（第三收缩） |
| 内镜 | （1）无器质性病变发现<br>（2）镜下有时可见食管痉挛征象 |
| 食管测压 | （1）UES、LES 水平功能及压力正常<br>（2）食管中下段出现高幅、畸形、宽大蠕动波<br>（3）非传导性收缩发生率 >30%<br>（4）可见正常蠕动收缩波 |

DES应与其他类型的食管运动性障碍性疾病相鉴别，DES与贲门失弛缓症和“胡桃钳”食管关系密切，因此更需鉴别（表3－4）。

**表3－4　DES鉴别诊断**

| 疾病 | 鉴别要点 | | | |
|---|---|---|---|---|
| | 吞咽困难 | 胸痛 | 食管钡透 | 食管测压 |
| DES | ＋＋ | ＋＋＋ | 串珠状食管 | 异常蠕动、高幅（>150mmHg）、宽大（收缩时间>6s）<br>非传导第三收缩，有正常蠕动，LES压力正常（少数高压），松弛正常 |
| 贲门失弛缓症 | ＋＋＋ | ＋＋～＋ | 食管扩张下段狭窄呈鸟嘴样 | 失蠕动，高LES压力伴松弛不良或完全失弛 |
| “胡桃夹”食管 | ＋或－ | ＋～＋＋ | 多见阳性发现，偶有食管排空受阻 | LES及UES水平正常，食管体蠕动正常，食管远端波幅≥120mmHg，收缩时间>5.5s |

## 六、继发于全身疾患的食管运动障碍

有许多全身疾病可产生食管动力学异常（表3－5）。当这些疾病引起食管运动紊乱发生时，则可出现食管疾病症候群，如咽下困难、吞咽痛、自发性胸痛、胃灼热、反胃等。

**表3－5　继发性食管运动障碍病因**

| 病因 | 引起的疾病 |
|---|---|
| 中枢神经系统疾病 | 脑血管疾病、锥体外系退行性疾病、脱髓鞘疾病、脑干及小脑病变 |
| 周围神经病变 | 糖尿病、酒精中毒 |
| 食管黏膜内神经节受损 | 锥虫病、肿瘤浸润破坏 |
| 肌病 | 进行性肌营养不良、重症肌无力、多发性肌炎、皮肌炎 |
| 代谢性疾病 | 甲状腺功能亢进 |
| 食管黏膜炎症 | 胃食管反流、Barrett食管 |
| 结缔组织病 | 食管硬皮病 |

1. 食管硬皮病　硬皮病中食管损害发病机制尚不十分清楚。食管硬皮病时由于缺乏蠕动性收缩以及食管的低幅蠕动，食管排空迟缓，患者可出现吞咽困难，随着病情进展，排空缓慢，吞咽困难已逐渐加重。当LES功能障碍时，可出现胃灼热、反酸、反胃等胃食管反流症状，严重者并发反流性食管炎、上消化道出血。由于咽下困难，热量摄入不足，导致体重下降、营养不良及贫血。诊断要点包括：食管动力学异常，以低幅蠕动、蠕动丧失和LES受损为主要特征，24小时食管pH监测，证实有病理性GFRD。

2. 糖尿病食管　糖尿病并发周围神经病变，累及食管运动异常者，称糖尿病食管，临床上可伴有或不伴有食管症状。糖尿病食管和胃肠运动障碍等可引起胃灼热、胸痛、液体或固体咽下困难、反酸、便秘、腹泻、腹痛、恶心呕吐、吸收不良、肠胀气、嗳气以及腹胀等。食管测压证实存在食管幅动异常，特别“兔耳样”收缩波的出现，即可诊断糖尿病食管运动障碍。

（张　慧）

# 第二节　胃灼热

## 一、病因与发病机制

胃灼热（heart burn）多见于胃食管反流病、胃炎和溃疡病，为酸性心反流物对食管上皮下感受神经末梢的化学性刺激所致。

关于胃灼热的发生机制仍在广泛研究中，目前尚不完全明了。但为众多学者共识的是胃食管反流病（GERD）胃灼热的发生与酸暴露有关。动物模型和人在酸暴露组织通过电子传递显微照像（transmission electron photomicrography）见细胞内间隙扩大，提出反流病是因食管上皮细胞渗透性增加，因食管上皮知觉神经位于细胞间隙内，上皮细胞渗透性增高可解释非糜烂性反流（NERD）病的胃灼热症状，这个学说只能解释部分 NERD 患者症状和酸反流间的相关性。

食管接受过多的酸或十二指肠－胃－食管反流成分的刺激是引起胃灼热症状的主要原因然而 NERD 患者进行 24 小时 pH 监测时有 33% ~50% 为正常的试验结果。这些资料提出多数 NERD 患者即使生理性酸暴露足以引起典型的胃灼热症状，也就是说这些患者对生理性酸反流呈高度敏感，有人将这种胃灼热称为功能性胃灼热。上消化道内镜异常的患者胃灼热症状较多（65%），pH 监测与正常内镜相比，内镜（－）pH 监测异常者 32.5%，内镜和 pH 监测均正常者 20% 患者有胃灼热症状。一般糜烂性食管炎患者与 NERD 患者相比症状阳性指数较高，而若患者上消化道内镜和 24 小时 pH 监测均正常者，症状阳性指数（26% ±10.7%）比内镜异常者（症状阳性指数 85% ±4.6%）也低；内镜正常，pH 监测异常症状指数为 70% ±7.1%。以上资料说明 NERD 患者内镜异常、24 小时 pH 监测异常的阳性率低，症状指数也低，此意味着 NERD 患者对酸高度敏感，因此，生理量酸反流，或也可能非酸物质刺激性食物即可触发胃灼热发生。动物模型证明传入神经敏感，酸暴露食管的神经末梢可能直接通过敏感的化学感受器或通过炎症途径介导，在低痛阈时引起。NERD 患者食管化学感受器对酸敏感性增高，证明有疼痛知觉改变。

NERD 或糜烂性食管炎（EE）患者也可有对机械性刺激感受性增高。可通过食管内气球膨胀试验进行检测。Trimble 等对有胃灼热和过多酸反流的患者做内镜和（或）24 小时食管 pH 监测，与有胃灼热而 24 小时 pH 监测正常的患者作比较，结果证明后者食管气球膨胀和知觉不适呈低容量阈。此研究提出，患者有典型的胃灼热但缺乏酸过多的证据，也证明了此种患者对酸刺激的高度敏感性。但另一个报告 NERD、糜烂性食管炎患者与正常对照组比较并未证明有机械性刺激敏感性增高。有关文献提出，人长期食管酸暴露在化学和机械敏感性上的作用有所不同。食管慢性暴露于酸过多时可影响化学敏感性但不影响机械敏感途径，患者仅有典型 GERD 症状未证明有过多酸反流，证明是机械敏感性增高。酸反流事件仅 <20% 有胃灼热症状。新近证明，十二指肠内脂肪可增加食管内酸而引起胃灼热。此外，应激和心理状态也是 NERD 患者产生症状的重要因子，精神刺激可使酸反流增加，减少应激则可使反流症状改善，此是通过脑－胃肠道相互作用所致。低氧血症可引起大范围的食管事件导致胃灼热与疼痛发生。此外，焦虑、社交能力差在胃灼热的发生上也可能起一定的作用。图 3－1 总结了 NERD 患者胃灼热发生的模式图。有些患者的胃灼热由酸反流过多或患者对酸敏感性增高引起，而另一些人则由非酸相关物质刺激食管引起。中枢神经因子如应激、周围因子如十二指肠内脂肪可增加食管内知觉敏感性而导致胃灼热发生。

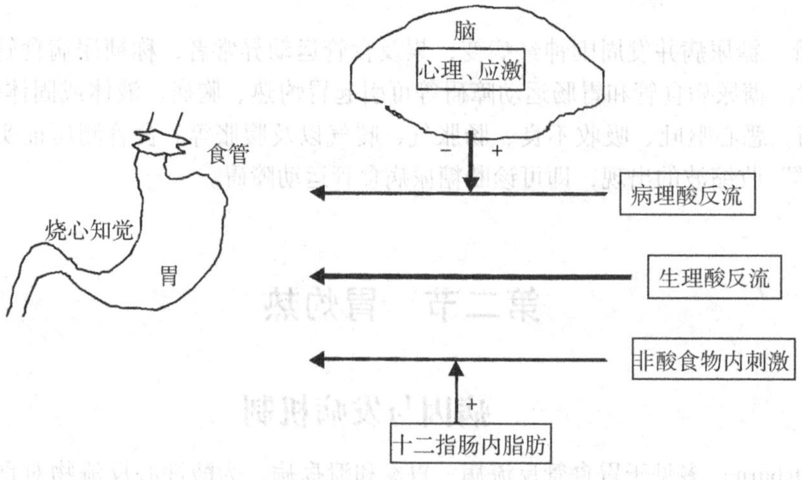


**图 3－1　NERD 患者胃灼热发生模式图**

## 二、诊断与鉴别诊断

因为胃灼热是一个症状，不是一个独立疾病，因此必须找出导致胃灼热的病因才能有效地治疗，以达到消除胃灼热症状的目的。据调查统计，50%胃食管反流病患者有此症状。一些溃疡病患者也主诉胃灼热，提示也有胃食管反流。其特点为上腹部或胸骨后的一种湿热感或烧灼感，典型表现多出现在饭后1~2小时，可伴有吐酸水或苦水，并可因饮食或体位的改变而加重。引起胃灼热的危险因素包括女性、年龄>65岁、过度肥胖、吸烟、精神压力、不良饮食习惯。饮酒可增加胃酸分泌；吸烟破坏胃对于酸的自然保护作用；过度肥胖可增加胃部压力，使胃反酸的可能性增加；服用抗胆碱能药物，可降低食管括约肌压力，从而增加发生胃食管反流的可能性。有关胃灼热的症状分级见表3-6。

表3-6 胃灼热的症状分级

| 症状 | 分级 | 表现 |
|---|---|---|
| 无 | 0 | 无胃灼热 |
| 轻 | 1 | 偶尔胃灼热 |
| 中 | 2 | 需就医 |
| 重 | 3 | 影响日常生活 |

进餐量大或喜进半流质食物，症状越明显，常同时反流出带有酸、苦味的消化液，间或有食物。天气寒冷，特别是在冷季节，更易发作。病史长者可达十余年或数十年。胃灼热随体位改变而加重，仰卧、侧卧（尤其是右侧卧位）向前屈身弯腰、做剧烈运动、腹腔压力升高（如举重、用力大便）皆能引起发作。立位、饮水或服抗酸剂均可使烧灼感减轻或短时缓解，睡眠时反流较多的患者，夜间常为胃灼热、反流困扰。因深睡时食管无活动，清除反流物较慢，也无动力作用帮助清除，又缺乏唾液的中和作用，故夜间反流频繁的患者，食管组织的损坏较重。胃灼热程度与病变程度不一定相关，如并发Barrett食管，即使反流严重，一般也无胃灼热症状，食管黏膜因慢性炎症而增厚或瘢痕形成，感觉减退，胃灼热症状反而减轻；食管炎在形成管腔狭窄后，亦可阻止反流，使胃灼热症状减轻。引起胃灼热症状的疾病如慢性胃炎、反酸、吞咽困难等，可从症状、体征、X线或内镜所见进行鉴别。

近年随着食管pH监测和内镜的普遍开展，将反流性食管炎分为糜烂性食管炎和非糜烂性食管炎两大类。

GERD时具有GERD症状而内镜（阴性），对此类患者称为内镜（阴性）GERD或非糜烂性反流病（nonerosive reflux distase，NERD）。对NERD目前尚无一致的定义，一般是指由食管反流引起GERD的典型症状>3个月，胃灼热症状可被生理性酸反流所致，而在内镜（阴性）的GERD患者中发生。新近研究显示，70% GERD为NERD，另一个报告应用抗酸剂研究，Robinson等发现50% GERD患者为NERD。但此两种类型之间是可以互相转化的。意大利Pace等报告33例NERD随访6个月，用抗酸剂和（或）促动力药，随访结果58%患者有症状，其中15%发生糜烂性食管炎，40%为无症状且可停药观察。20世纪80年代报告NERD流行率为30%~50%，至20世纪90年代进一步确定NERD流行率增高，欧洲多个国家52个研究单位评价收集806例GERD，NERD流行率为54.5%，且发现爱尔兰和英国有较高的流行率（84%和63.4%），而德国流行率低，为38.2%。国内报告NERD流行率高达73.9%，French报告为81%。NERD的临床表现与GERD相似，治疗也相同。有关NERD的预后及临床意义有待进一步研究。

（张 慧）

# 第三节 反 食

## 一、概述

反食（regurgitation）是指患者无恶心、干呕，无腹部收缩，不用力的情况下，食管或胃内容物上溢，涌入口咽部而言。大多数胃食管反流患者有此症状。Postlethwait 统计 5 000 例胃食管反流患者有 44% 有反食症状。空腹时反食为酸性胃液反流，称为“反酸”，但也有胆汁、胰液流出。饭后反食，反流物则为少量未消化食物，在口腔和咽部遗有一种味酸和苦味。进食、用力或改变体位，特别严重的是在卧位或弯腰时，更易发生反食。发生于睡眠时的反食，常不被患者察觉，醒来可见枕上留有胃液或胆汁痕迹。

反食是因为食管下端括约肌的功能障碍，同时有胃及食管的逆蠕动，以致胃内容物反流到口腔，多为功能性，也可因器质性病变引起，如不完全幽门梗阻、贲门失弛缓症、食管癌、食管良性狭窄、食管巨大憩室、裂孔疝等，均可发生反食症状。

## 二、诊断

### （一）病史

应仔细了解病史的长短，反食是否进行性加重，是否与体位、情绪有关，是否伴有吞咽困难、吞咽疼痛、胃灼热、嗳气、呃逆，反流物的味道及有无黏液、血液及未消化食物。有无腹痛、腹胀、体重下降等。询问睡眠、食欲有无改变。有无暴饮暴食史。

### （二）反食特征与分级

反食时胃或食管内容物反流到口腔，不伴有恶心，亦不费力，同时常伴有胃灼热、嗳气。反食多在卧位时发生，特别严重的是在睡眠时发生，此时反食内容物则可误吸到肺内，引起阵发性咳嗽、吐痰、哮喘，亦可引起肺炎甚至肺脓肿发生。根据反食症状的轻重分为 3 级（表 3－7）。

表 3－7 反食的症状分级

| 症状 | 分级 | 临床表现 |
|---|---|---|
| 无 | 0 | 无反食 |
| 轻度 | 1 | 偶尔反食 |
| 中度 | 2 | 改变体位或用力时出现 |
| 重度 | 3 | 有误吸，表现为慢性夜间咳嗽或反复发作的肺炎 |

### （三）辅助检查

1. 是否存在异常的胃食管反流　可采用上消化道钡餐造影、食管同位素扫描、标准酸反流试验验、食管 pH 监测。

2. 是否有胃黏膜损害或新生物　可行上消化道钡剂双重对比检查、黏膜电位差测定、内镜检查及活检、超声内镜检查有无腔内外肿物。

3. 反胃是否由反流引起　采用酸灌注试验、食管 pH 监测。

## 三、鉴别诊断

### （一）与呕吐鉴别

呕吐常有前驱症状，如恶心或同时有自主神经功能紊乱的症状，如流涎、心悸、出汗、失眠、记忆力减退等。而反食则不费力，也没有其他伴随症状。

### （二）根据反食时伴随症状鉴别

1. 反流伴有吞咽困难　见于贲门失弛缓症、食管癌、贲门癌、食管良性狭窄、食管憩室。
2. 反食伴有梗噎感　见于食管癌、贲门癌、食管良性狭窄。
3. 反食伴有腹胀　见于幽门不完全梗阻、急性胃扩张。
4. 反食伴有声音嘶哑　见于食管上端憩室、食管癌。

### （三）根据反流物的性质进行鉴别

若反流物为酸性则为胃内容物，多见于溃疡病、慢性胃炎、幽门不完全梗阻、伴发胃扩张。若反流物为中性或碱性则为食管内容物，多见于食管癌、贲门失弛缓症、食管良性狭窄、食管憩室。反流物为不消化食物并伴有臭味，多见于巨大食管憩室。反流物若带有血液，多见于食管癌、食管憩室。

## 四、治疗

主要是治疗原发病，如食管反流病和溃疡病的治疗。而改变生活方式的辅助治疗也十分必要。这些措施可减轻症状、防止复发。首先，注意体位方法，包括餐后保持直立位，避免用力提重物，勿穿紧身衣服，睡觉时抬高床脚并垫高上半身。卧床时因重力关系可加快食管反酸的清除，减少食管黏膜暴露在酸中的时间。若同时用质子泵抑制剂，对减轻反食更为有效。其次，戒烟和停止过量饮酒。吸烟及过量饮酒者都能使食管下端括约肌压力降低，减弱对酸的清除力，延长黏膜暴露于酸中的时间，还可直接影响上皮细胞功能。吸烟不仅增加胃食管反流还可引起幽门括约肌功能不全和十二指肠胃反流，增加胃内胆汁和溶血卵磷脂的浓度，从而妨碍食管病损的愈合。第三，改变饮食成分和习惯，采取以下措施：①饮食：减少每餐食量和脂肪酸摄入量，避免吃巧克力和薄荷制剂。上述物质都可降低食管下端括约肌静水压，并致胃膨胀，从而增加了反流的频率。饮食应以高蛋白、高纤维、低脂肪为主。②饮料：避免饮咖啡、茶可乐等饮料。它们均可刺激酸分泌而产生反食。③睡前勿食：避免睡前2～3小时加餐，以减少因晚间进食刺激胃酸分泌，同时防止仰卧时胃内食物及酸性胃液的反流。④避免服用促反流的药物：如抗胆碱能药、茶碱、安定、钙通道阻滞剂、β－肾上腺素能激动剂、α－肾上腺素能拮抗剂、黄体酮、多巴胺、鸦片类和前列腺素等均可使反流发生。同时，钙通道阻滞剂、抗胆碱能药、多巴胺还能使食管收缩力减弱，增加反食的发生。

（张　慧）

# 第四节　胸　痛

## 一、胸痛的病因与诊断

胸痛（chest pain）是临床上常见的症状，其临床意义因病因不同而有很大差异。如急性心肌梗死时胸痛，常提示疾病发生，有重要诊断意义。又如胸膜肥厚粘连的牵拉痛，随呼吸而变化，但其临床意义不大。

可引起胸痛的病因很多，主要由胸壁病变和胸腔脏器疾病引起，缺血性心脏病和呼吸系统疾病是引起胸痛的最常见原因，神经、肌肉病变和骨骼及关节病变为引起胸痛的第二常见原因。近年临床研究发现由消化系统疾病，尤其是反流性食管炎引起的胸痛病例显著增多。此外，膈下脓肿、肝内炎症或肝癌、肝囊性病变、胆系疾病、脾疾病均可引起胸痛。

胸痛的诊断从以下几方面获得。

### （一）疼痛的性质与部位

由胸壁疾病所致的胸痛常固定于病变部位，且局部多有明显压痛；反流性食管炎常在胸骨后痛，伴有压榨感；胸膜炎所致胸痛在胸部呼吸扩张较大的部位，如胸侧部较明显；肝胆疾病及膈下疾病引起的胸痛多位于下胸，可为刺痛、胀痛；空腔脏器穿孔可为刀割样痛；肋间神经痛呈阵发性灼痛和刺痛；心绞痛主要在胸骨后及心前区常常有压迫发闷或紧缩感。

### （二）疼痛时间及影响疼痛的因素

胸痛可为阵发性或持续性。食管疾病疼痛常于吞咽食物时发作或加剧。反流性食管炎为胸骨后痛，向咽喉或口放射，最常见于餐后，由于某种原因平躺、躯体弯曲过度或猛烈的抬举而发生，常因急剧进餐，吃柑橘、辛辣食品、高脂肪餐和饮酒后发生。心绞痛常由体力劳动或情绪激动，如愤怒、焦急等激发，饱食和寒冷也可引起发作。一般在 3～5 分钟逐渐消失，很少超过 15 分钟，可几天或每周发作 1 次，也可能 1 天发作多次。胸壁疾病所致胸痛常有局部压痛或胸廓活动时加剧。脊神经后根疾病所致疼痛则于转身时加剧。

### （三）疾病伴随症状

不同疾病可有不同的伴随症状，如呼吸系统疾病常伴有咳嗽、吐痰、呼吸困难。食管疾病所致胸痛常伴有吞咽困难。胃食管反流病时常伴有反酸、胃灼热、呃气等症状。肺梗死、原发性肺癌的胸痛常伴有少量咯血。上述这些症状有诊断和鉴别诊断价值。

### （四）病史

应仔细询问了解已往有无心脏、肺、支气管、肝脏及食管疾病史，具有重要的诊断价值。

### （五）体格检查、实验室与特殊检查

除认真系统全面查体外，必要时配合血常规、痰培养、血生化、X 线、心电图、B 超、CT 等以协助诊断。

## 二、非心源性胸痛

反复发作的胸骨下或胸骨后疼痛怀疑“心绞痛”的患者，经冠状动脉造影等检查，约 1/4 患者并无阳性发现，称为非心源性胸痛（non－cardiac chest pain，NCCP）。其中大约 50% 胸痛的直接原因与食管疾病有关。

### （一）病因与发生机制

胃食管反流与胃食管反流病是最常见的原因，胸痛与异常 pH 有关。现已证实胸痛与酸反流直接参与有关。由于酸反流引起食管黏膜、神经、肌肉损害，继发食管运动异常而引起胸痛；或患者对酸的超敏感性所致食管动力紊乱，如见于食管体部高幅性蠕动性收缩、“胡桃夹”食管、弥漫性食管痉挛、强力型贲门失弛缓症、高压型食管下括约肌，以及一些非特异性食管均可引起胸痛。部分 NCCP 的发生，除食管因素外，可能还有心脏因素存在。因在药物诱导试验引起胸痛的过程中，胸痛发生的同时，发现有食管异常收缩和心肌缺血的心电图改变。

### （二）诊断与鉴别诊断

1. 临床表现　NCCP 时胸痛特点与心绞痛极相似。表现为胸骨后或胸骨下（剑突下）挤压性绞痛。疼痛可向下颌、颈部、上肢或背部放射，部分患者疼痛发作与进食、体力活动和体位（如卧位和弯腰）有关。口服抑酸剂和硝酸甘油，部分患者可使疼痛缓解。反流性食管炎患者多有反酸，因此胸痛常在夜间发作。此类患者有胃灼热、反酸、上腹部烧灼感、吞咽困难或吞咽痛等。GERD 所致的胸痛，部分患者有食管外表现，如咳嗽、吐痰、呼吸困难、哮喘、声嘶、喉痉挛、球状感等表现，诊断时应与相关疾病相鉴别。

2. NCCP 时心脏 B 超　无明显异常，冠状动脉造影阴性。可与心源性胸痛相鉴别。

3. 24 小时 pH 监测　如胸痛由 GERD 所致，约 75% 患者 pH 值降低，提示胸痛发作与 pH 值降低有明显关系。

4. 食管测压　LES 压力降低（正常 0～65mmHg），LES 松弛时间延长（正常 2～7 秒）有利于 GERD 诊断。

5. 其他　内镜、挑拨试验、放射线检查等均有诊断与鉴别诊断价值。

6. 鉴别诊断 GERD应与食管溃疡、食管癌、食管憩室或息肉、感染性食管炎相鉴别。胸痛为突出表现时应与其他非心源性胸痛和心源性胸痛，如缺血性心脏病、肺部疾病、胸膜疾病胸壁疾病等相鉴别。

（张 慧）

## 第五节 恶心与呕吐

### 一、概述

恶心与呕吐（nausea and vomiting）是临床上常见的症状。恶心是一种可以引起呕吐冲动的胃内不适感，常为呕吐的前驱表现。呕吐则是通过胃的强力收缩迫使胃内容物经口排出的病理生理反射。恶心为上腹部不适、紧迫欲呕吐的感觉，并伴有迷走神经过度兴奋的症状，如皮肤苍白、流涎、出汗、血压下降及心动徐缓等。恶心与呕吐两者可相互伴随或不相伴随。严重或长期呕吐，可引起水、电解质紊乱、酸碱失衡和营养障碍。反复的剧烈呕吐可引起胃食管贲门黏膜撕裂综合征（Mallory－Weiss综合征），出现不同程度的出血；严重者甚至食管破裂（Boerhaave综合征）。神志清醒者可因呕吐物吸入而引起肺炎，甚至窒息死亡。

可引起呕吐的病因很多，根据急缓分为急性呕吐和慢性呕吐。急性呕吐见于感染性疾病、疼痛、药物及毒素、颅内疾患、高位小肠梗阻、内脏炎症、缺血或穿孔、胃潴留等。慢性呕吐见于神经过敏性疾病（包括神经性厌食症及善饥症）、妊娠、代谢性疾病、儿童周期性呕吐或者假性肠梗阻等。

### 二、发生机制

呕吐是一个复杂的反射动作，其过程包括恶心、干呕与呕吐3个阶段。恶心时胃张力和蠕动减弱，十二指肠张力增强，可伴有或不伴有十二指肠液反流，干呕时胃上部放松而胃窦部短暂收缩；呕吐时胃窦部持续收缩，贲门上升并开放，腹肌收缩，膈肌下降，腹压增加，迫使胃内容物急速而猛烈地从胃反流经食管、口腔而排出体外。与此同时，声门反射性关闭，呼吸停止，软腭、舌骨、喉头抬举，关闭鼻咽与会厌通道，以防胃内容物进入鼻腔及呼吸道。这种复杂性而协调的反射动作是在延髓的呕吐中枢完成的。呕吐受延髓呕吐中枢和化学感受器触发区（cherrioreceptor trigger zone，CTZ）的调节。

呕吐的传入神经冲动来自3个方面：①末梢神经刺激：由咽、胃肠道、肝脏、胰腺、胆管、腹膜、肠系膜血管、冠状动脉、心脏、泌尿生殖系统等脏器通过迷走神经和交感神经系统的内脏传入神经，直接兴奋呕吐中枢。②中枢神经刺激：由视、嗅、味觉等神经反射，精神因素的影响，或脑部炎症、肿瘤、血管性病变，通过大脑皮质、延髓的神经冲动，直接兴奋呕吐中枢。③CTZ刺激：由药物或代谢产物影响化学感受器触发区，触发神经冲动，传至呕吐中枢而使其兴奋引起呕吐。功能性呕吐患者中枢的感受阈一般较低。

呕吐运动的传出神经包括膈神经（支配膈肌）、脊髓神经（支配肋间肌及腹肌）、迷走神经传出纤维（支配咽喉肌）及迷走神经与交感神经内脏支传出纤维（支配胃肠平滑肌），通过协调运动，构成呕吐运动。

### 三、诊断

#### （一）病因

根据病因呕吐分为中枢神经性呕吐和反射性呕吐两种。消化系统疾病引起反射性呕吐，见于：

1. 胃及十二指肠疾病 感染或化学刺激引起的急性胃肠炎、慢性胃炎、消化性溃疡活动期、急性穿孔、幽门梗阻、大量出血、胃黏膜脱垂、急性胃扩张、胃扭转、肠系膜上动脉压迫所致十二指肠淤积、糖尿病神经病变或迷走神经切断术后的胃潴留和Zollinger－Ellison综合征。

2. 小肠与结肠疾病 急性肠炎、急性阑尾炎、机械性肠梗阻、绞窄性疝、急性出血坏死性肠炎、急性克罗恩病、Meckel 憩室炎、腹型过敏性紫癜、缺血性结肠炎和胃大部切除术后倾倒综合征。

3. 肝胆胰疾病　急性肝炎、慢性活动性肝炎、肝硬化、肝癌破裂、急性与慢性胆囊炎、胆石症、胆管蛔虫病和急性胰腺炎。

4. 腹膜与肠系膜疾病　急性腹膜炎、膈下脓肿、大网膜扭转、急性肠系膜淋巴结炎和肠系膜动脉栓塞。

### （二）诊断

1. 病史　如下所述。

（1）呕吐与进餐的关系：骤起集体发病，应首先考虑食物中毒。活动性消化性溃疡病变位于幽门时，因该处有充血、水肿、痉挛，常可导致餐后呕吐。在餐后较久或积数餐之后才出现呕吐，见于消化性溃疡、胃癌、十二指肠病变或肠系膜上动脉压迫等引起的幽门、十二指肠慢性梗阻；也可见于糖尿病性神经病变、迷走神经切断术后引起的胃潴留。

（2）呕吐发生的时间：晨间呕吐在育龄女性应想到早孕反应，有时也见于尿毒症或慢性乙醇中毒。鼻窦炎时脓性分泌物刺激咽部，常有晨起恶心与干呕。夜间呕吐多见于幽门梗阻，这是由于日间多次进餐，有大量胃潴留，入夜时胃平滑肌已受明显牵涉而构成较强的传入神经冲动，兴奋呕吐中枢，引起呕吐。

（3）呕吐物性质：幽门梗阻的呕吐物含有隔餐或隔日食物，呈腐酵气味，一般不含胆汁。呕吐物中有多量胆汁者见于频繁剧烈呕吐、十二指肠乳头以下的十二指肠和空肠梗阻、胃空肠吻合术后。大量呕吐见于病程较长的幽门梗阻或急性胃扩张。呕吐物有粪臭提示小肠低位梗阻、麻痹性肠梗阻、有近端肠腔内细菌大量繁殖、胃结肠瘘等。

（4）腹痛：恶心与呕吐伴有腹痛者，可见于与急腹症相关的疾病，须认真进行鉴别诊断。有时腹痛可在呕吐之后获得暂时缓解，提示消化性溃疡、急性胃炎或高位肠梗阻；但在胆囊炎、胆石症、急性胰腺炎等，则呕吐多不能使腹痛得到缓解。

（5）其他：详细了解月经史、手术史、服药史、肝炎史、疾病史等可为恶心与呕吐诊断提供可靠的线索。

2. 体格检查　患者的精神状态、意识状态及营养状况。须检查有无发热、毒血症、酸中毒、呼吸酮味、尿味、肝臭，有无巩膜和皮肤黄染。应检查心肺情况，腹部检查重点应注意有无胃型、肠型、蠕动波和逆蠕动波，腹部有无压痛或肌卫，有无肝脾大、腹块、振水音等。

3. 辅助检查　应根据不同病因选择有利于诊断的辅助检查，如对呕吐物进行性状、镜下观察。怀疑食物中毒时，取呕吐物做细菌培养。疑为化学或药物中毒时对呕吐物行毒物分析，总之，对不同的病因有选择性地采用必要的辅助性检查，以便及时做出诊断。

（于凤杰）

# 第六节　消化不良

## 一、分类

消化不良（dyspepsia）是一种常见的症状，是指持续增长性或反复发作性的上腹部不适，伴有餐后饱胀、腹部胀气、嗳气、早饱、畏食、恶心、呕吐、大便不成形或腹泻、胃灼热、胸骨后痛及反酸等。根据其发生原因不同分为器质性和功能性两大类。

### （一）器质性消化不良

除消化系统疾病可引起消化不良外，许多系统疾病也常引起消化不良。

1. 消化系统疾病　包括食管炎、食管癌、消化性溃疡、胃癌、胃切除术后、卓－艾综合征、结肠癌、溃疡性结肠炎、慢性肠道感染（细菌性、霉菌性、寄生虫）、肠细菌失调、小肠内细菌异常繁殖、胆囊炎、胆石症、慢性肝外胆管阻塞，胰腺炎、胰腺癌、胰腺囊性纤维化，肝炎、肝硬化，肝癌、原发性胆汁性肝硬化，淋巴管阻塞（包括肠淋巴管扩张症）、Whipple 病、淋巴细胞瘤、双糖酶缺乏症等。

2. 心血管疾病　见于缩窄性心包炎、充血性心力衰竭、肠系膜血管功能不全等。

3. 内分泌及代谢性疾病　包括糖尿病、甲状腺功能减退、甲状腺功能亢进、肾上腺皮质功能不全、甲状旁腺功能减退、垂体功能亢进或减退、类癌综合征、电解质紊乱等。

4. 免疫性疾病　包括非热带性口炎性腹泻、克罗恩病、自身免疫性肝炎、桥本甲状腺炎等。

5. 其他　如药物（非类固醇抗炎药、抗生素、洋地黄）、慢性中毒（工业、农药、金属）、酒精等。

### （二）功能性消化不良

指通过各项检查未发现有消化系统及全身器质性疾病，而有消化不良表现者（参见本书功能性消化不良）。

## 二、临床表现

### （一）器质性消化不良

具有原发病的临床表现、体征、实验室检查和特殊检查可见。

### （二）功能性消化不良

消化不良是一组常见的消化道综合征，约 1/3 的人群患过此病，占消化门诊患者的 20% ~30%。病因尚不十分明确。临床上有持续性、反复发作的上腹部不适，餐后饱胀，腹部胀气，嗳气、厌食、恶心、呕吐、反酸等症状。经胃镜、胃肠 X 线造影、B 超等检查，除外胃肠和全身器质性病变，可诊断功能性消化吸收不良（参见本书功能性消化不良）。

### （三）发酵性消化不良

系由肠内有糖类的异常分解所致，大便呈水样或糊状，多泡沫，呈酸性反应，每日数次至十几次，伴有肠鸣、腹胀与排气增多；如为成形便，则大便量多，多泡沫，状如发酵的面团。大便镜检可发现大量未消化的淀粉粒，用卢戈碘液可染成深蓝、蓝色、棕红等不同颜色。此外，卢戈碘液又可染出大量嗜碱性细胞，如酪酸梭状芽孢杆菌、链状球菌等。双糖酶缺乏症可出现原发性（遗传性或家族性）或继发性（获得性）双糖酶缺乏，包括乳糖酶、蔗糖酶缺乏。非热带性和热带性口炎性腹泻、节段性肠炎、肠道病毒和细菌感染、梨状鞭毛虫病、无 β 脂蛋白血症、囊性纤维化和溃疡性结肠炎都不能耐受乳糖或有乳糖酶缺乏，使双糖类在小肠积聚而引起消化不良。

### （四）腐败性消化不良

系因肠内有蛋白质异常分解所致。大便溏，呈碱性反应，黄棕色，有特殊臭味。见于各种细菌感染性肠炎等。

### （五）小肠细菌生长过度综合征

由于细菌在小肠繁殖引起吸收不良综合征。临床上以腹痛和痉挛、腹胀、脂肪泻与腹泻、体重减轻和营养不良为特征。患者常有糖类吸收不良、蛋白营养不良和维生素缺乏。细菌与内因子竞争摄取食物中的维生素 $B_{12}$，由维生素 $B_{12}$ 缺乏引起巨幼红细胞性贫血。细菌过度生长影响胆盐代谢，使胆盐浓度降低、非结合胆盐浓度增高和结合胆盐浓度降低，致使肠内微胶粒形成障碍，从而导致吸收不良。

### （六）胃次全切除术后消化不良

BillrothⅡ式胃次全切除术比 BillrothⅠ式易于出现脂肪酸泻，脂肪流失量通常为 7 ~10g/d。危重脂肪泻患者常有肠道脂肪消化障碍。各种胃次全切除术、迷走神经干切除术或幽门成形术的患者都可引起消化吸收不良，此与十二指肠释放胰泌素、胆囊收缩素 - 促胰酶素减少，并使胰腺分泌酶的反应受到抑制、胆盐代谢异常、肠道通过时间缩短等因素有关。

### （七）短肠综合征

广泛的肠切除常可引起短肠综合征。一般来说，营养物的吸收受切除小肠部位和范围、是否保留了回盲瓣以及残存肠道适应性等影响，只要保留了近端十二指肠、回肠的后一半和回盲瓣，切除40%～50%的小肠对吸收功能的影响不大，因此，不一定引起腹泻和吸收不良。

## 三、诊断

### （一）病史

了解有无引起腹胀、腹鸣、早饱、恶心、呕吐、胃灼热等消化不良的疾病史，尤其是了解有无胃肠、肝胆及胰腺的疾病史。

### （二）查体

应着重了解有无体重减轻、贫血、维生素缺乏、低蛋白血症等。

### （三）实验室检查

1. 粪便中脂肪测定　脂肪定量分析是诊断脂肪泻简单而可靠的试验。正常人24小时内粪便排出的脂肪酸量 $<6g$，或脂肪酸吸收系数 $>94\%$；用 $^{14}C$－三酰甘油吸收试验，正常人每小时呼吸排出标记物大于给予量的3.5%。

2. 胃肠道X线检查　胃和结肠检查常可提供重要的诊断线索。对发现胃回肠吻合术异常、硬皮病、Zollinger－Ellison综合征、溃疡性结肠炎和肠瘘等均有重要意义。

3. 维生素 $B_{12}$ 吸收的Schilling试验　回肠末端病变，胰腺外分泌功能不全的患者也常有维生素 $B_{12}$ 吸收障碍。Schilling试验也有助于小肠细菌过度生长，特别是盲袢综合征、硬皮病和多发性小肠憩室。如盲袢综合征时Schilling试验的第一、二部分异常。适当的抗生素治疗后Schilling试验可恢复正常。

4. 小肠活检　对吸收不良性疾病的诊断与鉴别诊断很有价值。

5. 胰泌素和其他胰腺试验　可了解胰腺功能是否健全。

6. 呼吸试验　$^{14}C$－甘氨胆酸和 $^{14}C$－木糖呼吸试验对细菌过度生长有诊断价值。

（于凤杰）

# 第七节　腹　胀

腹胀（abdominal disterition）是由于多种原因所引起的腹腔内胃肠道大量气体积聚或胃肠功能紊乱而无大量胃肠道积气，按其发生原因分为器质性腹胀和功能性腹胀两大类。正常人每天约有600mL气体从直肠内排出。气体主要成分有氮气、氧气、氢气、甲烷及二氧化碳等。氮气是肠道内的主要气体，主要由吞咽入胃或血液弥散而来。腹胀患者每天约有400mL氮气停留在肠道内。氢气主要由未吸收的碳化氢或蛋白质通过结肠细菌作用而产生。来自结肠细菌的代谢还可产生甲烷（$CH_4$）。小肠上部盐酸与重碳酸盐中和时可产生二氧化碳，结肠内细菌可致双糖类和脂肪酸产生二氧化碳，二氧化碳也可因摄入谷类和其他未被吸收的低聚糖而产生。腹胀可为人的主观感觉，也可为客观检查所见。可为生理性的，如晚期妊娠，肥胖者腹壁脂肪堆积等；但临床上大多为病理性的，如胃肠胀气、大量腹腔积液、腹腔内巨大肿物所致的腹胀。腹胀本身对人体无多大危害，由器质性所致者除去病因后常可恢复。

## 一、功能性腹胀

所谓功能性腹胀为功能性胃肠功能紊乱，无器质性胃肠病可查。国外学者报道，有25%男性和30%女性有腹胀，而在便秘的人群中32%有腹胀的症状，伴有腹部胀满、腹鸣及排气多等伴随症状。腹胀的发病机制尚不明了，腹胀的感觉可发生于胃或肠的任何部位，且因个体的耐受力不同而程度也不同。有学者认为，腹胀不是因为气体过多引起消化道扩张，而是因为肠道运动增加所致，腹胀与内容物转运缓慢有关，也可能与心理因素有关。

### （一）病因与发病机制

1. 咽入胃内的空气过多　通常情况下胃肠道存有少量气体，约150mL，其中胃内气体不超过80mL，每吞咽一次有2~3mL气体进入胃内，如进食过快、唾液分泌过多、嚼口香糖及吸烟、饮碳酸饮料，则有可能引起咽下的空气过多。

2. 食豆类食物过多　低聚糖、木苏糖、棉子糖等在豆类含量较多，过多地食入后未消化和吸收的部分被肠道的细菌分解而产生氢气，导致腹胀。

3. 晚期妊娠　妊娠晚期子宫过大或压迫胃肠道，也可以产生腹胀。

### （二）诊断与鉴别诊断

（1）病史在3个月以上，并能排除功能运动性疾病：如肠易激综合征、功能性消化不良。

（2）能排除功能运动性疾病：如肠易激综合征、功能性消化不良。

（3）腹胀与消化不良无关，也无器质性胃肠疾病或全身性疾病。

具有以上三点的基础上，患者胃肠胀满不适，或有嗳气或排气过多伴有腹部胀满者，并可排除器质性病因者即可诊断。

诊断功能性腹胀时，应与器质性腹胀相鉴别。应寻求有无导致腹胀的器质性病因，与功能性腹胀进行鉴别。

（1）胃肠道器质性病变：急性胃扩张、幽门梗阻、肠梗阻、肠麻痹、顽固性便秘、胃肠道恶性肿瘤以及呼吸衰竭、心力衰竭、毒血症、败血症等。

（2）胃肠道功能障碍：是因腹胀而就诊的主要原因，这类患者经临床检查未发现器质性病变，主要是由于胃肠道运动不协调、顺应性降低以及肌电活动异常所致。常见者有功能性消化不良（functional dyspepsia，FD），胃轻瘫（gastroparesis），肠道易激综合征（irritable bowel syndrome），习惯性便秘，肝、脾区综合征（hepatic or splenic flexure syndrome）和胃肠功能异常性疾病，如吞气症（aerophagia）、结肠假性梗阻（Ogilvie syndrome）等。

（3）全身疾病对胃肠道的影响：糖尿病，甲状腺功能减退症，硬皮病，电解质紊乱：如低血钾，慢性肾脏和肺脏等器官的严重病变也可累及胃肠道，造成积气增多，出现腹胀。

（4）药物的影响：应用抑制肠蠕动的药物，如抗胆碱类药物、麻醉药物和钙通道阻滞剂等可诱发或加重腹胀，一旦停药后大多数腹胀可逐渐缓解。

如能排除上述因素，患者有腹胀时则可多考虑为功能性者。

## 二、器质性腹胀

若因器质性病因引起，则腹胀常持续而顽固，并可有渐进性加重的特征。

1. 胃排空迟延　胃排空包括液体和固体排空。现已可用核素法、X线法、插管法和超声法正确了解胃体和固体食物的排空速率。引起胃排空延迟的病因有功能性消化不良、慢性胃炎、消化性溃疡、特发性胃轻瘫、糖尿病胃轻瘫、神经性畏食、胃迷走神经干切断加幽门成形术后、胃术后胆汁反流、肥厚性幽门梗阻、胃窦癌、胃息肉、胃黏膜脱垂等。远端胃功能障碍时，由于研磨食物的功能受损，表现为固体食物排空延迟；而近端胃功能障碍时，由于胃腔内压力降低，固体及液体排空均延迟。临床上表现为食欲不振、餐后持续上腹饱满、恶心、呕吐及腹痛等。

此外，一些药物如鸦片、抗胆碱能制剂、左旋多巴、β-肾上腺素能药（异丙基肾上腺素、舒喘宁等）、氧氧化铝、乙醇也可引起胃排空延迟。电解质代谢紊乱，如低钾、低钙、低镁血症，一些全身性疾病，如甲状腺功能低下症、尿毒症、肝性脑病、高血糖、酸中毒等均可有胃排空延迟。凡有胃排空延迟的疾病或因素均可出现程度不等的腹胀。

2. 小肠疾病　见于肠梗阻，其中包括机械性肠梗阻、急性小肠假性梗阻、慢性特发性小肠假性梗阻、动力性及缺血性肠梗阻、小肠便秘、糖类吸收障碍，尤其是乳糖吸收障碍，进食淀粉可使腹胀加重。此外，还有麻痹性肠梗阻、小肠肿瘤、小肠功能性消化不良、空肠憩室病、肠易激综合征、Crohn

病、放射性小肠结肠炎、急性肠炎、肠结核等。

3. 大肠疾病　见于各种原因引起的便秘、溃疡性结肠炎、巨结肠、溃疡性直肠炎和左半结肠炎、肛周 Crohn 病和急性结肠性梗阻（Ogilvie 综合征）。巨结肠的主要特征是结肠性扩张，有时表现为结肠过长。患者主要表现为慢性便秘。在严重病例中，由于结肠胀气（慢性结肠假性梗阻）可引起腹痛和腹胀。直肠脱垂、结肠息肉、大肠癌和腺瘤、结肠梗阻、结肠憩室也可出现腹胀。

4. 全身性疾病　糖尿病酮症、尿毒症、低钾、低钙、低镁血症、垂体功能低下、甲状腺功能低下、甲状腺功能亢进症、嗜铬细胞瘤、进行性系统性硬皮病、皮肌炎、肌强直性营养不良等可出现腹胀。根据上述疾病的相应临床表现及有关化验检查和特殊检查，不难做出诊断。

5. 神经病变　见于神经节瘤病、自主神经病、脑血管意外、脑肿瘤、帕金森病、脊髓创伤、多发性侧索硬化、马尾肿瘤、脑脊膜膨出等。

6. 其他　肝硬化、肝胆系统肿瘤、腹膜炎或感染性毒血症、肠系膜血管栓塞或血栓形成等均可以引起腹胀。

## 三、诊断

关于功能性腹胀，若病史在3个月以上，并能排除功能运动性疾病，如功能性消化不良、肠易激综合征、腹胀与消化不良无关，也无器质性胃肠病或全身性疾病时，患者胃肠积气过多，临床上有嗳气和排气过多，并伴有腹部胀满者则可以诊断。

器质性腹胀，则常有原发病存在，且由不同病因引起的疾病其临床表现各异。腹胀常为伴随症状，而非主要表现。必要时行胃肠动力功能检查以协助诊断。在诊断时应注意排除腹腔积液、腹内包块、膀胱充盈等引起的非充气性腹胀。

## 四、治疗

### （一）病因治疗

对器质性腹胀应重视原发病的治疗，以免贻误病情，因为单纯性腹胀本身对机体的生命并无多大威胁。如由胃排空迟延所致者应明确原因，针对性不同疾病进行病因治疗。

### （二）功能性腹胀

如考虑为与心理因素有关，应注意解除患者的思想顾虑与焦虑，多给予精神上的鼓励，免除语言、环境对患者的不利影响。也可以适当用些抗抑郁药如黛安神治疗。伴便秘时给予乳果糖等通便治疗或用蒙托石可使腹胀得到减轻。

### （三）对症治疗

口服助消化吸收剂，如米曲菌胰酶、复方消化酶、胰酶肠溶胶囊等对消化不良和腹胀有一定的疗效，尤其是肠源性腹胀效果尤佳。对无梗阻性胃源性腹胀可用促胃动力学药，如为力苏、莫沙比利（加斯清、瑞琪）、吗丁啉等，治疗后可减少嗳气，促使胃幽门开放和胃排空，同时有通便作用，故对便秘的腹胀患者有治疗作用。肛管排气、松节油热敷有一定疗效。对腹胀患者可行胃肠减压，并给予吸氧，因吸氧可使肠内溶解度降低，取代不易吸收的氮，从而使腹胀减轻。对动力减退性腹胀可用新斯的明 15mg，3 次/d 口服或 0.5mg 肌内注射，无效时可用高渗盐水灌肠。对动力增强性腹胀，可用抗胆碱能药、地巴唑及镇静剂等。近年提倡用蒙托石 6g，3 次/天，饭前口服治疗腹胀。蒙托石为全消化道黏膜保护剂，有固定率细菌，对酵解过程中产生的氢气有吸附能力，从而治疗腹胀。池肇春等用蒙托石治疗腹胀 30 例，有效 56.1%，显效 33%，无效 9.9%，总有效率 89.1%。

中医药学认为，腹胀是由肝郁气滞、气机失调所致，治宜疏肝理气。常用方剂为柴胡疏肝散合平胃散加减。方剂：柴胡 9g，香附 9g，川芎 6g，白芍 9g，枳实 6g，陈皮 9g，厚朴 6g，苍术 9g，茯苓 12g，大腹皮 12g。若腹胀甚加木香，食欲缺乏加麦芽、神曲。此方适用于功能性腹胀。

（于凤杰）

# 第八节 腹 痛

## 一、急性腹痛

急性腹痛具有起病急、变化快的特点，内、外、妇、儿临床各科均可引起。

### (一) 病因

引起急性腹痛的疾病分为腹腔内脏器病变与腹腔外（全身疾病）两大类。

1. 腹膜急性炎症 腹膜有炎症时，可引起相应部位的疼痛，具有以下特点：①疼痛定位明确，一般位于炎症所在部位；②疼痛呈持续性锐痛；③因体位改变、加压、咳嗽或喷嚏而加剧，患者被迫静卧；④局部压痛、反跳痛与肌紧张；⑤肠鸣音消失。

2. 腹腔内脏器急性炎症 如急性胃炎、急性胆囊炎、急性胰腺炎、急性肝炎等。

3. 空腔脏器梗阻或扩张 腹内空腔脏器阻塞引起的典型疼痛为阵发性或绞痛性。在病情加重时空腔脏器扩张也可引起持续性疼痛。

4. 脏器扭转或破裂 腹内有蒂器官（卵巢、胆、脾、妊娠子宫、肠系膜、大网膜等）扭转时，可引起剧烈的绞痛或持续性疼痛，有时并发休克。脏器急性破裂，如肝破裂、脾破裂、异位妊娠破裂等，疼痛急剧并呈持续性，常有内出血征象，严重时发生休克。

5. 腹腔血管阻塞 如肠系膜血管血栓形成或夹层动脉瘤和腹主动脉瘤将要破裂时。

6. 中毒与代谢障碍 中毒与代谢障碍所致的腹痛特点是腹痛剧烈而无明确定位，症状虽剧烈而腹部体征轻微，有原发病的临床表现与实验室证据。可引起急性腹痛的中毒及代谢障碍性疾病有铅中毒、血卟啉病、尿毒症与糖尿病酮症酸中毒等。

7. 变态反应性疾病 如过敏性紫癜、腹型风湿热等。

8. 胸腔疾病牵涉痛 胸腔疾病如下叶肺炎、肺梗死、急性心肌梗死与食管疾病均可引起腹部牵涉痛。症状可类似急腹症，但腹部一般无压痛。胸部体征、X线胸片与心电图的阳性结果有助明确诊断。

### (二) 诊断

结合问诊、体格检查、实验室与器械检查，必要时还须进行剖腹探查，方能明确诊断。

1. 问诊 重点注意如下几方面。

(1) 起病诱因与既往史：急性胃肠炎、急性胰腺炎、消化性溃疡急性穿孔多因暴食而诱发。胆绞痛往往发作于高脂肪餐后。育龄妇女停经后的急性腹痛须注意异位妊娠破裂。既往有腹腔手术史或腹腔结核史者应注意急性机械性肠梗阻。患有高血压动脉硬化者应注意急性心肌梗死与夹层动脉瘤，以及肠血管栓塞。

(2) 起病方式：突起疼痛者，常见于胆管蛔虫、胃穿孔及心肌梗死。其他如结石嵌顿、急性梗阻、肠血管栓塞、急性炎症等也呈急性起病，但疼痛开始较轻，在10余分钟到半小时内增剧到高峰，与前者略有不同。

(3) 腹痛性质：小肠病变如炎症或梗阻和胆管蛔虫引起的急性腹痛多呈阵发性绞痛；而持续性剧痛伴阵发性加剧者，多为炎症伴有管道痉挛或结石嵌顿，如胰腺炎、胆结石、肾结石等；仅有持续性剧痛者，多为炎症而无管道痉挛，如腹膜炎、肝脓肿、内出血等。

(4) 腹痛部位与疾病的关系：一般腹痛部位即为病变部位，但也有不符合者：①痛在腹中线部，而病变在侧腹或胸腔（如阑尾炎的早期或心肌梗死等）。②痛在侧腹部，而病变在胸腔或脊柱（如肺炎、脊神经受压或炎症所致的刺激性疼痛）。

(5) 腹痛与其他症状的关系：①发热与腹痛：发热在先，腹痛在后者，多为不需手术的内科疾病所致。反之，先腹痛后发热，多属需手术的外科疾病。②腹泻与腹痛：腹泻伴腹痛者，须注意急性胃肠炎、细菌性食物中毒、急性出血坏死性肠炎等。③腹痛与血尿：多见于泌尿系统疾病。④腹痛伴呕吐：

急性腹痛伴呕吐、腹胀、肛门停止排气排便，应注意肠梗阻。

（6）急性腹痛的放射痛：急性胰腺炎的疼痛可向左腰背部放射，胆囊炎、胆石症的疼痛可向右肩背部放射，输尿管结石绞痛常向会阴部或大腿内侧放射。

2. 体格检查　有所侧重而又系统的体格检查有助于急性腹痛的病因诊断。特别注意患者腹痛时的体位，有否黄疸、发热，心肺有否阳性体征。腹部检查是重点，注意腹式呼吸是否存在、有无胃肠型或蠕动波。腹部压痛、肌紧张与反跳痛是腹膜炎的指征。腹部压痛最明显处往往是病变所在，如麦氏点压痛往往提示急性阑尾炎，墨非征阳性提示胆囊疾患。叩诊发现肝浊音界缩小或消失，是急性胃肠穿孔或高度肠胀气的指征。腹移动性浊音阳性则提示腹腔内积液或积血。听诊发现肠鸣音亢进、气过水声、金属音，是肠梗阻的表现；若肠鸣音明显减弱或消失，则提示肠麻痹。对疑有腹腔内出血者，应及早行腹腔穿刺予以确诊。

3. 辅助检查　血、尿常规及淀粉酶、血生化、X 线胸腹部透视或摄片、心电图检查是病因未明的急生腹痛患者的必检项目，可以筛选大部分的腹痛常见病因。根据具体病情再选择其他检查，如 B 超、CT 等。

### （三）治疗

准确、全面询问病史与体格检查，抓住主要矛盾，进行诊断与治疗。特别注意以下几点：对伴有休克等危重征象者，应先进行抗休克等抢救措施，而不要忙于做有关检查；对有腹腔内出血、肠梗阻或腹膜刺激征等征象者，应紧急处理，并请外科医生进行诊治；先考虑常见病，后考虑少见病。诊断未明确前，特别是未排除外科急腹症时，禁用吗啡、哌替啶等麻醉药；部分患者早期症状、体征不典型，应严密观察，及时做有关检查，以求尽早明确诊断。

## 二、慢性腹痛

慢性腹痛是指起病缓慢、病程长或急性起病后时发时愈的腹痛。

### （一）病因

引起慢性腹痛的原因很多，可为单一因素，也可为多种因素共同参与：①腹腔慢性炎症：如结核性腹膜炎、慢性胰腺炎、慢性盆腔炎等；②化学性刺激：如消化性溃疡；③腹腔或脏器包膜的牵张：各种原因引起的肝大、手术后或炎症后遗的腹膜粘连；④脏器慢性扭转或梗阻：如慢性胃扭转、肠粘连引起的腹痛；⑤中毒与代谢障碍：铅中毒、血卟啉病、尿毒症；⑥肿瘤压迫或浸润；⑦神经精神因素：功能性消化不良、肠易激综合征、胆管运动功能障碍等。

慢性腹痛的部位大多和罹患器官的部位相一致，而中毒与代谢障碍，以及神经精神因素引起的慢性腹痛则部位不固定或范围较广泛。

### （二）诊断

需结合病史、体格检查、实验室及器械检查资料，做出正确诊断。

1. 过去史　急性胰腺炎、急性胆囊炎、腹部手术等病史，对提供慢性腹痛的病因诊断有帮助。

2. 腹痛的部位　腹痛的部位与相应部位的器官往往有关系。

3. 腹痛的性质　饥饿或夜间出现的上腹部烧灼样痛是十二指肠溃疡的特征性症状；结肠、直肠疾病常为阵发性痉挛性腹痛，排便后疼痛常可缓解。

4. 腹痛与体位的关系　胃黏膜脱垂症患者左侧卧位可使疼痛减轻或缓解，而右侧卧位则可使疼痛加剧；在胃下垂、肾下垂与游动肾患者，站立过久及运动后疼痛出现或加剧，在前倾坐位或俯卧位时出现。良性十二指肠梗阻餐后仰卧位可使上腹痛加重，而俯卧位时缓解。

5. 腹痛与其他症状的关系　如下所述。

（1）慢性腹痛伴发热：提示有炎症、脓肿或肿瘤的可能性。

（2）慢性腹痛伴呕吐：慢性上腹部疼痛伴呕吐宿食应注意幽门梗阻（溃疡病或胃癌引起）；若呕吐物含胆汁成分，则应注意各种原因引起的十二指肠壅积症。

（3）慢性腹痛伴腹泻：多见于肠道慢性炎症，也可见于肿瘤、肠易激综合征或慢性肝脏或胰腺疾病。若伴腹泻血便，应注意慢性细菌性痢疾、溃疡性结肠炎、克罗恩病，特别注意排除结肠癌。

（4）慢性腹痛伴有包块：可见于腹腔内肿瘤、炎症性包块、慢性脏器扭转。若左下腹包块表面光滑、时有时消，应注意痉挛性结肠或粪块。

根据患者的具体情况，选择恰当的实验室与器械检查，进行全面分析，一般可做出正确的诊断。对经过各项检查仍未发现器质性病变而做出功能性腹痛（如肠易激综合征、功能性消化不良等）的患者，仍应定期追踪复查，以免遗漏器质性疾病的诊断。

### （三）治疗

针对病因进行治疗及对症治疗。

（于凤杰）

## 第九节　急性腹泻

### 一、概述

急性腹泻（acute diarrhea）是指排便次数增多，并呈不同程度的稀便或水样便。往往伴有肠痉挛所致腹痛，病程在 2 个月之内。正常人排便次数因人而异，每日 1 ~ 2 次或 2 ~ 3 日一次均属正常。但排便的水量每日不应超过 200mL，粪便成形，不含有异常成分。肠黏膜分泌旺盛，肠吸收减少，肠蠕动亢进，致使肠腔内渗出增多，渗透压过高为急性腹泻的主要发病机制。腹泻主要取决于大肠的蠕动、分泌与吸收功能的失调，在小肠单独病变时可无腹泻。小肠炎所致的腹泻，其特点是大便每天 3 ~ 6 次，可无腹痛，常有腹鸣，大便呈稀糊状或水样，量多，常因混有胆汁而呈黄绿色。结肠炎所致腹泻，大便次数多，每日 10 ~ 15 次或更多，量少，伴下腹痛或里急后重，大便常混有黏液和脓、血。

### 二、病因

引起急性腹泻的病因很多，可归纳为以下几个方面。

#### （一）急性食物中毒

（1）沙门菌属性食物中毒。
（2）金黄色葡萄球菌性食物中毒。
（3）副溶血弧菌性食物中毒。
（4）致病性大肠杆菌性食物中毒。
（5）变形杆菌性食物中毒。
（6）空肠弯曲菌食物中毒。
（7）耶尔森菌感染食物中毒。
（8）真菌性食物中毒。
（9）嗜盐菌性食物中毒。

#### （二）急性肠道感染

（1）病毒性胃肠炎。
（2）急性细菌性痢疾。
（3）急性阿米巴痢疾。
（4）霍乱。
（5）类志贺毗邻单胞菌腹泻。
（6）小肠细菌过度生长综合征。
（7）急性血吸虫病。

（8）白色念珠菌性肠炎。

## （三）急性中毒

1. 植物类急性中毒　如下所述。

（1）发芽马铃薯中毒。

（2）乌头中毒。

（3）白果中毒。

（4）毒蕈中毒。

（5）油桐子中毒。

（6）苍耳子中毒。

（7）其他植物中毒。

2. 动物类急性中毒　如下所述。

（1）河豚中毒。

（2）动物肝脏中毒。

（3）其他。

3. 药物急性中毒　如下所述。

（1）洋地黄类中毒。

（2）利福平中毒。

（3）磺胺类药物中毒。

（4）高锰酸钾中毒。

（5）锑剂中毒。

（6）亚甲蓝中毒。

（7）抗生素相关性肠炎。

4. 农药中毒　如下所述。

（1）有机磷中毒。

（2）有机汞杀菌剂中毒。

（3）有机砷杀菌剂中毒。

（4）氯酸钠中毒。

5. 工业急性中毒　如下所述。

（1）汞中毒。

（2）铬中毒。

（3）镉中毒。

（4）钡中毒。

（5）镁中毒。

（6）铜中毒。

（7）磷中毒。

（8）酚中毒。

（9）苯中毒。

（10）氯乙醇中毒。

（11）有机氟中毒。

（12）其他。

## （四）全身性疾病

（1）各种感染性疾病

A. 病毒感染性疾病。

B. 细菌感染性疾病。
C. 螺旋体病。
D. 真菌感染。
E. 原虫感染性疾病。
F. 蠕虫感染性疾病。
（2）代谢与内分泌疾病
A. 甲状腺功能亢进危象。
B. 甲状腺功能低下危象。
C. 糖尿病酮症。
D. 慢性肾上腺皮质功能减退危象。
（3）肿瘤。
（4）急性脏器衰竭。
（5）自身免疫性疾病。

## 三、诊断与鉴别诊断

急性腹泻起病急骤，每天排便可达10次以上，粪便量多而稀薄，常含病理成分，如致病性微生物、食入的毒性物质、红细胞、脓细胞、大量脱落的肠上皮细胞，排便时常伴腹鸣、肠绞痛或里急后重。由于肠液为弱碱性，大量腹泻时可引起脱水、电解质紊乱与代谢性酸中毒。伴重度脱水者见于霍乱或副霍乱、沙门菌食物中毒。伴里急后重者见于急性痢疾、慢性痢疾急性发作、直肠癌等。伴明显体重减轻者见于消化系肿瘤。

诊断急性腹泻时应重视流行病学调查。急性腹泻发生于夏秋季者，多见于病毒性肠炎、急性细菌性痢疾、细菌性食物中毒、伤寒或副伤寒、霍乱或副霍乱等。急性食物中毒有吃不洁食物史，常集体发生、潜伏期短。菌群失调与菌交替症有长期应用抗生素病史。血吸虫病有严格的地区性与疫水接触史。

体格检查应注意患者有无发热、失水、皮疹、黄疸、关节肿痛、腹部包块等。实验室的检查包括血、尿、粪三大常规，大便涂片培养对诊断与鉴别诊断价值极大。急性腹泻患者一般不做X线和内镜检查。

从病史、流行病学特征、查体和有关实验室检查可将不同原因所致的腹泻进行鉴别诊断。

## 四、植物类急性中毒引起腹泻

1. 发芽马铃薯中毒　食入未成熟的或发芽马铃薯后数十分钟或数小时发病，首先出现消化道症状，咽喉部及口腔有烧灼感和痒感，继之腹上区烧灼、疼痛，伴有恶心、呕吐、腹痛、腹泻，偶有黏液血便等。严重者高热、全身痉挛、昏迷和呼吸中枢麻痹。反复吐泻重者可有脱水、酸中毒和血压下降。

2. 乌头中毒　中毒与乌头碱有关。可使中枢神经与周围神经先兴奋而后抑制、麻痹。迷走神经兴奋则表现为恶心、呕吐、流涎、腹痛和腹泻，少数可有血样便，有里急后重，酷似痢疾。此外，尚有神经系统、循环系统和呼吸系统表现，如四肢麻木、痛觉减弱或消失、心悸、心律失常、急性肺水肿等。

3. 白果中毒　成人食白果20~30粒，3~5岁儿童食10~15粒即可引起中毒。白果中毒多发生于儿童，年龄越小，中毒症状越重。潜伏期为1~12小时，最长可达16小时。早期有消化道症状，表现为恶心、呕吐、腹痛、腹泻及食欲缺乏，继之出现烦躁不安、惊厥、肢体强直、昏迷、瞳孔散大等神经系统症状，也可引起呼吸困难或肺水肿。部分患者有末梢神经功能障碍，表现为两下肢轻瘫或完全性弛缓性瘫痪。

4. 毒蕈中毒　可引起胃肠炎型中毒的毒蘑菇在我国有80余种，主要有黄黏盖牛肝、毛头乳菇、毒红菇、虎斑蘑等。潜伏期较短，一般在食后10分钟至2小时发病。轻、中度中毒者，出见恶心、呕吐、上腹不适、流涎；较重的中毒患者可有腹痛、腹泻、大便为水样便，大便中有黏液及红细胞，无里急后重。重症病例发生呕血、便血、黄疸、抽搐，如发生急性肝衰竭或急性肾衰竭者预后不良。

5. 油桐子中毒　油桐子的主要成分桐酸约占90%，对肠道有强烈的刺激作用，可引起恶心、呕吐和腹泻，有剧烈腹痛，粪便中可带血液。中毒严重者伴有继发性脱水和酸中毒。肝受累可致中毒性肝病，神经系统症状有头痛、烦躁、惊厥以至发生昏迷和休克。亚急性中毒时胃肠症状较轻，常在食用期间出现食欲缺乏、恶心、呕吐、腹上区不适及烧灼感、腹泻。胃肠道症状持续3~41天后出现全身症状，包括乏力、双下肢水肿、四肢酸痛及发软、发麻。多有不同程度的体温增高，少数患者有贫血和心力衰竭。

6. 苍耳子中毒　苍耳的叶、幼苗及其果实有毒。果实含苍耳苷，种子含毒蛋白、毒苷等，叶含苍耳内酯、隐苍耳内酯等，可损害心、肝、肾，同时可引起消化及神经系统功能障碍。

一般食后2~3天发病，快者食后4小时，慢者长达5天发病。早期症状有头痛、头晕、全身不适、恶心、呕吐，呕吐物呈咖啡色，并有轻度腹胀，常伴有腹泻。误吃较大量时出现神经精神症状、口渴、尿少，继之出现广泛出血、黄疸和昏迷。严重者发生中毒性脑病，甚至出现腹腔积液。不少患者于中毒后5~7天出现肝脏肿大，质软，有压痛，肝功能轻、中度改变，胆红素和ALT常增高。

## 五、动物类急性中毒

1. 河豚中毒　河豚含河豚毒素，为一种非蛋白质的神经性毒素，其毒性较氰化钠大1 000倍。多于食后0.5~2小时发病，首先发生胃部不适、恶心呕吐、腹痛、腹泻、大便可带血，随后出现全身麻木、四肢无力、肌肉软瘫、呼吸困难、血压下降、昏迷，最后可因呼吸中枢麻痹或房室传导阻滞而死亡。

2. 动物肝脏中毒　最主要的是鲨鱼肝中毒，鳇鱼、鳕鱼、马鲛鱼的肝也可引起中毒，其他动物，如狗、狼、狍、猪、貂、熊肝亦可引起急性中毒。可能是由维生素A代谢产物维生素A酸或其他衍生物所致。食后0.5~9小时发生恶心、呕吐、腹痛、腹泻、头晕、无力、发热、畏寒、心动过速、眼结膜充血及皮肤潮红。

3. 其他　地龙、水蛭、蜂蜜、马蜂蛹等中毒后常引起腹痛、腹泻，有时大便带血。

## 六、抗生素相关性肠炎

目前认为抗生素相关性肠炎（antibiotic associated colitis）由艰难梭状杆菌（Clostridium diffcile）所致，它是一种革兰阳性专性厌氧菌。它不是肠道正常菌群，而是从周围环境中获得。如本菌已存在于消化道，几乎只在接受抗生素治疗时该菌才异常增殖，继而发生感染。所有抗生素几乎均可诱发本病。常引起本病的抗生素有苄星青霉素、氯霉素、头孢菌素类、氨苄西林、林可霉素、克林霉素、利福平等。以氨苄西林和克林霉素所致者为最多见。一般是口服抗生素比注射给药更易诱发本病。

本病多发生在老年患者。有1/2~2/3患者的肠炎发生于抗生素治疗后4~10天；也可在用药1~2天后即发病，近1/3患者发生在停药后1周内，最长可在停药后6周发生。临床主要表现为腹泻，严重程度不等，可分为轻型、中型和重型，每日腹泻3~4次至20余次不等，主要为水泻、黏液便，5%~10%的患者可发生血便，中型和重型患者水样便中可见漂浮的伪膜。其次为腹痛，同时可伴有发热和外周白细胞增高，可被误诊为急腹症。严重病例出现全身中毒症状，表现为脱水、电解质紊乱、低血压甚至发生休克、DIC，常可并发中毒性巨结肠、肠出血或肠穿孔而危及生命。直肠镜或纤维结肠镜检查所见，在肠壁上散在米粒样隆起，大小为1~10mm，白色或微黄，圆形或卵圆形，边界清楚，周边黏膜略有水肿，可能合成片状绿色或棕色的伪膜而脱落，脱落处呈阿弗他溃疡。伪膜由黏膜碎片、中性粒细胞等炎症细胞、纤维素和上皮细胞组成。

## 七、急性农药中毒引起腹泻

1. 有机磷中毒　引起毒蕈样症状时，抑制心血管系统出现心率缓慢、血压下降；胃肠平滑肌收缩而致腹痛、腹泻、恶心、呕吐；膀胱逼尿肌收缩而出现尿失禁；汗腺和唾液腺分泌增加，出现大汗、流涎；支气管腺体分泌增加和平滑肌收缩，引起痰液增多、呼吸困难、双肺大量湿啰音；双侧瞳孔缩小等。

2. 有机汞杀菌剂中毒　急性中毒时潜伏期短，初期表现为头痛、头晕、全身无力、睡眠欠佳、口干、出汗、流涎、食欲缺乏、腹痛、腹泻、恶心、口内金属味等。后期出现心、肝、肾等脏器受损征象。

3. 有机砷杀菌剂中毒　由消化道引起的中毒，以急性胃肠炎症状为主。起初口内有金属味，以后可有腹上区不适、恶心、呕吐、腹痛、腹泻、水样黏液便或米汤样大便，有时混有血，并有里急后重、口渴、肌肉抽搐等，重者有兴奋、谵妄、四肢痉挛、昏迷、休克等。

4. 氯酸钠中毒　氯酸钠为天然性除莠剂。误服吸收中毒时表现恶心、呕吐、腹痛、腹泻、乏力、头痛、眩晕、四肢麻木、呼吸困难、发绀。甚者可发生谵妄、痉挛、休克及急性肾衰竭。肝脏损时表现肝大和黄疸。

## 八、工业急性中毒引起腹泻

1. 汞中毒　误服汞的化合物可经消化道中毒，表现恶心、呕吐、食欲缺乏、剧烈腹痛、腹泻、呕吐物中有血液，大便为黏液便或血便，并含有脱落的肠黏膜。有明显的口腔症状，口中有金属味，流涎齿龈黏膜肿胀、疼痛、充血或形成溃疡。其他尚有泌尿系统和神经系统症状。

2. 铬中毒　金属铬一般不引起中毒，以六价铬毒性最大。铬盐多由消化道进入体内。经消化道中毒者，大量铬盐引起呕吐、腹痛、腹泻、便血、烦躁、呼吸急促、血压下降，严重者引起休克、昏迷或因肾衰竭而致死。

3. 镉中毒　在镀镉器皿内调制或贮存酸性食物及饮料，或误服镉化合物可引起中毒。表现为恶心、呕吐、腹痛、腹泻和里急后重感，重者有头痛、眩晕、感染障碍，甚至抽搐。

4. 钡中毒　误服可溶性钡盐可引起急性中毒，最初出现恶心、呕吐、腹泻、腹绞痛，伴有头晕、头痛、复视、肌肉颤动、抽搐。严重中毒时有进行性肌麻痹，周身发麻，肢体活动困难，呼吸麻痹出现呼吸困难。心电图有窦性心动过速、期前收缩、心室颤动等改变。

5. 镁中毒　经消化道而致中毒者，可引起胃部剧痛、呕吐、水泻、烦躁、呼吸困难、发绀，重者心跳减慢、血压下降、昏睡、昏迷等。

6. 铜中毒　误服后多在15分钟至1小时发病，有头痛、头晕、全身乏力、口腔黏膜蓝染、口内金属味、呕吐、恶心、剧烈腹痛和腹泻，并可发生呕血和黑便。较重者有发热、心动过速、血压降、昏迷、瘁挛等症状，部分患者有肝损害，也可发生急性肾衰竭。

7. 磷中毒　误服黄磷及其制品引起的中毒，先感咽喉、食管及腹上区烧灼样疼痛，继之恶心、呕吐、呕血、便血等，中毒严重者，可有肝肾衰竭及谵妄、昏迷等表现。

8. 酚中毒　经消化道中毒者，有口腔、咽喉、食管及胃部烧灼感，口腔黏膜糜烂，并有口渴、恶心、呕吐、呕吐物为棕黑色，腹痛、腹泻、血便、呼吸有酚味，常有肝、肾损害。

9. 苯中毒　误服中毒者有恶心、呕吐、腹泻、少尿、血尿、贫血、黄疸、排尿疼痛等。重者可发生惊厥及昏迷。

10. 氯乙醇中毒　吸入中毒早期有头晕、嗜睡、恶心和呕吐。数小时后出现剧烈头痛、呼吸困难、烦渴、腹泻、共济失调、血尿、谵妄、休克和昏迷，重者发生脑水肿、肺水肿、呼吸衰竭。

11. 有机氟中毒　八氟异丁烯中毒后数小时即有咳嗽、胸痛、胸闷，并伴有头痛、头晕、恶心、呕吐、腹泻等，甚至可发生肺炎或肺水肿。

## 九、全身性疾病

### （一）各种感染性疾病

全身各种感染性疾病，由于高热、毒素、胃肠功能障碍等因素均有可能引起腹泻。

1. 病毒感染性疾病　如流行性感冒、病毒性肝炎、肠道病毒感染、脑炎、流行性出血热发热期、艾滋病急性期、麻疹等。

2. 细菌感染性疾病　如大叶性肺炎、败血症、伤寒与副伤寒、葡萄球菌感染、厌氧菌感染、结核病、布鲁杆菌病、细菌性食物中毒。

3. 螺旋体病　如钩端螺旋体病、回归热。

4. 真菌感染　如肠道念珠菌病、播散性组织胞质病。

5. 原虫感染性疾病　如阿米巴病、肠滴虫病、疟疾、黑热病。

6. 蠕虫感染性疾病　如血吸虫病、华支睾吸虫病、并殖吸虫病、肝变形吸虫病、姜片虫吸虫病、钩虫病、蛔虫病、类圆线虫病、毛圆线虫病、广州管圆线虫病、旋毛虫病、绦虫病。

### （二）代谢与内分泌疾病

如甲状腺功能亢进危象、甲状腺功能低下危象、糖尿病酮症、慢性肾上腺皮质功能减退危象等。

### （三）肿瘤

如食管癌、胃癌、大肠癌、肝癌、胰腺癌等。

### （四）急性脏器衰竭

脑功能衰竭、肾衰竭、肝衰竭、呼吸功能衰竭。

### （五）自身免疫性疾病

见于过敏性胃肠炎、白塞病、系统性红斑狼疮、风湿病等。

### （六）肠型急性放射病

急性放射病是人体一次或在短时间（数日）内多次受到大剂量射线照射后引起的全身性疾病，以胸透的严重损伤为基本病变，以频繁严重腹泻以及水、电解质紊乱为主要临床表现，称为肠型急症放射病。照射后早期即出现胃肠道症状，表现严重呕吐、腹泻、腹痛及血水便等为肠型急性放射病的突出表现。照射后早期症状与损伤的程度有关，照射后小肠隐窝细胞有再生并能修复受损伤的肠道黏膜者为轻度肠型急性放射病，不能修复肠黏膜者为重度肠型放射病。

（于凤杰）

# 第十节　慢性腹泻

## 一、病因

腹泻持续或反复超过 2 个月称为慢性腹泻（chronic diarrhea）。主要由慢性消化系统疾病引起，且常常是器质性病因引起，一些全身性慢性疾病和功能性疾病也可引起腹泻。

慢性腹泻的病因主要有以下几种。

### （一）消化系统疾病

（1）肠源性慢性腹泻

A. 慢性肠道细菌性疾病（包括慢性痢疾、溃疡型肠结核、肠菌群失调）。

B. 肠肿瘤（主要包括大肠癌、类癌综合征、恶性淋巴瘤、平滑肌肉瘤及其他肿瘤）。

C. 肠吸收功能障碍。

D. 肠寄生虫病。

E. 放射性肠炎。

F. 原因不明的肠炎（包括局限性肠炎、溃疡性结肠炎等）。

（2）胃源性慢性腹泻。

（3）胰源性慢性腹泻。

（4）肝、胆疾病所致慢性腹泻。

### （二）内分泌代谢性疾病

主要包括甲状腺功能亢进症，慢性肾上腺皮质功能减退，垂体前叶功能减退，甲状腺功能退症，甲状旁腺功能减退症，糖尿病，尿毒症，水、电解质平衡失调。

### （三）慢性中毒

主要包括慢性金属中毒、慢性酒精中毒、慢性药物中毒、慢性工业中毒及其他中毒。

### （四）免疫性疾病

主要包括嗜酸粒细胞性胃肠炎、低丙种球蛋白血症、系统性红斑狼疮、硬皮病、自身免疫性肝炎、桥本甲状腺炎、免疫球蛋白 A 重链病、皮肌炎等。

### （五）功能性疾病

主要包括自主神经性功能紊乱、精神病、肠易激综合征等。

## 二、发病机制

### （一）肠排空加快

此种情况肠内容物的量正常而蠕动增加。见于神经兴奋性异常增高（如肠易激综合征）、异常的化学物质刺激（如类癌综合征）、肠道慢性炎症（如慢性结肠炎、肠结核）及肠内容物停留时间过短（如短肠综合征）。

### （二）食物在肠内消化不良

可见于倾倒综合征、慢性胰腺疾病、大部分肠切除术后等。

### （三）对被消化的食物吸收不良

见于原发性与继发性吸收不良综合征。

由于引起慢性腹泻的病因多种多样，为了了解其原因应当详细地询问病史，认真仔细查体，做一些必要的化验或特殊检查，如结肠镜、X 线钡餐透视、钡灌肠、CT、B 超等，以便做好鉴别，做出正确诊断后，进行合理的治疗。

## 三、慢性肠道感染性腹泻

见于慢性阿米巴痢疾、溃疡型肠结核、慢性血吸虫病、贾第虫病等。

小袋纤毛虫病（balantidiasis）是结肠小袋纤毛虫寄生在人体结肠引起的原虫病。人误食被其包囊污染的食物或水而受到感染。本病急性型少见，慢性型以反复发作的周期性腹泻，或腹泻与便秘交替出现为特点。发作时，每日排便 2 ~5 次，呈粥样或水样便，常有黏液，多无脓血，常伴有腹部不适、腹胀或腹痛。病程可迁延多年。粪便镜检能找到结肠小袋纤毛虫滋养或包囊。

等孢球虫病（isosporiasis，coccidiosis）为贝氏等孢球虫或人等孢球虫感染人体肠道所至感染贝氏等孢球虫的卵囊后即寄生于肠黏膜上皮细胞，引起黏膜损伤或糜烂。约于感染后 1 周引起腹痛、腹泻、恶心呕吐、黏液便等消化道症状。每日腹泻数次不等，多为黄白色黏液便，重者可有血便。一般起病急，有发热、头痛、全身乏力。本病预后良好，多数被感染者能自行康复。

隐孢子虫病是人畜共患的寄生虫病。人是由于吞食隐孢子虫的卵而受到感染，寄生于人体的虫种主要是微小隐孢子虫。慢性腹泻多见于免疫功能缺损者。通常症状多，病情重且持续时间长，病程在 20 日至 2 年。有些患者表现为持续霍乱样水泻，使体液大量丢失，失水量一般在 3 ~6L/d，失水过多可导致循环衰竭而死亡。除腹泻外可有厌食、恶心、腹痛、全身乏力低热及营养不良等。

能引起慢性腹泻的蠕虫病尚有华支睾吸虫病、姜片虫病、钩虫病、鞭虫病、类圆线虫病、毛圆线虫病等。凡遇慢性腹泻时均应考虑有上述疾病所致的可能。

## 四、胃源性慢性腹泻

胃源性慢性腹泻见于各种胃病，如萎缩性胃炎、胃癌、恶性贫血、胃切除术后等所致的胃酸缺乏。胃源性腹泻主要表现为腐败性消化不良。大便每日多次，多在晨起或餐后，常无肠绞痛，大便呈深褐色而带泡沫，糊状便多于水样便，具有刺鼻的恶臭，有时患者嗳气时有臭蛋样臭气。

胃大部切除术并发症引起腹泻者见于：①错误的胃回肠吻合：即将小肠误认为上段空肠将胃与末端回肠进行胃肠吻合，错误吻合后致使小肠全部废用，食物进胃后直接入吻合口经末端回肠至结肠迅速排空，引起营养吸收障碍和水、电解质平衡失调。临床上表现为进食后即出现腹泻，每日3~5次或更多一些，粪便呈糊状或水样，以及含有未消化的食物，呕吐粪便样内容物或嗳气时有粪样的臭味。体重不断下降，并出现贫血、水肿、营养不良，钡餐检查可以确诊。②倾倒综合征：胃大部切除术后，由于丧失了幽门括约肌的调节作用，食物由胃迅速排出进入上段空肠，又未经胃肠液混合稀释仍保留在高渗溶液状态，将大量细胞外液吸收到肠腔，使血容量骤然减少，而肠腔突然膨胀，释放5-HT，肠蠕动加速，牵拉系膜刺激腹膜后神经丛引起病状。早期倾倒综合征多在进食后立即或10分钟后发生。典型症状有上腹部膨胀，恶心呕吐、肠鸣音增强、腹泻、心悸、脉快出汗、发热、乏力、头昏、苍白等。立位和坐位时症状加重，卧位可减轻症状。③碱性反流性胃炎：胃大部切除术后，由于丧失了幽门括约肌，胆汁持续反流入胃，胆盐、溶卵磷脂破坏胃黏膜屏障，$H^+$逆扩散，引起胃黏膜充血、水肿、炎症、出血、糜烂等病变。由于低胃酸易引起消化不良与腹泻。

## 五、胰源性腹泻

胰源性腹泻是指由于胰腺外分泌不足或缺乏，而引起消化和吸收不良所致的腹泻，常表现为脂肪泻，多见于慢性胰腺炎与胰腺癌的晚期。

慢性胰腺炎时胰脂肪酶分泌减少，当减少到低于正常的10%时则可出现脂肪痢。严重者大便带油状，甚至可见油滴。患者大便每天至多3~4次，亦无伴发腹绞痛。如有绞痛，则可有腹泻，排气增多，这是由于糖类在肠腔内发酵，还可有细菌的过度繁殖所致。

胰腺癌伴胰功能不全时可有腹泻。胰腺外分泌功能不足造成脂肪消化功能障碍也见于胰腺的良、恶性肿瘤，如胰腺囊肿、胰腺肉瘤、胰腺囊腺瘤和胰腺囊腺癌等。

## 六、肝与胆管疾病

肝与胆管疾病引起慢性腹泻，多见于肝内胆汁淤积性黄疸患者。由于胆盐的减少或缺乏使巨小肠吸收发生障碍，引起各种临床症状。腹泻为最常见的早期症状之一，是间歇性或轻度大便量增加，大便量多，不成形，为淡棕色或黄色，呈恶臭，表面有油腻状的光泽。早期或轻症患者大便次数略多或正常，可伴有乏力、倦怠、精神不振、腹部不适、腹胀和肠鸣，也可有食欲不振、腹痛、发热、肝大、质地软或中等度硬，表面可有结节，如严重腹泻，则可造成脱水和电解质紊乱。因缺乏胆汁，大便呈陶土色。

肝硬化患者，尤其是病毒性肝炎伴肝硬化患者，常有消化吸收功能障碍，肝硬化失代偿期直肠黏膜水肿，消化吸收功能障碍进一步加重，患者常有慢性腹泻或消化不良表现。

## 七、不典型结肠炎

见于胶原性结肠炎、淋巴细胞性结肠炎、憩室性结肠炎等。

胶原性结肠炎是一个临床病理综合征，其特征有：①慢性水样腹泻和痉挛性腹痛；②结肠直肠组织病理学有特征性改变，包括上皮下胶原带，固有层有明显的慢性炎症和上皮内淋巴细胞浸润。主要发生在女性，女：男为9：1，多在50岁以后发病。慢性水样腹泻为主要症状，每日5~10次，持续5~20年，一日排便量400~5 000mL，腹泻常发生在夜间，伴有广泛痉挛性腹痛，17%~40%患者有自身免疫疾病，如关节炎、重症肌无力、甲状腺炎等，低脂饮食对腹泻有效，药物可用易蒙停，用激素、SASP或5-ASA、甲硝唑、克拉霉素可治疗腹泻。

淋巴细胞性结肠炎临床特征与胶原性结肠炎相似，以慢性水样泻为主要症状，平均每天5次，持续平均3年。尚有轻的、间歇性、广泛痉挛性腹痛，多发生在中年，也是女性多见。治疗与胶原性结肠炎相似。淋巴细胞性结肠炎可转变为胶原性结肠炎，因此，淋巴细胞性结肠炎可能是胶原性结肠炎的前驱损害。

## 八、全身性疾病

### （一）内分泌代谢性疾病

见于甲状腺功能亢进症、慢性肾上腺皮质功能减退症、脑垂体功能减退症、甲状旁腺功能低下症、糖尿病、类癌综合征等。甲状旁腺功能低下症时的腹泻是因消化液分泌减少，引起消化吸收不良所致。糖尿病性腹泻与内脏自主神经变性有关，腹泻多发生在夜间，此与夜间迷走神经张力高有关，故又称夜间腹泻。

### （二）小肠辐射损伤

小肠是对电离辐射最敏感的器官之一。腹部肿瘤接受放射时，可导致小肠及大肠的辐射损伤。根据 Berthrong 统计，接受 50～60Gy 总剂量的腹部放疗患者，其小肠放射损伤的发生率为 20%～30%；60Gy 以上者，可达 1/3 或更高。临床上表现为恶心、呕吐、腹痛、水样泻等。如果放射损伤较重，可出现晚期并发症，临床症状有腹痛、恶心、呕吐、血性腹泻、脂肪泻、营养障碍、消瘦等表现。

### （三）肠易激综合征

肠易激综合征（IBS）的病因与精神因素、肠道动力学改变、饮食因素、肠道感染因素等有关。腹泻为慢性间歇性，但亦可为持续性，或与便秘交替出现，大便多呈糊状，有时为稀水状可带一些黏液，但不含血液。大便容量较少，患者常在清晨起床后或早餐后排便，有急迫感，多在 1 小时内连续排便 3～4 次，腹泻多伴有腹痛，排便后腹痛随之减轻或消失。

（冯　燕）

# 第四章

# 食管疾病

## 第一节　食管裂孔疝

食管裂孔疝（hiatus hernia）系指部分胃囊经正常横膈上的食管裂孔而凸入胸腔。在西方国家属一种常见病，发病率可高达10%～13%，好发年龄多在50岁以上，女性较多。我国自广泛开展内镜检查及食管pH和压力测定以来，其检出率有所增加。

### 一、概述

发病原因可为先天性因素如横膈脚的发育不足、食管－横膈韧带薄弱，再加上后天因素如腹压增高、肥胖等，把上部胃推向松弛裂孔所致。

裂孔疝可分为以下三种：①滑动裂孔疝：最常见，占80%～90%，易使胃酸反流而引起胃灼热、灼热感；②食管旁疝：通过膈食管裂孔，在食管旁有一小腹膜囊卷入胸腔，胃大弯也跟着卷入，可引起胸内堵塞感和心绞痛样的胸痛，若造成嵌顿易引起食管和胃黏膜糜烂、溃疡、出血；③混合型裂孔疝：以上两型同时存在，若疝囊过大，发生部分或全部阻塞，可出现急性或慢性梗阻症状如上腹痛、呕吐甚至出血，还可伴心律失常、呼吸困难等心肺功能障碍。

### 二、临床表现

1. 症状与体征　滑动裂孔疝可完全无症状，而仅在X线吞钡检查时才被发现。若出现症状而就诊者，可归纳有以下几组症状：①胸骨后疼痛伴胃灼热、灼热感；②类似肠梗阻的症状：如上腹痛、恶心、呕吐、不排便排气；③进食发噎；④上消化道出血；⑤呼吸困难、心悸、心律失常（如房性期前收缩、室性期前收缩、窦性心动过缓等）。

2. 辅助检查　如下所述。

（1）X线检查：①滑动裂孔疝检查时需采取俯卧位，右前斜位进行憋气试验最易于发现，也可在头低位加压的情况下出现。典型X线征象为三环征的出现。此种改变的可逆性为其特点，反之是胸腔胃而不是滑动裂孔疝；②食管旁疝的X线表现是固定征象，诊断较易，立位时见胃泡位于膈上，贲门多在横膈下方。

（2）内镜检查：①食管下段可见齿状线上移，其下方为胃底黏膜接续（食管旁疝无上移）；②反转法观察可见贲门口宽阔，其内或旁侧可见胃底黏膜构成的疝囊；③判断齿状线上移的高度及疝囊深度，轻度时疝囊深度小于2cm，中度小于4cm，重度大于4cm。

### 三、诊断

1. 诊断　如下所述。

（1）症状：凡有以下临床表现者应考虑有食管裂孔疝，尤其多见于滑动裂孔疝：①上腹痛伴恶心、呕吐，常与体位有关，如平卧、弯腰、用力、外伤引起腹压增大时为显著；②胸骨后痛伴烧灼感；③上消化道出血无其他原因可寻者；④胸骨后疼痛向左肩放射而心电图检查无心肌梗死表现者。

（2）X线钡餐检查。

（3）胃镜检查：①贲门部松弛宽大；②齿状线上移2～3cm；③齿状线胃黏膜显著充血、糜烂、溃疡；④反流性食管炎；⑤进入食管的胃黏膜充血或出血，患者恶心时可见橘红色胃黏膜疝入食管；⑥胃镜插入胃腔把镜头向上抬时可见疝囊。

（4）手术：可确诊。

2. 病情危重指标　出现肠梗阻表现；胃在胸腔可影响心肺，使心肺受压，出现心或肺功能不全，如呼吸困难或心律失常等。

3. 误诊漏诊原因分析　食管裂孔疝症状常涉及心、胸、腹、背、咽等，临床变化多，各种症状交替出现，易误诊，需提高诊断水平。

4. 鉴别诊断　作X线吞钡检查即可明确诊断及鉴别其他的疾病。

## 四、治疗

1. 内科治疗　如下所述。

（1）治疗目的：降低腹压，减少反流，保护黏膜，抑制胃酸，增加排空。

（2）治疗措施：①减少和避免腹压增加，睡卧时将床头抬高，腰带和腹部衣着不宜过紧，食量不宜过大，少量多餐，减轻体重，不饮酒；②服用 $H_2$ 受体阻滞药或酸泵抑制药；③吞饮黏膜保护剂；④增加下食管括约肌压力及服用促进胃排空药。

2. 手术治疗　手术的目的除将食管及胃恢复至原解剖位置及缝合食管裂孔外，应注意防止胃食管反流的发生。

（冯　燕）

# 第二节　胃食管反流病

## 一、概述

胃食管反流病（gastroesophageal reflux disease，GERD）是一种内源性化学性炎症。最近在加拿大蒙特利尔就GERD的定义和分类提出了全球性的循证共识，将GERD定义为：当胃内容物反流造成令人不快的症状和（或）并发症时所发生的状况。事实上，胃内容物可能包括反流到胃腔的十二指肠内容物，当这些含有胃酸－胃蛋白酶，或连同胆汁的胃内容物反流入食管，甚至咽、喉、口腔或呼吸道等处时，就可造成局部炎症性病损，并因此而可产生胃灼热、反酸、胸痛、吞咽困难等食管症状，以及声音嘶哑、咽喉疼痛、呛咳等食管外症状，且可能发生食管狭窄、Barrett食管和食管腺癌等并发症。

## 二、流行病学

GERD是一种临床上十分常见的胃肠道疾病。世界不同地区的患病率不一，在西方国家中该病发病率颇高，国内亦呈升高趋势。据估计，有过GERD症状经历者约占总体人群的1/3～1/2。在美国，45%成人群体中每月至少有一次胃灼热症状，而另20%具有间断性的酸反流；50%胃灼热症状的患者罹患反流性食管炎（reflux esophagitis，RE）；Barrett食管发生率约为0.4%，其癌变率为0.4%，每年有2～4人转变成食管腺癌。上海地区成人胃食管反流相关症状发生率为7.68%，GERD患病率为3.86%。

GERD可发生于所有年龄段。男性RE的发病率比女性高1倍，Barrett食管高10倍以上；白种人Barrett食管和食管腺癌的发病率比非白种人高数倍。一些并发症的发生率亦因性别、种族不同而有差异。

## 三、病因和发病机制

GERD 的发生是多因性的。总的来说是局部保护机制不足以抵御增强的甚至正常的含有胃酸 - 胃蛋白酶或加上胆汁等因素的胃内容物对于食管黏膜或食管之上器官的黏膜化学性侵袭作用，以及防止胃内容物反流的机制障碍的综合结果。

### （一）攻击因素的增强

1. 胃内容物的致病性　胃食管反流物中的胃酸 - 胃蛋白酶、胆汁和胰酶都是侵害、损伤食管等器官黏膜的致病因素，且受损的程度与反流物中上述化学物的质和量、与黏膜接触时间的长短，以及体位等有相关性。pH <3 时，胃蛋白酶活性明显增加，消化黏膜上皮的蛋白质。反流入胃囊的胆盐、胰酶可形成溶血性卵磷脂等“去垢物质”，影响上皮细胞的完整性，其随胃内容物一起反流到食管内时，能增加食管黏膜的通透性，加重对食管黏膜的损害作用。

2. 幽门螺杆菌（HP）感染　对于 HP 感染与 GERD 的相关性一直有所争论。有文献称，HP 阳性患者在根除后 GERD 的发病危险增加、加重 GERD 的症状或降低抑酸治疗的疗效。但也有相反结论者，或称两者无相关性。HP 对于抗胃食管反流屏障并无影响，但因其可能与胃酸分泌有关联而间接影响 GERD 的发病和治疗。

3. 药物的影响　非甾体消炎药（NSAIDs）等若干药物可因削弱黏膜屏障功能或增加胃酸分泌而致病。钙拮抗剂如地尔硫革、硝苯地平等可使下食管括约肌（LES）压力下降而利于反流。

### （二）防御因素的削弱

1. LES 功能减退　虽说 LES 处的肌层较邻近的食管肌层为厚，且不甚对称，但严格来说，LES 是一生理学概念，是指位于食管下端、近贲门处的高压带（high pressure zone，HPZ），长度为 3 ~ 5cm，一部分位于胸腔，一部分位于腹腔。在绝大多数时间，LES 压力（10 ~ 30mmHg）超过胃内静息压，起括约肌的作用。该处肌层的厚度与压力呈正相关。其压力受某些胃肠激素和神经介质的调控，而使在正常情况下 LES 压力稳定在一定范围内。在胃窦的移行性运动复合波（MMC）Ⅲ相时，LES 压力明显升高，甚至达 80mmHg，这是届时抗反流机制的表现。餐后 LES 压力明显下降，当接近于 0mmHg 时，胃与食管腔之间已无压力差，甚易发生反流。此外，在横膈水平的食管外面还有膈脚、膈食管韧带等包裹，吸气时膈肌收缩，膈脚靠拢，使压力增高数倍，在食管外加固 LES，犹如在 LES 外再有一层括约肌，此即“双括约肌”学说。如若膈脚功能良好，则即使 LES 压力明显低下，也不一定会发生反流。一旦某些因素致使 LES 功能削弱，如严重 GERD 者的膈脚作用减弱，LES 压力下降，当腹内压急剧上升时，就使胃内容物易于反流而发病。

2. 暂时性下食管括约肌松弛（tLESR）　研究发现，除在进食、吞咽、胃扩张时食管内压力大于 LES 压力而使之松弛外，在非吞咽期间也可发生 LES 的自发性松弛，只是发生频率低，每分钟 2 ~ 6 次，持续时间短，每次 8 ~ 10s，故称为 tLESR。膈脚也参与 tLESR 的发生。可伴食管基础压的轻度上升，但食管体部并无蠕动收缩。因为由此而造成的食管黏膜与胃内容物的接触时间甚短，故无致病作用，属生理性。tLESR 系通过胃底、咽喉部的感受器，经迷走神经传入纤维到达脑干的孤束核和迷走神经运动背核，然后经迷走神经的传出纤维而发生。神经递质一氧化氮（NO）和血管活性肠肽（VIP）是重要的促发 tLESR 的物质。研究表明，tLESR 发生频率高、持续时间长者易发生 GERD。内镜阴性的 GERD 患者半数以上缘于频繁发生的 tLESR。

3. 食管 - 胃底角（His 角）异常　His 角是食管和胃底之间所形成的夹角，成年人呈锐角。该处结构在进食胃膨胀时被推向对侧，犹如一个单向活瓣阀门，起阻止胃内容物反流的作用。His 角异常变大时将失去活瓣作用而易发生胃 - 食管反流。

4. 存在食管裂孔疝　多数 GERD 患者伴滑动性食管裂孔疝，胃 - 食管连接处结构和部分胃底疝入胸段食管内。大多学者认为疝囊的存在和 LES 屏障功能的降低与 GERD 发生密切相关。不少疝囊较大的患者常伴有中、重度 RE，但两者间的因果关系尚未阐明。多数认为 His 角的破坏、膈脚张力的降低，加之 tLESR 出现频繁是其原因。食管裂孔疝不仅是反流性食管炎的病因，还可以是 GERD 的结果。

5. 食管廓清能力降低　食管下端具有对反流物的廓清作用。一般而言，这是一种耗能过程，使反流物滞留时间尽可能缩短而不致病。一旦该廓清功能低下，则易发病。

（1）食管的排空能力下降：吞咽所启动的原发性蠕动和通过神经反射所促发的继发性蠕动都有清除反流物的功效。研究发现 GERD 患者的清除功能下降，提示这种功能的减弱利于 GERD 的发生。膈疝的存在也妨碍食管排空。

（2）涎腺和食管腺分泌能力下降：唾液和食管腺所分泌的黏液 pH 接近 7，能有效地中和反流物中的化学成分。各种原因导致的这两者的分泌减少，如吸烟、干燥综合征等，都可导致食管与反流物暴露时间延长，罹患食管炎的概率高。

6. 食管黏膜防御能力减弱　食管黏膜的完整性，上皮细胞膜、细胞间的紧密连接，以及表面附着的黏液层、不移动水层等组成食管黏膜的屏障，抵御反流物中化学成分的侵袭。鳞状上皮细胞可以通过 $Na^+-H^+$ 和 $Cl^--HCl$ 交换机制将进入细胞的 $H^+$ 排出细胞，进入血液循环；而血液又提供缓冲 $H^+$ 作用的 $HCO_3^-$。此外，黏膜下的丰富血液循环有利于上皮免受损害和及时修复，是维持上述屏障功能所必需的保障。上述能力的削弱，黏膜细胞间隙的扩大可招致反流物中化学成分的损害而产生炎症，并因此接触到感觉神经末梢而出现胃灼热。

### （三）其他因素

1. 近端胃扩张及胃的排空功能延缓　餐后近端胃扩张和胃排空延缓见于约半数的 GERD 患者。这不仅有机械因素参与，还可通过迷走神经反射途径而为。这易诱发 LES 松弛，减弱 LES 的屏障作用，胃排空延迟引起胃扩张，可进一步刺激胃酸分泌和增加 tLESR。摄入量大者更易造成餐后 tLESR 频发，从而参与 GERD 的发病。

2. 自主神经功能异常　GERD 患者常出现自主神经功能紊乱，以副交感神经为明显，可导致食管清除功能下降和胃排空功能延缓。其受损程度与反流症状之间呈正相关。

3. 内脏感觉敏感性异常　临床上反流相关性症状的感知与胃内容物的暴露程度并不呈正相关，表明不同个体对胃内容物刺激的感觉敏感性不一，GERD 症状的产生与个体内脏感觉敏感性增高有关。本病患者所出现的非心源性胸痛可能与食管黏膜下的感觉神经末梢的敏感性增高有关。这种敏感性不同的机制，迄今尚不清楚。

4. 心理因素　临床上种种现象表明，上述发病机制不足以完全解释所有 GERD 患者的症状，因此推测在 GERD 发病中有心理因素起一定的作用。与健康者相比，GERD 患者中发生负性生活事件较多，出现焦虑、抑郁、强迫症等表现亦明显为多。

神经 - 心理异常可能通过影响食管的运动、食管内脏感觉敏感性改变、胃酸分泌以及其他行为特征等，而引发或加重 GERD。同样，在 GERD 的治疗中，精神行为疗法可获得一定疗效。

## 四、病理

就反流性食管炎本身而言，其基本病理改变为食管下段黏膜的炎症，乃至溃疡形成，但可因程度不同而异。轻者，鳞状上皮的基底细胞增生，基底层占上皮层总厚度的 15% 以上；黏膜固有层乳头向表面延伸，达上皮层厚度的 2/3；此外，尚有有丝分裂相增加、上皮血管化伴血管扩张，或在乳头顶部可见“血管湖”，以及气球样细胞等。后者可能是由于反流损伤致使细胞渗透性增加的结果。重者，上皮严重损伤或破坏，出现糜烂、溃疡形成；黏膜中有中性粒细胞或嗜酸性粒细胞的浸润。主要是限于食管黏膜、固有膜以及黏膜肌层。在上皮的细胞间隙可见淋巴细胞。溃疡修复可导致消化性狭窄、假憩室，以及瘢痕形成等。有时出现假膜、炎性息肉伴肉芽组织形成和（或）纤维化，以及酷似增殖不良的反应性改变。极重者，食管腔内形成隔而出现双桶样征或食管瘘（包括主动脉 - 食管瘘）。

在 Barrett 食管，食管黏膜由异型增生的柱状上皮取代原有的鳞状上皮，故齿状缘上移，食管下段鳞状上皮黏膜中有呈现为圆片状、柱状上皮的黏膜岛，或在齿状缘处向上呈指样凸出。Barrett 食管有多种细胞类型和组织病理学特征，包括胃、小肠、胰腺和结肠的上皮组分。同一患者可显示一种或多种组织病理学表现，呈镶嵌状或带状分布。绝大多数成人患者有特异的柱状上皮，其特征为有杯状细胞和绒毛状结构。

## 五、临床表现

随着对本病认识的深入，在加拿大共识会议上将本病的症状按食管综合征和食管外综合征提出。而食管外综合征又被分为肯定的和可能相关的两类。

### （一）食管综合征

为各食管症状的不同组合，基本的食管症状主要是下列几项。不过，加拿大会议认为，在临床实践中，患者应断定其症状是否为令其无法忍受，因为有症状但并不令人无法忍受时不应诊断为GERD。在以人群为基础的研究中，每周发生2d或多日轻微症状，每周发生1次以上中、重度症状时，常被患者认为“无法忍受”。此外，一些患者体育锻炼可能产生无法忍受的症状而平时并无或只有轻微的不适是因为锻炼诱发胃食管反流。

1. 胃灼热　为GERD的最主要症状。胃灼热是一种胸骨后区域烧灼感，常起源于上腹部，向胸部、背部和咽喉部放射。胃食管反流是胃灼热的最常见原因。胃灼热可能有许多非反流相关的原因，其患病率不详。

2. 反胃　是一种反流的胃内容物流到口腔或下咽部的感觉。部分患者有频发、反复和长期的反胃症状，通常发生于夜间。

胃灼热和反胃是典型反流综合征的特征性症状。

3. 胸痛　是另一项相对特异的症状。本病可能引起酷似缺血性心脏病的胸痛发作，而无胃灼热或反胃；再者，不能与缺血性心脏病相鉴别的胸痛很可能由GERD所致；此外，食管动力性疾病也可引起酷似缺血性心脏病的胸痛，但发生机制有别于胃食管反流者，而后者比前者更常引起胸痛。故对于胸痛患者，应明确排除心源性和其他胸部脏器、结构的病变。诚然，少部分患者食管源性胸痛可以通过神经反射而影响冠状动脉的功能，出现心绞痛发作及（或）心电图改变，对此，诊断GERD必须证实其食管内存在较明显的胃酸（或胃酸－胆汁）暴露（24h pH监测或双倍剂量PPI治疗试验等）。

4. 其他　此外，还有反酸、吞咽不适、吞咽不畅甚至吞咽梗阻等症状。

### （二）食管外综合征

为各食管外症状的不同组合。食管症状是由含有盐酸或盐酸－胆汁的胃内容物对食管外器官、组织如咽喉部、声带、呼吸道以及口腔等处黏膜的侵蚀，造成局部炎症所致。基本的食管外症状主要是下列几项。

1. 鼻部症状　研究发现，罹患长期或复发性鼻炎的GERD患者鼻－咽部pH监测有明显异常，提示酸反流在发病中的作用。部分鼻窦炎的发生也与GERD有关。DiBaise等对19名难治性鼻窦炎患者进行24h的pH监测，其中78%的结果异常，在积极治疗后有67%患者症状得以改善。

2. 耳部症状　有研究表明，分泌性中耳炎患者也可能检测到鼻－咽部pH的异常，这可能经耳咽管而致中耳炎。

3. 口腔部症状　本病患者可出现口腔的烧灼感、舌感觉过敏等感觉异常，但口腔软组织甚少受明显损害。有些患者唾液增多，这可能是胃酸反流到食管下端，通过反射而造成。还有报道称酸反流造成牙侵蚀，其发生率远高于总体人群者。

4. 咽喉部和声带症状　GERD可因胃反流到咽部、声带而造成局部炎症，可见黏膜充血、水肿，上皮细胞增生、增厚，甚至出现胃酸或胃酸－胆汁接触性溃疡、声带炎甚至久之形成肉芽肿等，表现为长期或间歇性声音异常或嘶哑、咽喉部黏液过多、慢性咳嗽等；在儿童所见的反复发作的喉气管炎可能与GERD有关。

5. 呼吸道症状　本病常出现慢性咳嗽和哮喘等呼吸道症状，多系吸入反流物或经迷走反射所致。有报道称，约半数慢性咳嗽者出现酸反流，常在夜间平卧时出现呛咳，之后亦可在其他时间出现慢性咳嗽。长期的 GERD 则可造成慢性支气管炎、支气管扩张、反复发作性肺炎及特发性肺纤维化等。GERD 促发的哮喘多在中年发病，往往无过敏病史；反之，哮喘患者也易患 GERD。

6. 其他症状　部分患者可出现癔球症，发生机制不详。有学者将呃逆与 GERD 联系起来，但对两者的因果关系则持不同看法。GERD 常伴睡眠障碍，也可出现睡眠性呼吸暂停。在婴儿，GERD 可致婴儿猝死综合征，多于出生后 4 ~5 个月内发病。婴儿期食管的酸化可造成反射性喉痉挛而致阻塞性窒息；或是反流物刺激对酸敏感的食管受体导致窒息，终致猝死。加拿大会议还提出，上腹痛可能是 GERD 的主要症状。

## 六、临床分型

早先认为胃食管反流只造成的食管下端炎症称为反流性食管炎。但现已认识到胃食管的反流还可累及食管之外的脏器和组织，产生食管之外的症状，且临床表现和检查结果的组合各异，临床谱甚广。现在临床上，多数学者认同 GERD 是一个总称，包含了 3 个可能是独立的疾病。

1. 反流性食管炎　这是最为常见的一种。除有临床症状外，内镜检查时可窥见食管下段的黏膜有不同程度的糜烂或破损。活检标本的病理组织学检查可显示典型的局部炎症性改变。

2. 非糜烂性反流病（non - erosive reflux disease，NERD）　虽在临床上存在令人不适的与反流相关的症状，而内镜检查时未能发现食管黏膜明显破损者称 NERD。然而，随着内镜技术的发展，用放大内镜或染色内镜还是可发现部分患者出现甚为轻微的糜烂，而另一部分则依然无此病变，故近有学者特将后部分患者称为内镜阴性反流病（endoscopy - negative reflux disease，ENRD）。

3. Barrett 食管　对 Barrett 食管的解释当前并不完全一致，一般是指食管下段黏膜固有的复层鳞状上皮被胃底的单层柱状上皮所取代，并出现肠上皮化生而言。在此基础上，容易恶变成腺癌。

## 七、并发症

当前共识认为，除 Barrett 食管已属 GERD 的一部分外，GERD 的并发症主要是消化道出血、食管下段的溃疡和纤维狭窄，以及癌变。

1. 食管溃疡　在食管下端，取代鳞状上皮的单层柱状上皮中含有壁细胞和主细胞，也能在局部分泌胃酸和胃蛋白酶原，故在适合的情况下可以发生消化性溃疡，有学者将之称为 Barrett 溃疡。临床上出现疼痛、反酸等症状。

2. 消化道出血　食管炎症的本身及 Barrett 溃疡的病变可蚀及血管而出血，出血量各人不一，视血管受累的程度而异。量稍大者可出现呕血，色泽鲜红，多不伴胃内容物。

3. 食管下端纤维性狭窄　蒙特利尔共识将反流性狭窄的定义为由 GERD 引起的持续性食管腔变窄。长期炎症及反复修复多在食管下端造成环形的纤维组织增生，终致局部的纤维性狭窄，临床上出现渐进性吞咽困难，乃至继发性营养不良的表现。

4. 癌变　蒙特利尔共识认定食管腺癌是 GERD 的并发症，发生于 Barrett 食管的基础上。据报道称 10% ~15% 的 GERD 患者会发生 Barrett 食管，白人中更甚。国外数据表明，Barrett 食管患者发生食管腺癌的危险是总体人群的数十倍到 100 余倍。流行病学资料表明，Barrett 食管患者中腺癌发生率约 0.4%。食管发生腺癌的危险性随胃灼热的频度和持续时间的增加而增加。研究显示，每周有 1 次以上胃灼热、反流或 2 种症状的患者，其发生食管腺癌的危险性增加 7.7 倍；症状严重度和频度增加、病程 >20 年的患者发生食管腺癌的危险性增加至 43.5 倍。目前认为，GERD 患者罹患 Barrett 食管的危险因素主要包括白人、男性、酒精、烟草和肥胖等。Barrett 食管发生癌的危险性还随食管柱状上皮的范围而异，癌的发生率随化生范围的增加而上升。蒙特利尔共识认为，长段 Barrett 食管伴肠型化生（病变长度≥3cm）是最重要的致危因子。

## 八、辅助检查

1. 质子泵抑制剂（PPI）试验　对疑有 GERD 的患者，使用奥美拉唑 20mg，每日 2 次，或相应剂量的其他 PPI，共 7d。如患者症状消失或显著好转，提示为明显的酸相关性疾病，在排除消化性溃疡等疾病后，可考虑 GERD 的诊断。

2. 食管酸滴注试验　本试验用于证实由胃酸造成的食管炎症状。空腹 8h 后，先以食管内测压定位 LES，将滴注管前端口置于 LES 上缘之上 5cm 处，经管滴注 0.1mol/L 盐酸，如在无症状状态下因滴注盐酸而症状再现则为阳性，表明患者原有的症状系由胃酸反流造成。此试验方便、易行，有一定的价值。如若结合体位变化再做此试验，可能会得到更多信息。

3. X 线钡餐检查　通常可借此检查食管黏膜的影像、是否并发膈疝、动态了解食管的运动情形、钡剂通过及被清除的情形，以及按压腹部所导致的反流情况。典型 RE 者可见食管下段痉挛、黏膜粗糙，但食管壁柔软，钡剂通过顺利。偶有食管内少许钡液滞留。按压腹部可能见到钡剂反流至食管内。

4. 消化道内镜检查及组织学检查　临床上常用内镜技术来诊断 GERD。内镜检查可直接观察黏膜病损情况，并取黏膜做组织病理检查以确定病变性质。另外，还可以观察有无胃食管反流征象、食管腔内有无反流物或食物潴留、贲门闭合功能，以及是否存在膈疝等。一般可见到齿状缘不同程度的上移，食管下段黏膜充血、水肿，血管纹模糊等。发现黏膜有糜烂、破损者即称为 RE。Barrett 食管的镜下表现为下段鳞状上皮黏膜中间有色泽不同的圆片状或柱状的，或自齿状缘处向上蔓延的指样凸出黏膜岛，但要确诊还必须有病理证实存在肠化。而部分 GERD 患者在常规内镜下未能发现有糜烂和破损的称非糜烂性反流病。

5. 食管测压　目前较好的测压设备是套袖式多通道压力传感器。本技术可以了解食管各部静态压力和动态收缩、传送功能，并确定上、下食管括约肌的位置、宽度和压力值等。本检查需在空腹时进行，也只能获得检查期间的数据。现已有使用压力监测检查者，所得资料更具生理性。此外，通过干咽和湿吞时测压等，可反映食管的运动情况。

6. 食管腔内动态 pH 监测　上述测定的 LES 压力只是在特定空腹时的数据，代表测定的这一时间点的压力值，难以反映受试者整天随生理活动及病理情况而发生的变化。随着技术的进步，通过置于食管下端的 pH 电极以测定局部的酸度，可以动态地、生理性地明确胃酸反流的形式、频率和持续时间，以及症状、生理活动与食管内酸度的关系。本方法可以明确酸性非糜烂性反流病的诊断，为确诊 GERD 的重要措施之一。

7. 食管内胆汁反流检测　研究结果表明，约 2/3GERD 患者为酸 - 碱混合反流，如以 pH 监测不足以发现，而前一时期开始应用的 24 小时胆汁监测仪（Bilitec - 2000）则可测定食管腔内的胆红素而明确碱反流。

8. 阻抗技术　应用阻抗技术可以检出 pH 监测所不能测得的非酸性反流。使用多道腔内阻抗监测仪检测，非酸性液胃食管反流时食管阻抗降低，因为液体（水）对电的传导甚于固体食物或黏膜者；反之，气体反流（嗳气）时食管阻抗增高，因为气体对电的传导劣于固体食物或黏膜者。如在食管内多部位同时测定阻抗，则能判断食团在食管内运动的方向。吞咽液体时产生阻抗减弱的顺行波，而液体反流时则产生阻抗减弱的逆行波。

## 九、诊断

典型的症状和病史有利于建立诊断。不同的诊断方法对于 GERD 有不同的诊断价值。典型的胃食管反流症状加下列数项中之一项或一项以上者可建立 GERD 的临床诊断：①食管测压或影像学有反流的动力学紊乱基础（LES 压力降低、食管清除功能减弱等）或结构异常（膈疝、食管过短等）；②影像学和（或）内镜发现食管下段黏膜破损，经病理证实存在黏膜损害；③食管下段动态 pH 检测或胆红素检测阳性；④诊断性治疗有效。根据学者的共识，典型的反流综合征可根据特征性症状诊断，而无须诊断检查。对症状不典型或者要进一步了解其严重程度和有关病因，以利于治疗方案选择的患者，需做进一步检查，需有明确的病理学改变和客观胃食管反流的证据。而食管腔内测压连同食管下端腔内 24 小时非卧床 pH/胆红素监测依然是诊断本病的金标准。

## 十、治疗

GERD 的治疗原则应针对上述可能的发病机制，包括改善食管屏障-清除功能、增加 LES 压力、降低胃酸分泌、对抗可能存在的碱反流等。治疗措施依病情选择改进生活方式、药物治疗、内镜下治疗及手术治疗等。

### （一）行为治疗

改善生活方式或生活习惯，以期避免 LES 的松弛或增强 LES 张力、减少反流、降低胃酸的分泌、保持胃肠道的正常运动等，在多数患者能起到一定的疗效，有时还可减少药物的使用。宜少食多餐，以减少胃腔的过度充盈。戒烟节酒和低脂、高蛋白饮食可增加 LES 压力、减少反流；不宜摄入辛辣和过甜、过咸饮食，以及巧克力、薄荷、浓茶、碳酸饮料、某些水果汁（橘子汁、番茄汁）等，以避免过多刺激胃酸分泌。睡前避免进食，以减少睡眠期间的胃酸分泌和 tLESR。应尽量避免使用促使反流或黏膜损伤的药物，如抗胆碱能药物、茶碱、地西泮、麻醉药、钙拮抗药、β 受体激动药、黄体酮、α 受体激动剂、非甾体消炎药等。鼓励患者适当咀嚼口香糖，通过正常的吞咽动作协调食管的运动功能，并增加唾液分泌以增强食管清除功能，并可一定程度地中和反流物中的胃酸和胆汁。衣着宽松、保持大便通畅都可以减少腹压增高。睡眠时抬高床头 10～15cm（垫枕头无效），利用重力作用改善平卧位时食管的排空功能。建议患者适当控制体重，减少由于腹部脂肪过多引起的腹压增高。

### （二）药物治疗

1. 制酸剂　如下所述。

（1）PPI：鉴于目前以 PPI 的制酸作用最强，临床上治疗本病亦以 PPI 最为有效，故为首选药物。无论是最先问世的奥美拉唑，还是相继上市的兰索拉唑、泮托拉唑、雷贝拉唑，和近期应用的埃索美拉唑，都有佳效。因为这些药物的结构不全一致，临床使用各有优点和欠缺之处，且各人的病情不同，敏感性、耐受性等也不一致，故宜因人施治。临床医生对于 PPI 用药的时间也有不同看法，一般主张初治患者用药 2～3 个月，8～12 周的常规剂量治疗对于轻度和中度的 RE 患者而言，症状多明显缓解或消失，而后再以半剂量维持使用 3～6 个月。鉴于 PPI 并不能制止反流，故大多数患者停药后易复发。因此，有人主张症状消失甚至内镜下明显改善或治愈后逐渐减少剂量，直至停药或者改用作用缓和的其他制药如 $H_2$ 受体阻滞药，再逐渐停药，如有复发征兆时提前用药。临床上的长期应用已肯定了 PPI 维持治疗 GERD 的安全性。

（2）$H_2$ 受体阻滞剂（$H_2RA$）：$H_2RA$，如西咪替丁、雷尼替丁、法莫替丁、尼扎替丁和罗沙替丁等也是制酸效果比较好的药物。对轻度 GERD 患者，除改进生活方式等措施外，宜应用一种常规剂量的 $H_2RA$，12 周内可使 1/3～1/2 的患者症状缓解。虽增大 $H_2RA$ 剂量可一定程度提高制酸效果，但在常规剂量 2 倍以上时收益不再增大。$H_2RA$ 也可在 PPI 控制病情后使用，并逐渐减量作为维持治疗用。

（3）碱性药物：理论上碱性药物也可以通过中和作用而减少胃酸的致病作用，对 GERD 有一定治疗作用，但鉴于若干不良反应，加之有其他性价比更佳的药物，故目前甚少使用本类药物。

（4）新型制酸剂：最近又有不少新的制酸剂问世，但尚未正式用于临床。

1）$H_3$ 受体（$H_3R$）激动药：在胃肠道肠肌间丛、胃黏膜内分泌细胞和壁细胞胆碱能神经中存在 $H_3$ 受体，调节胃酸分泌。在实验狗中，$H_3R$ 激动剂可呈剂量依赖性抑制五肽胃泌素刺激的酸分泌，这种药物的膜穿透性甚差。

2）钾-竞争性酸阻断剂（potassium-competitive acid blockers，P-CAB）：为可逆性的 $H^+-K^+$-ATP 酶抑制剂，其与质子泵细胞外部位离子结合，竞争性抑制 $K^+$ 进入壁细胞与 $H^+$ 交换，抑制质子泵活化。这类药的主要优点在于起效快，但可能有肝毒性存在。

3）胃泌素受体拮抗药：胃泌素通过结合 CCK-2 受体，刺激神经内分泌细胞、ECL 细胞分泌组胺，从而刺激胃酸分泌。若干高亲和力的 CCK-2 受体拮抗药能有效阻断胃泌素的作用，抑制胃酸分泌。此外，还有学者在进行抗胃泌素疫苗的研究。

2. 胆汁吸附剂　对于碱性反流，应该使用吸附胆汁的药物，以减少其对黏膜的损害作用。铝碳酸镁是目前用得比较多的药物，在胃内其有轻度的制酸作用，更是能较理想地与胆汁结合，而在碱性环境下又释出胆汁，不影响胆汁的生理作用。硫糖铝在胃内分解后形成的成分也具有一定的中和胃酸和吸附胆汁的作用，只是逊于铝碳酸镁，且由于药物制剂的崩解度欠佳而需要溶于水或充分咀嚼后服下。考来烯胺吸附胆汁的能力更强，但其在碱性的肠腔内并不释出胆汁，临床应用不多。

3. 藻酸盐　藻酸盐与酸性胃内容物接触即可形成一层泡沫状物，悬浮于胃液上，在坐位或立位时起阻隔作用，减少食管黏膜与胃内容物的接触。临床研究表明，藻酸盐加制酸剂的积极治疗对减轻GERD症状如胃灼热、疼痛，以及预防胃灼热和愈合食管炎方面优于安慰剂。需快速吞服药物，否则其在口腔内即可形成泡沫，且影响疗效。

4. 促动力药　促动力药可以通过增加LES张力、促进胃和食管排空以减少胃食管反流。甲氧氯普胺可有躁动、嗜睡，特别是不可逆的锥体外系症状等不良反应发生，尤多见于老年患者，故已基本上弃用。多潘立酮是一种多巴胺受体阻滞剂，可增加LES张力、协调胃-幽门-十二指肠的运动而促进胃排空，对GERD有治疗作用，但需维持治疗；少数女性患者使用后可产生高泌乳素血症，发生乳腺增生、泌乳和闭经等不良反应，但停药后数周内即可恢复。西沙比利是选择性5-$HT_4$受体激动剂，促进肠神经元释放乙酰胆碱，也能增加LES张力、刺激食管蠕动和胃排空，但因有Q-T间期延长和室性心律异常而致死的报道，现几乎在全球范围内遭弃用。莫沙比利也是选择性5-$HT_4$受体激动剂，但只是部分选择性，对全消化道有促动力作用，因临床应用时间尚短，需要进一步积累疗效和安全性资料。新型5-$HT_4$受体兴奋剂替加色罗兼有改善胃肠道运动和协调内脏敏感性的作用，现已开始用于GERD的治疗，同样处于疗效和安全性资料的积累中。

除一般治疗外，就制酸剂和促动力药而言，可根据临床特征用药。轻度GERD患者可单独选用PPI、促动力药或$H_2RA$；中度者宜采用PPI或$H_2RA$和促动力药联用；重度者宜加大PPI口服剂量，或PPI与促动力药联用。

5. 减少tLESR的药物　如下所述。

（1）抗胆碱能制剂：间断应用抗胆碱能制剂阿托品可减少近60%健康志愿者的tLESR。不通过血脑屏障的抗胆碱制剂不能减少tLESR。但其不良反应限制了临床应用。

（2）吗啡：人类的LES存在阿片神经递质，吗啡可抑制吞咽和气囊扩张引起的LES松弛。静注吗啡可减少tLESR，减少反流事件的发生。吗啡作用部位是中枢神经，通过μ受体而调节LES压力。作用于外周的吗啡类药物无此作用。

（3）CCK拮抗剂：CCK可引发tLESR，缘自胃扩张。CCK-1受体拮抗剂地伐西匹可阻断之，由此证明CCK是通过近处胃组织或近端传入神经发挥调控tLESR作用的。CCK-1受体拮抗剂氯谷胺可减少餐后胃扩张引起tLESR的频率。

（4）一氧化氮合酶抑制剂：一氧化氮是一种重要的节后神经抑制性递质，一氧化氮能神经存在于迷走神经背核。已证实一氧化氮合酶抑制剂L-MNME可抑制tLESR的频率，而L-精氨酸可抑制这种作用。抑制一氧化氮合酶会引发胃肠运动的复杂变化和心血管、泌尿系、呼吸系统的重要改变。

（5）GABAB兴奋剂：GABAB是主要的抑制性中枢神经递质。其受体存在于许多中枢和外周神经中。巴氯芬抑制神经-肌肉接头处神经递质的释放，也是tLESR的强烈抑制剂。研究显示巴氯芬（40mg，每日2次）可减少健康人和GERD患者的酸反流和非酸反流。本品常见的不良反应包括嗜睡、恶心和降低癫痫发作的阈值。

6. 黏膜保护剂　用于胃部疾病的黏膜保护剂均可用于GERD，如铝制剂、铋剂等。除发挥局部直接的保护黏膜作用外，还可能刺激前列腺素等因子的分泌、增加血液循环等，间接有利于黏膜保护和修复。现已知叶酸、维生素C、胡萝卜素和维生素E等抗氧化维生素和硒、锌等微量元素可以通过稳定上皮细胞DNA转录水平、中和氧化黏膜表面有害物质和（或）增强黏膜修复能力等，起到防治GERD患者食管下段黏膜破损、化生、异型增生和癌变的作用。

### （三）内镜下治疗

1. 内镜下贲门黏膜缝合皱褶成型术　在内镜下将贲门部黏膜及黏膜下层用缝合的方法建成黏膜皱褶，意在局部形成一屏障，起抗反流的作用。国内亦已开展此项技术。短期疗效显著，但因 1～2 个月后缝线易脱落，局部黏膜恢复原状而失效。

2. 氩离子凝固术（APC）　近期有学者称内镜下局部应用 APC 技术处理 Barrett 食管有一定疗效。

3. 内镜下食管扩张术　对于 RE 后期发生的食管纤维性狭窄，多采用内镜下局部的扩张术，以改善吞咽困难。操作较易，也颇为安全，但常在若干时日后需重复进行。迄今所使用的有气囊、金属、塑料及水囊扩张设备等。

### （四）手术治疗

据国外资料，10%～15% GERD 患者接受手术治疗。

手术指征包括：①出现严重的症状、镜下可见溃疡等，或有严重食管动力紊乱而积极药物治疗无效者；②药物控制下还经常发生反流性吸入性肺炎等严重并发症者；③不愿接受终身药物治疗或对大量制酸剂长期应用有顾虑而选择手术者；④需要长期大剂量药物维持治疗才能控制症状者，是手术治疗的相对指征；⑤对局部黏膜有重度异型增生或可疑癌变，或是食管严重狭窄而扩张无效者。

Barrett 食管的治疗如前述，迄今无特异措施，只是从防治食管腺癌角度而言，需要严密观察，定期内镜随访，及早发现癌前病变而予以相应措施。

## 十一、预后

药物治疗可以使大多数患者的症状缓解，预后良好，但据多数学者的观察，完全停药后若干时日易复发，故提出宜长期维持治疗，只是所用的药品及其用量有个体差异。有报道手术治疗失败的患者，或纵然有效，但还有一定的复发率，约为 10%。少数患者可发生食管溃疡、出血、狭窄、Barrett 食管等并发症。一旦并发食管癌，则预后甚差。

（冯　燕）

# 第三节　贲门失弛缓症

贲门失弛缓症（achalasia）是一种食管运动障碍性疾病，以食管缺乏蠕动和食管下括约肌（LES）松弛不良为特征。临床上贲门失弛缓症表现为患者对液体和固体食物均有吞咽困难、体重减轻、餐后反食、夜间呛咳以及胸骨后不适或疼痛。本病曾称为贲门痉挛。

## 一、流行病学

贲门失弛缓症是一种少见疾病。欧美国家较多，发病率每年为 0.5/10 万～8/10 万，男女发病率接近，约为 1 ∶ 1.15。本病多见于 30～40 岁的成年人，其他年龄亦可发病。国内尚缺乏流行病学资料。

## 二、病因和发病机制

病因可能与基因遗传、病毒感染、自身免疫及心理社会因素有关。贲门失弛缓症的发病机制有先天性、肌源性和神经源性学说。先天性学说认为本病是常染色体隐性遗传；肌源性学说认为贲门失弛缓症 LES 压力升高是由 LES 本身病变引起，但最近的研究表明，贲门失弛缓症患者的病理改变主要在神经而不在肌肉，目前人们广泛接受的是神经源性学说。

## 三、临床表现

主要症状为吞咽困难、反食、胸痛，也可有呼吸道感染、贫血、体重减轻等表现。

1. 吞咽困难　几乎所有的患者均有程度不同的吞咽困难。起病多较缓慢，病初吞咽困难时有时无，时轻时重，后期则转为持续性。吞咽困难多呈间歇性发作，常因与人共餐、情绪波动、发怒、忧虑、惊骇或进食过冷和辛辣等刺激性食物而诱发。大多数患者吞咽固体和液体食物同样困难，少部分患者吞咽液体食物较固体食物更困难，故以此征象与其他食管器质性狭窄所产生的吞咽困难相鉴别。

2. 反食　多数患者合并反食症状。随着咽下困难的加重，食管的进一步扩张，相当量的内容物可潴留在食管内达数小时或数日之久，而在体位改变时反流出来。尤其是在夜间平卧位更易发生。从食管反流出来的内容物因未进入过胃腔，故无胃内呕吐物酸臭的特点，但可混有大量黏液和唾液。

3. 胸痛　是发病早期的主要症状之一，发生率为40%～90%，性质不一，可为闷痛、灼痛或针刺痛。疼痛部位多在胸骨后及中上腹，疼痛发作有时酷似心绞痛，甚至舌下含化硝酸甘油片后可获缓解。疼痛发生的原因可能是食管平滑肌强烈收缩，或食物滞留性食管炎所致。随着吞咽困难的逐渐加剧，梗阻以上食管的进一步扩张，疼痛反而逐渐减轻。

4. 体重减轻　此症与吞咽困难的程度相关，严重吞咽困难可有明显的体重下降，但很少有恶病质样变。

5. 呼吸道症状　由于食物反流，尤其是夜间反流，误入呼吸道引起吸入性感染。出现刺激性咳嗽、咳痰、气喘等症状。

6. 出血和贫血　患者可有贫血表现。偶有出血，多为食管炎所致。

7. 其他　在后期病例，极度扩张的食管可压迫胸腔内器官而产生干咳、气急、发绀和声音嘶哑等。患者很少发生呃逆，为本病的重要特征。

8. 并发症　本病可继发食管炎、食管溃疡、巨食管症、自发性食管破裂、食管癌等。贲门失弛缓症患者患食管癌的风险为正常人的14～140倍。有研究报道，贲门失弛缓症治疗30年后，19%的患者死于食管癌。因其并发食管癌时，临床症状可无任何变化，临床诊断比较困难，容易漏诊。

## 四、实验室及其他检查

### （一）X线检查

X线检查是诊断本病的首选方法。

1. 胸部平片　本病初期，胸片可无异常。随着食管扩张，可在后前位胸片见到纵隔右上边缘膨出。在食管高度扩张、伸延与弯曲时，可见纵隔增宽而超过心脏右缘，有时可被误诊为纵隔肿瘤。当食管内潴留大量食物和气体时，食管内可见液平面。大部分病例可见胃泡消失。

2. 食管钡餐检查　动态造影可见食管的收缩具有紊乱和非蠕动性质，吞咽时LES不松弛，钡餐常难以通过贲门部而潴留于食管下端，并显示远端食管扩张、黏膜光滑，末端变细呈鸟嘴形或漏斗形。

### （二）内镜检查

内镜下可见食管体部扩张呈憩室样膨出，无张力，蠕动差。食管内见大量食物和液体潴留，贲门口紧闭，内镜通过有阻力，但均能通过。若不能通过则要考虑有无其他器质性原因所致狭窄。

### （三）食管测压

本病最重要的特点是吞咽后LES松弛障碍，食管体部无蠕动收缩，LES压力升高［>4kPa（30mmHg）］，不能松弛、松弛不完全或短暂松弛（<6s），食管内压高于胃内压。

### （四）放射性核素检查

用$^{99m}Tc$标记液体后吞服，显示食管通过时间和节段性食管通过时间，同时也显示食管影像。立位时，食管通过时间平均为7s，最长不超过15s。卧位时比立位时要慢。

## 五、诊断

根据病史有典型的吞咽困难、反食、胸痛等临床表现，结合典型的食管钡餐影像及食管测压结果即可确诊本病。

## 六、鉴别诊断

1. 反流性食管炎伴食管狭窄　本病反流物有酸臭味，或混有胆汁，胃灼热症状明显，应用 PPI 治疗有效。食管钡餐检查无典型的鸟嘴样改变，LES 压力降低，且低于胃内压力。

2. 恶性肿瘤　恶性肿瘤细胞侵犯肌间神经丛，或肿瘤环绕食管远端压迫食管，可见与贲门失弛缓症相似的临床表现，包括食管钡餐影像。常见的肿瘤有食管癌、贲门胃底癌等，内镜下活检具有重要的鉴别作用。如果内镜不能达到病变处则应行扩张后取活检，或行 CT 检查以明确诊断。

3. 弥漫性食管痉挛　本病亦为食管动力障碍性疾病，与贲门失弛缓症有相同的症状。但食管钡餐显示为强烈的不协调的非推进型收缩，呈现串珠样或螺旋状改变。食管测压显示为吞咽时食管各段同期收缩，重复收缩，LES 压力大部分是正常的。

4. 继发性贲门失弛缓症　锥虫病、淀粉样变性、特发性假性肠梗阻、迷走神经切断术后等也可以引起类似贲门失弛缓症的表现，食管测压无法区别病变是原发性或继发性。但这些疾病均累及食管以外的消化道或其他器官，借此与本病鉴别。

## 七、治疗

目前尚无有效的方法恢复受损的肌间神经丛功能，主要是针对 LES，不同程度解除 LES 的松弛障碍，降低 LES 压力，预防并发症。主要治疗手段有药物治疗、内镜下治疗和手术治疗。

### （一）药物治疗

目前可用的药物有硝酸甘油类和钙离子拮抗药，如硝酸甘油 0.6mg，每日 3 次，餐前 15min 舌下含化，或硝酸异山梨酯 10mg，每日 3 次，或硝苯地平 10mg，每日 3 次。由于药物治疗的效果并不完全，且作用时间较短，一般仅用于贲门失弛缓症的早期、老年高危患者或拒绝其他治疗的患者。

### （二）内镜治疗

1. 内镜下 LES 内注射肉毒毒素　肉毒毒素是肉毒梭状杆菌产生的外毒素，是一种神经肌肉胆碱能阻断剂。它能与神经肌肉接头处突触前胆碱能末梢快速而强烈地结合，阻断神经冲动的传导而使骨骼肌麻痹，还可抑制平滑肌的活动，抑制胃肠道平滑肌的收缩。内镜下注射肉毒毒素是一种简单、安全且有效的治疗手段，但由于肉毒毒素在几天后降解，其对神经肌肉接头处突触前胆碱能末梢的作用减弱或消失，因此，若要维持疗效，需要反复注射。

2. 食管扩张　球囊扩张术是目前治疗贲门失迟缓症最为有效的非手术疗法，它的近期及远期疗效明显优于其他非手术治疗，但并发症发生率较高，尤以穿孔最为严重，发生率为 1% ~5%。球囊扩张的原理主要是通过强力作用，使 LES 发生部分撕裂，解除食管远端梗阻，缓解临床症状。

3. 手术治疗　Heller 肌切开术是迄今治疗贲门失弛缓症的标准手术，其目的是降低 LES 压力，缓解吞咽困难，同时保持一定的 LES 压力，防止食管反流的发生。手术方式分为开放性手术和微创性手术两种，开放性手术术后症状缓解率可达 80% ~90%，但 10% ~46% 的患者可能发生食管反流。因此大多数学者主张加做防反流手术。尽管开放性手术的远期效果是肯定的，但是由于其创伤大、术后恢复时间长、费用昂贵，一般不作为贲门失弛缓症的一线治疗手段，仅在其他治疗方法失败，且患者适合手术时才选用开放性手术。

腔镜技术的迅速发展使贲门失弛缓症的治疗发生了巨大的变化，从开放性手术到经胸腔镜，再到经腹腔镜肌切开术，这种微创性手术的疗效与开放性手术相似，且创伤小，缩短了手术和住院时间，减少了手术并发症，有望成为治疗贲门失弛缓症的首选方法。

（冯　燕）

# 第四节　Barrett 食管

## 一、概述

Barrett 食管（BE）是指食管下段的正常复层鳞状上皮被化生的单层柱状上皮所取代。以食管与贲门黏膜交界的连接线（齿状线）为界，在齿状线 2cm 以上出现柱状上皮者即为 Barrett 食管。可分为短段 Barrett 食管（<3cm）和长段 Barrett 食管（≥3cm）。据国外资料，在因 GERD 症状而行内镜检查者中，BE 的检出率为 6%～12%；所有内镜检查者中，检出率为 0.41%～0.89%。由于本病与食管腺癌的关系密切而被普遍认为是一种癌前病变。

## 二、病因和发病机制

Barrett 食管的发生可分为先天性和继发性，前者极为罕见，是先天性异常所致，即由胚胎期食管上皮发育障碍引起。继发性改变被认为是 BE 的主要类型，与长期胃－食管反流有关，凡可引起胃－食管反流的原因都可以成为 BE 的病因。

其发病机制主要是由于 GERD 者的胃酸和胃蛋白酶反流，胃酸和胃蛋白酶反复刺激，使食管下段复层鳞状上皮受损伤，从而激活黏膜上皮中多潜能干细胞向着柱状细胞分化，在损伤修复过程中定植而形成 Barrett 上皮化生。随着食管内 24 小时 pH 及胆汁酸水平测定的应用，胆汁反流在 BE 形成的作用正日益受到重视。柱状上皮具有抗酸侵蚀的作用，但长期反流时已经发生的 Barrett 上皮化生仍然有损伤作用，不仅引起相应的并发症，还会促进黏膜发生异型性增生改变。BE 的长度、范围取决于食管与酸接触时间及 LESP 下降程度。Hp 与 BE 的关系也引起人们的重视。

## 三、临床表现

Barrett 食管常见于中年以上，平均年龄为 40 岁，而确诊的平均年龄为 55～63 岁，男女均可发病，男女之比为 3∶1。由于柱状上皮比鳞状上皮更能抵御酸液的损伤，Barrett 食管本身无症状。大多数患者因为食管炎、溃疡、癌变等，才出现相应的临床症状。主要症状为非心源性胸骨后疼痛、反酸、胃灼热、嗳气、呕吐、吞咽困难，反流物误入呼吸道发生阵发性呛咳、窒息和肺部感染。还可并发上消化道出血、穿孔、癌变。Barrett 食管是胃食管交界处发生腺癌单一、重要的危险因素，癌变率为 2.5%～41%，平均 10%。

## 四、诊断方法

1. 内镜检查　内镜直视下齿状线消失或上移，见有橙红、紫红或鲜红色柱状上皮黏膜，与食管鳞状上皮有鲜明的对比，可分为环周型、岛型及不规则舌型。病灶区见充血、水肿、糜烂或溃疡。溃疡较深者，底部覆黄白色苔，周围明显充血、水肿、糜烂。反复溃疡不愈者可因瘢痕化而致食管狭窄。可伴有食管裂孔疝，表现为食管下段黏膜充血、水肿，His 角变钝，食管黏膜色泽灰白色，通常血管网消失，齿状线上移，黏膜粗糙，可有结节样增生或小息肉形成，贲门松弛开放。黏膜染色有助于诊断，喷洒 30% 复方碘溶液（Lugol 液）呈不染区（正常食管黏膜呈棕黄色），0.5% 甲苯胺蓝或 2% 亚甲蓝染色则出现蓝染（正常食管黏膜不着色）。内镜下需记录 BE 的长度及形状，可作为判断 BE 及筛选随诊的临床考虑指标。

Barrett 食管与食管腺癌发生关系密切，因此受到临床的高度重视，有人建议采用内镜检查对 Barrett 食管进行筛查，其意义在于观察异型性增生的发生，并指导临床干预的时机。报道指出，这种追踪监测指导临床干预的结果与无追踪监测的对照组比较，平均生存期延长。总的来说，对 Barrett 食管内镜追踪的临床意义是肯定的，但追踪检测间隔的时间尚无确切的报道。有报道建议：无不典型增生者每 2～3 年 1 次，低度不典型增生者每 6 个月 1 次，至少 1 年，以后为每年 1 次，高度不典型增生者每 3 个月

1 次或手术切除。

2. X 线检查　X 线钡剂造影可显示食管溃疡、狭窄和食管裂孔疝。类似于胃溃疡龛影，食管溃疡位于食管下段，长轴多与食管纵轴一致，有较宽的口部或狭颈。周围黏膜正常或水肿。龛影多为单个，有时可多发，炎症或溃疡愈合可致向心性狭窄，狭窄段较规则，轮廓线清楚。但癌变时可见管壁轮廓线不均匀或略僵硬。

3. 放射性核素扫描　过锝酸盐$^{99m}$Tc 选择性地浓集于胃的黏膜上皮，利用这一现象，可对异位胃黏膜进行阳性显像。静脉注射$^{99m}$Tc 后，进行闪烁照相，可发现食管下段明显的放射性浓聚。

4. 组织病理学检查　组织病理学检查是唯一确诊方法。取材部位必须位于齿状线 2cm 以上病灶。多点间隔式内镜下取样可以减少高度异型增生和恶性变的遗漏，对追踪早期癌变十分重要。Reid 等人的报道指出 Barrett 食管的活组织取样应在 2cm 间隔取 4 块组织样本为好。正常黏膜为鳞状上皮，若出现柱状上皮取代的现象，结合内镜所见即可诊断。

按 Barrett 食管上皮病理组织学特点将其分为三种类型：特殊型肠化生（特殊型柱状上皮），移行性上皮（贲门型上皮），胃底腺型上皮。以前者最为常见。

## 五、诊断标准

BE 的病理学标准：①柱状上皮黏膜下层有食管腺；②食管肌层和上皮无先天性异常；③有特殊型上皮和残余的鳞状上皮岛。BE 癌变特点：①癌全部或大部分位于食管内；②组织类型属胃肠型腺癌；③癌周食管有良性或不典型增生的柱状上皮，癌多发生于特殊型上皮中；④食管黏膜有反流性炎症改变。

## 六、治疗

Barret 食管的治疗宗旨是长期消除食管反流症状，促进食管黏膜的愈合。其治疗主要分为内科药物治疗、外科手术治疗两方面。内科药物治疗主要采用抑酸药，最常用的是质子泵抑制药（proton pump inhibitor，PPI）和 $H_2$ 受体拮抗药。治疗成功的指标应是基础胃酸分泌减至 $<1$mmol/h，同时食物刺激后的酸分泌亦显著减少。奥美拉唑 20mg/d 使用 8 周后，只有 60% 左右的严重消化性食管炎患者痊愈。治疗失败是因奥美拉唑尚未足够抑制酸。用量增至 40mg/d 时，疗效比 20mg/d 稍好。大剂量的疗效尚无随机对照研究。目前临床研究集中于评价维持疗效所需的最低制酸作用。据报道，用奥美拉唑 20mg/d 使消化性食管炎愈合后再用雷尼替丁 150mg 每日 2 次做维持治疗，效果不佳，但持续用奥美拉唑 20mg/d，则疗效满意可长达 12 个月。患者还可调整自身的生活方式，如抬高床头 15～20cm，控制体重，戒烟酒、少食影响食管下端括约肌的食物和药物等。

Barrett 食管的内镜治疗方法包括激光、热探头、氩气刀（APC）、光动力（PDT）、内镜下黏膜切除术等。理想的治疗是彻底破坏化生上皮、不典型增生上皮，但不损伤深层组织，以免发生狭窄和穿孔等严重并发症。APC 治疗的深度一般 $<3$mm，治疗时氩气流量一般为1～2L/min，功率 50W 左右，间隔 4～6 周治疗 1 次。联合 PPI 治疗平均 2 次 APC 治疗后化生上皮可被新生的鳞状上皮取代，也会有少许残留 BE 上皮。其缺点是因充入氩气会产生腹胀，或治疗后有短暂胸骨后不适、严重的可持续数天和发生食管狭窄，发病率为 5%。在治疗重度不典型增生和局限于黏膜层的 Barrett 癌时可首选 EMR。此方法不但可达到治疗目的，还可取得组织标本，提供病理诊断依据。但在内镜下对病变的深度及范围不好判断，这给使用 EMR 治疗带来了困难。

Barrett 食管的外科治疗有 Nissen 手术（360°全周胃底折叠术）、Hill 手术（经腹胃后固定术）、Dor 手术（贲门前胃底固定术）、腹腔镜抗反流术等，主要针对抗反流治疗，使用较少。

（黄颖洁）

# 第五节 食管癌

食管癌（esophageal carcinoma）指来源于食管上皮（包括黏膜下腺体上皮）的恶性肿瘤。临床上以进行性吞咽困难为其最典型的症状，手术切除仍是主要治疗方法，预后取决于诊断治疗时的分期。

## 一、概述

全世界每年约40万人死于食管癌，几乎所有国家及民族均有发病，我国是食管癌发病大国，占半数以上。食管癌的流行病学有以下几个特点：①地域性分布：不同的地区发病率差别巨大。我国北部是食管癌的高发地区，河南省发病率达130/10万；②男性多于女性：低发区平均为2∶1，高发区约为1.5∶1；③年龄因素：食管癌的发病率随年龄增加而增加，35岁以前极少患食管癌，50岁后发病可占全部患者的80%以上；④种族差别：我国以新疆哈萨克族发病率最高，苗族最低。

食管癌的具体病因目前仍不清楚，但流行病学的研究表明，食管癌有高发区提示这些地区具有其发生的高危因素，如存在强致癌物、促癌物、缺乏一些食管癌的保护因素及该区域居民的遗传易感性等。关于吸烟与饮酒、亚硝胺类化合物、营养与微量元素、真菌感染、环境污染、遗传易感性等与其他肿瘤具有相似之处。

在食管癌的众多病因中，食管上皮的慢性物理损伤应引起重视。过烫、干硬、粗糙食物及进餐速度过快等是食管癌发病的重要危险因素之一。实验表明，70℃以上的烫食严重影响食管黏膜上皮细胞的增殖周期，并为细胞在有害代谢产物作用下产生癌变创造有利条件。

## 二、病理

与其他肿瘤类似，食管癌的发生也常经历一个长期演变过程，是一个漫长的过程，但在吞咽梗阻等临床症状出现后，病情发展即明显加快。研究发现从重度不典型增生发展到原位癌，可能需要5年甚至更长的时间，而从原位癌进展到出现明显临床症状，X线发现明显的食管黏膜中断、充盈缺损、管腔狭窄及溃疡等进展期癌，还需要3~5年的时间，而由进展期食管癌到最终死亡的自然病程一般不超过1年。因此认识食管癌的发展规律，及早发现治疗食管癌是提高生存率的关键。尽管癌前病变可以长期稳定不变，但仍应引起病理学家和临床医师的高度重视。

### （一）食管癌的癌前病变

1. Barrett食管及其不典型增生　正常食管下段鳞状上皮（粉红色）与胃黏膜柱状上皮（橘红色）交界形成齿状线。食管下端的鳞状上皮在长期反流性损伤及修复过程中逐渐化生为柱状上皮，称为Barrett食管。此时。齿状线形态变化，橘红色柱状上皮化生常向食管侧舌样或岛样伸展，也可在食管下段见孤立的橘红色柱状上皮化生岛。Barrett食管被公认为是食管腺癌的癌前病变，其患癌的危险性为正常人的40~120倍。在西方国家，近30年来食管腺癌的发病率迅速上升，目前已超过鳞癌，其演进过程可概括为：长期胃食管反流→反流性食管炎→Barrett食管→不典型增生→原位癌→进展期腺癌。

2. 食管鳞状上皮异型增生　对早期食管癌的研究发现，食管中存在着单纯增生→不典型增生→癌多点病变，且各点独立，呈现一连续病变过程，原位癌处于不典型增生的包围中。食管癌的周围组织也常见不同程度的不典型增生的鳞状上皮。

### （二）食管癌的大体病理

1. 早期食管癌　早期食管癌指原位癌（肿瘤局限于基底膜内）和无淋巴结转移的早期浸润癌（肿瘤局限于黏膜或黏膜下层），形态上大体分为四型。

（1）隐伏型：此为食管癌的最早期，食管黏膜仅有轻度充血或黏膜粗糙，内镜下不易辨认，需要特殊染色或内镜窄带光成像才能发现。

（2）糜烂型：黏膜可见浅的糜烂，形状大小不一，边界分界清楚，状如地图。原位癌与早期浸润癌约各占一半。

（3）斑块型：表面黏膜稍隆起，高低不平，病变范围大小不一，大约原位癌占1/3，早期浸润癌占2/3。

（4）乳头型：肿瘤呈乳头样向腔内突出，癌细胞分化较好，绝大多数是早期浸润癌，是早期癌最晚的类型。

2. 中晚期食管癌的大体病理　如下所述。

（1）肿块型：此型肿瘤最常见，约占70%，肿瘤呈结节状或菜花状突出管腔，使管腔有不同程度的狭窄。

（2）溃疡型：约占20%，病变呈大小、形状不一的溃疡，边缘不光滑，呈堤坝状隆起，溃疡底部凹凸不平，常有坏死组织覆盖。

（3）缩窄型：约占10%，病变食管形成环状狭窄，表面粗糙不平，可有糜烂及结节，触之易出血，严重狭窄可致内镜无法通过。

### （三）食管癌的组织病理

食管癌是来源于食管上皮包括黏膜下腺体上皮的恶性肿瘤，主要有以下四种组织学类型。

1. 鳞状细胞癌　简称鳞癌，为来自食管鳞状上皮的实体肿瘤，在我国是最常见的组织类型，占90%～95%。镜检：分化好或较好，鳞癌镜下常见癌细胞呈不同程度的角化现象，形成癌珠，也可见细胞间桥。

2. 腺癌　在我国，食管原发腺癌仅占7%，但在西方国家，腺癌与鳞癌的发病率相当。食管腺癌多来源于 Barrett 食管的柱状上皮，故食管腺癌大多数（约80%）位于食管下段。

3. 腺鳞癌　指腺癌与鳞癌两种成分共存于一个瘤体内，但其中任意一成分必须占瘤体的20%以上。否则只占瘤体成分＞80%的细胞类型而不能称为腺鳞癌。因鳞状细胞更易化生，腺鳞癌的生物学行为近似于腺癌。

4. 神经内分泌癌　较罕见，分为小细胞癌与非小细胞癌。小细胞癌称为燕麦细胞癌，起源于神经内分泌细胞，可能来自鳞状上皮基底部的嗜银细胞。在结构和特征上与肺的小细胞癌相似，食管是除肺以外发生小细胞癌的最常见器官。

### （四）食管癌的扩散

食管癌常见的转移方式包括直接浸润、淋巴和血行转移。

1. 直接浸润　癌肿随病期进展可逐渐侵犯黏膜下、食管肌层及外膜，穿透食管壁后可累及邻近的器官和组织，还可沿食管长轴及周径蔓延。颈段食管癌可累及喉、气管等。胸段食管癌可累及气管、支气管、肺门、胸主动脉、奇静脉、胸导管、下肺静脉、心包、左心房、膈肌等。腹段食管癌可累及贲门、胃、肝脏、胰腺等。

2. 淋巴转移　淋巴转移是食管癌的主要转移方式，手术标本约40%可查到淋巴结转移。主要是沿食管纵轴向上或向下进行，上段者多向上，下段者多向下。向上转移可达纵隔和颈部，向下可至腹部。

3. 血行转移　肿瘤经血行转移较淋巴转移的发生率低，但如果出现，提示为晚期食管癌征象，可转移至肺、胸膜、肝、脑、骨、肾和肾上腺等。

## 三、临床表现

患者症状的严重程度并不完全反映食管癌的病期，比如缩窄型食管癌很早就可出现吞咽困难症状，而溃疡型食管癌、腔内型食管癌可以在很晚才出现吞咽困难。

### （一）早期症状

多数早期食管癌患者可无明显症状，常见的症状有：①进食时，尤其是大口进食或进干硬食物时，出现轻微的哽噎感；②胸骨后不适感，闷胀、疼痛或烧灼感；③吞咽异物感，进食时感觉到食管有异物存留，或进食食物挂在食管上不能咽下；④胸骨后疼痛，吞咽时胸骨后食管内刺痛或隐痛感。上述症状常常间歇出现，持续数年，但总体是缓慢、进行性加重。

### （二）进展期症状

1. 进行性吞咽困难　这是进展期食管癌最常见、最典型的临床表现，绝大多数（大于90%）的进展期食管癌患者出现此症状。特点为，短时间（数月）内，患者呈现持续性、进行性加重的吞咽困难，即先咽下干硬食物困难，继之为半流质，最后连进食流质食物也困难，并伴有进食呕吐。值得注意的是，患者的吞咽困难可因肿瘤坏死脱落而一时缓解，也可因食物阻塞食管腔而突然加重到滴水不入。

2. 吞咽疼痛　患者在吞咽困难的同时，可发生咽部、胸骨后、剑突下或上腹部的烧灼痛、刺痛或钝痛等，其发生原因可能与肿瘤和炎症刺激引起食管肌肉的痉挛、食物潴留食管诱发的食管肌肉强力收缩试图将食物推送下行，或食物的物理因素（温度、pH、渗透压、硬度）刺激肿瘤溃疡面或肿瘤邻近食管黏膜的炎症面有关，因此患者服用解痉药、黏膜保护剂，改变饮食习惯等可能缓解。

3. 食物反流　可在吞咽困难早期出现，但最多发生于吞咽困难明显时，原因为食管癌病变引起病理性唾液和食管黏液分泌增多，受食管梗阻所限而滞留于食管内并刺激食管发生逆蠕动而吐出。呕吐成分以黏液和泡沫为主，呈蛋清样，有时混入血迹或食物残渣，偶尔有脱落坏死的肿瘤组织。呕吐量可达每日数百毫升甚至数千毫升，如果在呕吐时发生误吸，可致呛咳和吸入性肺炎。

4. 胸背疼痛　表现为胸骨后、背部持续性隐痛、钝痛、烧灼痛或沉重不适感，尤以溃疡性或髓质型伴有表面溃疡患者多见，为肿瘤溃疡面受刺激或肿瘤生长累及食管及周围感觉神经所致，如出现剧烈疼痛，或伴有呕血、发热者，多为肿瘤侵犯椎体或行将穿孔破溃的表现。

5. 消瘦或体重下降　也是食管癌的一个常见表现，食管癌患者的体重减轻较其他癌症患者更严重，因为食管癌直接影响患者进食，由营养下降及肿瘤消耗双重原因所致。

6. 其他症状　由于肿瘤坏死及表面溃疡破坏血管，可发生呕血；肿瘤明显外侵，压迫喉返神经引起声音嘶哑；肿瘤明显增大压迫纵隔器官，尤其是气管，可引起通气功能障碍，患者出现呼吸困难，如发生肿瘤溃烂穿通气管、支气管，可发生进食饮水呛咳。长期摄食不足导致明显慢性脱水、营养不良、消瘦及恶病质，伴有肝转移出现黄疸、腹腔积液等。

## 四、诊断与鉴别诊断

### （一）食管癌的诊断

40岁以上、来自食管癌高发区的患者因吞咽困难就诊时，应首先考虑食管癌的可能性，应注意了解吞咽困难的进展情况、体重变化、有无声音嘶哑、呛咳、呕血或黑便，体格检查应注意触诊锁骨上淋巴结。

1. 内镜检查　只要患者没有内镜检查的禁忌，应首选内镜检查，尽早获得病理学依据。内镜是直视食管癌大体病理的最好方法，通过内镜可取组织活检，从而明确组织病理诊断，明显优于食管吞钡造影、CT等影像学检查。

2. 食管吞钡造影　当患者不适宜行内镜检查时，可选用此方法。中晚期食管癌典型的X线表现为管腔狭窄、充盈缺损、龛影，病变段食管僵硬，蠕动中断，近端食管扩张（图4-1）。

3. 胸部CT检查　食管癌的CT表现为食管腔内软组织肿块，管壁增厚，管腔呈不规则或偏心性狭窄，并可显示纵隔淋巴结肿大以及有无肺部转移。通过注射造影剂的增强CT扫描，有助于判断食管癌对邻近脏器的侵犯情况，了解肿瘤分期，判断肿块能否切除，对合理制订食管癌的治疗方案有一定帮助。

### （二）食管癌的鉴别诊断

1. 早期食管癌的鉴别诊断　如下所述。

（1）慢性咽炎：慢性咽炎为咽部黏膜、黏膜下组织的慢性炎症及淋巴滤泡增生，表现为咽部干燥、异物感、灼痛感等，常伴有咽喉部黏稠分泌物，急性发作时甚至可因咽部组织水肿引起吞咽困难，甚至呼吸困难。一般慢性咽炎症状病程时间长、不会随吞咽动作加重。咽喉镜检查可见咽部黏膜充血、肿胀及淋巴滤泡增生等。但有时仍需行内镜及黏膜染色活检以除外早期食管癌变。

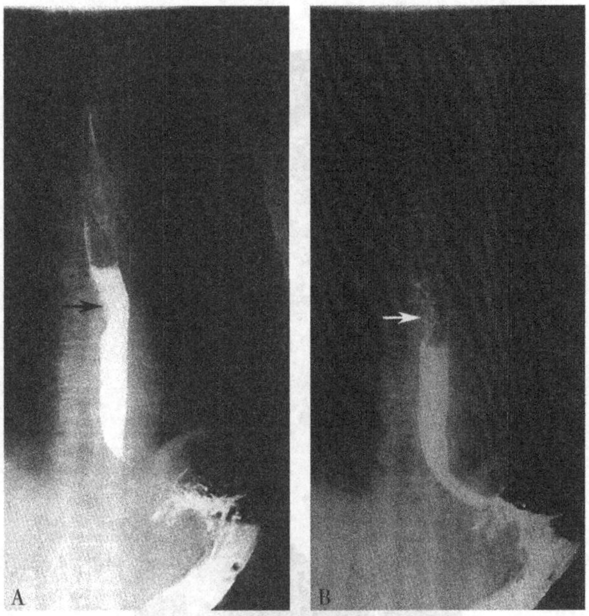


图4-1 食管吞钡造影显示食管癌

（2）反流性食管炎。

（3）食管静脉曲张。

（4）癔症球：多见于青年女性，时有咽部球样异物感，无吞咽梗阻，症状受心理状态影响较大，内镜检查无器质性食管病变证据。

2. 中晚期食管癌的鉴别诊断 如下所述。

（1）贲门失弛缓症：贲门失弛缓症是指由于食管下段肌层的神经节细胞变性、减少，妨碍了正常神经冲动的传递，而致食管下端贲门部不能松弛，且食管体部失去正常蠕动功能。贲门管的功能性狭窄常继发狭窄近端食管病理性扩张。本病多见于20~50岁的青壮年，主要症状为间歇性吞咽梗阻，呕吐食物无酸味，胸骨后饱胀不适，症状时轻时重，多数病程较长。发作常与精神紧张有关，过冷或过热的食物可使症状加重。诊断应先行内镜检查，可见食管扩张，贲门部闭合，但胃镜通过无阻力。然后再行食管吞钡造影，特征性表现为食管体部蠕动消失，食管下端及贲门部呈鸟嘴状（图4-2），边缘整齐，上段食管常明显扩张。

（2）食管良性肿瘤：较少见，平滑肌瘤是最常见的食管良性肿瘤。其临床表现主要取决于肿瘤的部位和大小，可有不同程度的吞吐困难、呕吐、消瘦、咳嗽和胸骨后压迫感。内镜可见突向食管腔内的肿瘤，表面覆盖正常食管黏膜，发现时多在2~8cm大小（图4-3A）。超声内镜显示肿瘤（图4-3B，白色箭头所示）起源于食管固有肌层。食管钡餐造影可见食管平滑肌瘤导致的钡剂充盈缺损（图4-3C，黑色箭头所示）。

（3）食管良性狭窄：一般有吞服强酸、强碱史，或有长期反酸、胃灼热史，吞咽困难病史长，进展缓慢。内镜见食管腔内可有慢性炎症、瘢痕等改变，应行黏膜活检以除外癌变。食管钡餐造影呈食管狭窄、黏膜皱襞消失，管壁僵硬、光滑，管腔狭窄与正常食管逐渐过渡。

（4）食管结核：比较少见，以食管周围淋巴结结核累及食管壁常见，患者可有进食哽噎及吞咽疼痛。患者发病年龄早于食管癌患者，钡餐造影呈食管腔狭窄、管壁僵硬、可有较大溃疡，但充盈缺损及黏膜破坏较轻。确诊需内镜取活检，抗酸染色明确诊断。

（5）食管外压性狭窄：某些疾病如肺癌纵隔、肺门淋巴结转移，纵隔肿瘤、纵隔淋巴结增生以及先天性血管畸形等，均可压迫食管造成管腔狭窄，严重者引起吞咽困难症状，可误诊为食管癌。通过CT检查及胃镜检查，可以发现病变在食管腔外，尤其是腔内超声胃镜检查，可见受累部食管管壁结构完整，可排除食管癌诊断。对于异常走行的异位迷走血管，增强 CT 检查可明确血管发出部位、走行情况及与食管的关系。

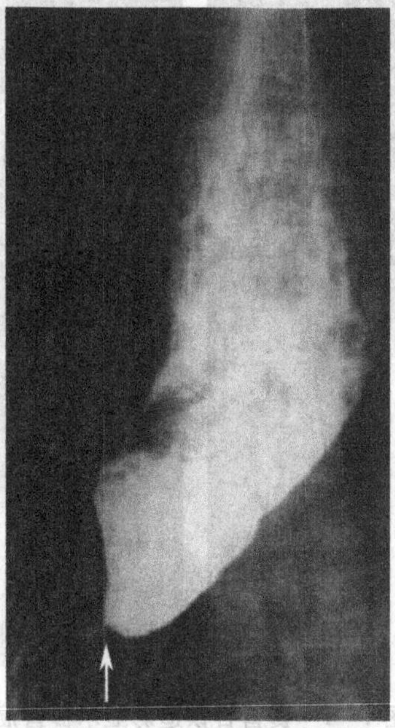

**图 4-2 贲门失弛缓症**

食管下端及贲门部呈鸟嘴状（箭头所示），边缘整齐，上段食管明显扩张

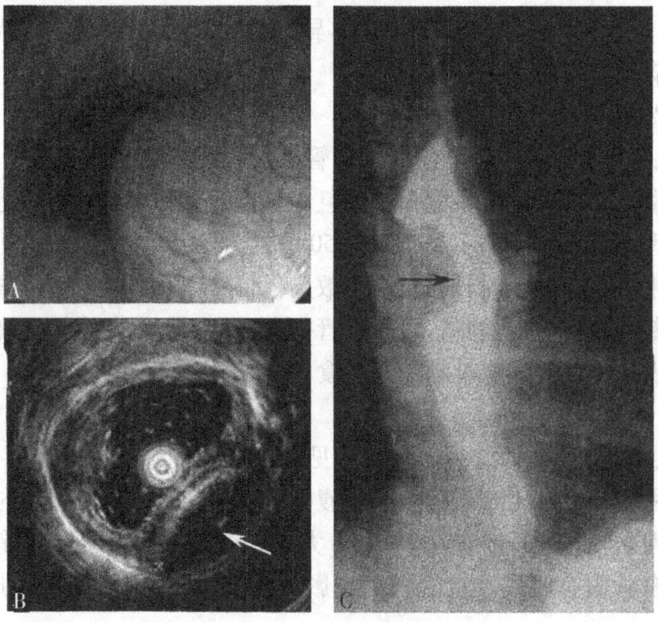

**图 4-3 食管平滑肌瘤**

# 五、治疗

## （一）手术治疗

对 Tis 或 $T_{1\sim2}N_0$ 期的食管癌，手术切除能达到根治效果，应属首选治疗方法。随着外科、麻醉技术的不断发展，高位食管癌和高龄有并存疾病的食管癌手术切除比例增加，手术范围扩大，近年手术切除率已达 90% 以上，并发症发生率下降，死亡率降至 1% ~3%。不幸的是，大部分患者在诊断时已进入中晚期，即使提高手术切除率，远期效果仍不令人满意。

### （二）放射治疗

1. 术前放疗　术前给予适当剂量的放疗，目的是要使瘤体缩小，外侵的瘤组织退变软化，与相邻器官的癌性粘连转变为纤维性粘连而便于手术切除。对于术前检查病变位置较高、瘤体较大、外侵较多、估计手术切除困难的患者均可行术前放疗。至于放疗剂量，目前认为以30～40Gy为好，手术时间一般以放疗后间隔2～3周为佳。

2. 术后放疗　对术中发现癌组织已侵及邻近器官而不能彻底切除或术中发现食管旁纵隔有淋巴结行清扫可能不彻底者应行术后放疗。一般认为术后放疗可提高局部控制率，但在改善远期生存率上无意义，术后放疗不宜作为根治性食管鳞癌的辅助治疗手段。

3. 单纯放疗　多用于颈段、胸上段食管癌，因手术难度大，手术并发症多，疗效常不满意，也可用于有手术禁忌证而病变不长，尚可耐受放疗者。

### （三）化学治疗

1. 术前化疗　对于预防和治疗肿瘤全身转移，化疗是目前唯一确切有效的方法。近年来，化疗已逐步成为食管癌综合治疗的重要组成部分。食管癌术前化疗的目的，首先是控制食管原发灶，使肿瘤体积缩小，临床分期降低，以利于手术切除；第二是提高对微小转移灶的控制，以减少术后复发和播散。

2. 术后化疗　术后辅助性化疗又称保驾化疗，是指食管癌经根治性切除术后，为了进一步消灭体内可能存在的微小转移灶而加用的化疗。目前认为化疗时机越早越好，一般要求在术后2周内进行，最迟不超过4周。

放疗、手术、化疗三者联用，是目前治疗食管癌的流行趋势。目的是更彻底地治疗食管癌，以求得更好的局部控制率、无病生存期和远期生存率。

### （四）食管癌的微创治疗

1. 内镜下黏膜切除术及剥离术　内镜下黏膜切除术（endoscopic mucosal resection，EMR）及内镜下黏膜剥离术（endoscopic submucosal dissection，ESD）适合于0～ⅠA级黏膜内病灶的治疗，其T分期在术前依靠超声内镜明确肿瘤侵犯深度，术后病检再次确定其肿瘤分期，若发现癌症病变超过黏膜肌层时，应追加手术治疗。基于正确肿瘤分期基础上的这种微创治疗，其5年生存率可达91.5%，与外科手术治疗肿瘤的效果相同。由于微创治疗保留了食管的结构，因此，从保护食管功能、减少术后并发症等方面优于传统外科手术。

2. 内镜局部注射化疗药物　是一种微创的姑息治疗，内镜下对肿瘤注射化疗药物可提高肿瘤局部药物浓度，药物可以通过淋巴引流到相应淋巴结起治疗作用，全身不良反应小。这种治疗方式常与放疗联合应用，具有放射增效作用。

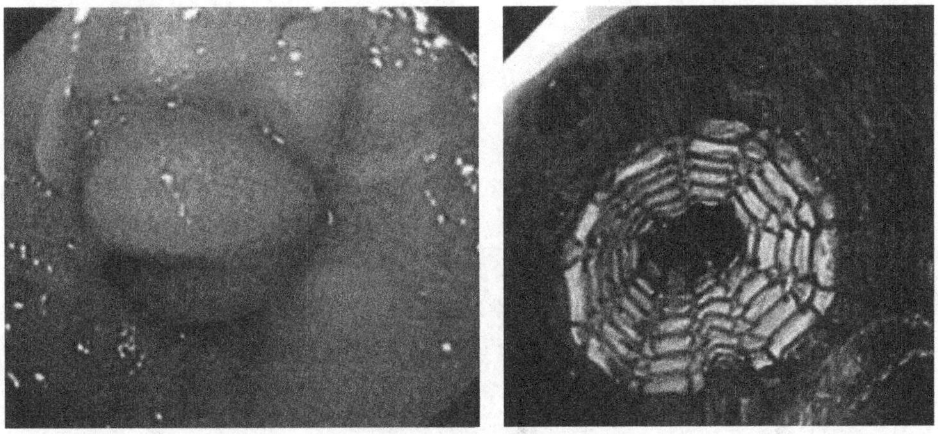

**图4-4　食管癌支架置入术前（左）后（右）**

3. 食管支架置入　当患者失去手术机会，吞咽梗阻严重时，可通过内镜在狭窄的食管部位置入记忆合金支架（图4-4），术后即可解除吞咽困难症状，改善生活质量，这种微创的症状姑息治疗对癌细胞没有杀伤作用，因此必须配合放疗及化疗。近年应用于临床的$^{125}I$－离子支架，由于在支架表面覆有一层$^{125}I$，起到局部放疗作用，具有缓解吞咽梗阻和抑制肿瘤细胞的双重作用。

4. 光动力学疗法　是利用光敏剂对肿瘤组织特殊的亲和力，经激光或普通光源照射肿瘤组织后产生生物化学反应，即光敏效应，杀灭肿瘤细胞。食管癌的光动力治疗对晚期患者也只有姑息性疗效。

（黄颖洁）

# 第五章

# 胃疾病

## 第一节　急性胃炎

胃炎（gastritis）是一种病理状态，指胃黏膜对各种损伤的炎症反应过程，目前对胃炎的分类和命名尚未有统一标准。根据发病特点可分为急性胃炎和慢性胃炎两类；根据病理改变分为非萎缩性胃炎、萎缩性胃炎，以及其他各种不同分类。根据病因、临床表现及病理改变不同，有些胃炎分类可以继续往下细分。如急性胃炎可分为急性单纯性胃炎、急性糜烂性胃炎、急性化脓性胃炎、急性腐蚀性胃炎四大类，慢性胃炎可分为非萎缩性胃炎、萎缩性胃炎和特殊类型胃炎，本章主要介绍急性胃炎。

急性胃炎（acute gastritis）是指各种外在和内在因素引起的急性广泛性或局限性的胃黏膜急性炎症，若合并肠道炎症则称急性胃肠炎。急性胃炎的临床表现因病因不同而不尽相同，其病因多样，包括急性应激、药物、缺血、胆汁反流和感染等。目前临床急性胃炎的分类上面已描述，是按照病理改变不同分类，临床以急性单纯性胃炎、急性糜烂性胃炎较常见。按病因分类急性胃炎又可分为急性外因性胃炎及急性内因性胃炎。

### 一、急性单纯性胃炎

急性单纯性胃炎（acute simple gastritis）是临床常见多发病，又称急性非特异性胃炎、急性浅表性胃炎，可由化学因素、物理（机械的和温度的）因素、微生物感染或细菌毒素等引起，以后者较为多见。一般短期可以治愈，少数可留有后遗症。

#### （一）病因与发病机制

1. 微生物感染或细菌毒素　在进食污染微生物和细菌毒素的食物引起的急性胃炎中，微生物包括沙门菌属、嗜盐杆菌、Hp 及某些病毒等，细菌毒素以金黄色葡萄球菌毒素为多见，偶为肉毒杆菌毒素。①沙门菌属：多存在于家畜、家禽、鱼类等的肠腔及内脏中，并可污染各种禽蛋。②嗜盐杆菌：存在于海水中，可污染蟹、螺、海蜇等海产品和腌渍食物。③Hp：主要栖居于胃窦部黏液层与上皮之间，它能产生多种酶和毒素，引起胃黏膜损伤。④金黄色葡萄球菌：易在乳类和肉类食品中繁殖生长，在30℃条件下，4～5 小时就可产生大量肠毒素，该毒素耐热性强，即使煮沸半小时仍能致病。⑤急性病毒性胃肠炎：大多由轮状病毒（rota virus）及诺沃克病毒（Norwalk virus）引起，轮状病毒在外界环境中比较稳定，在室温中可存活 7 个月，耐酸，不被胃酸破坏，粪－口途径为主要传播途径；Norwalk 病毒对各种理化因子有较强抵抗力，60℃ 30 分钟不能灭活，在 pH2.7 环境中可存活 3 小时，感染者的吐泻物有传染性，污染食物常引起暴发流行，吐泻物污染环境则可形成气溶胶，经空气传播。⑥当患有白喉、猩红热、肺炎、流行性感冒或脓毒血症等全身感染性疾病时，病毒、细菌和（或）其毒素可通过血液循环进入胃组织而导致急性胃炎。

2. 化学因素　①药物：主要是 NSAIDs，如水杨酸制剂［吲哚美辛（消炎痛）、布洛芬等］，能抑制环氧化酶－1 的活性，阻断内源性前列腺素 $E_2$ 和前列腺素 $I_2$ 的合成，削弱黏膜抵御损害因子的能力；NSAIDs 抑制胃黏液的合成和碳酸氢盐的分泌，削弱黏液－碳酸氢盐屏障；从而破坏了胃黏膜屏障，前列腺素合成减少，而胃酸分泌相对增加。洋地黄、利舍平、金霉素、氯化铵及某些抗癌药物等均可刺激胃黏膜，损害胃黏膜屏障。②误食毒蕈、砷、汞、灭虫、杀鼠等化学毒物，均可刺激胃黏膜引起炎症。③酗酒、服烈性酒及浓茶、咖啡等一些饮料也可引起急性胃炎。其机制可能是增加 $H^+$ 向黏膜内的渗透，损伤黏膜内和黏膜下的毛细血管，血管充血、渗出所致，并可使胃酸分泌增加。

3. 物理因素　进食过冷、过热或粗糙食物，以及胃内冷冻、放射治疗，均可损伤胃黏膜，引起炎症。

4. 其他因素　某些全身性疾病如尿毒症、肝硬化、慢性肺心病呼吸衰竭及晚期癌肿等均可作为内源性刺激因子，引起胃黏膜急性炎症。

### （二）病理

以弥漫性病变多见，也可为局限性。胃黏膜充血、水肿，黏液分泌增加，表面覆盖白色或黄色渗出物。黏膜皱襞上常有点状出血和（或）轻度糜烂，深的糜烂可累及腺体，但不超过黏膜肌层。镜检可见表层上皮细胞脱落，固有层血管受损引起出血和血浆外渗，伴多量中性粒细胞浸润，并有淋巴细胞、浆细胞和少量嗜酸粒细胞浸润，严重者黏膜下层亦有水肿。腺体细胞，特别是腺颈部细胞呈不同程度的变性和坏死。

### （三）临床表现

临床上以感染或进食了被细菌毒素污染的食物后所致的急性单纯性胃炎为多见。一般起病较急，在进食污染食物后数小时至 24 小时发病，症状轻重不一，表现为中上腹不适、疼痛，以至剧烈的腹部绞痛，厌食、恶心、呕吐，因常伴有肠炎而有腹泻，大便呈水样，严重者可有发热、呕血和（或）便血、脱水、休克和酸中毒等症状。因饮酒、刺激性食物和药物引起的急性单纯性胃炎多表现为上腹部胀满不适、疼痛、食欲减退、恶心、呕吐等消化不良症状，症状轻重不一，伴肠炎者可出现发热、中下腹绞痛、腹泻等症状。体检有上腹部或脐周压痛，肠鸣音亢进。沙门菌感染者常有发热、脱水症状。轮状病毒引起的胃肠炎多见于 5 岁以下儿童，冬季为发病高峰，有水样腹泻、呕吐、腹痛、发热等症状，并常伴脱水，病程约 1 周。Norwalk 病毒性胃肠炎症状较轻，潜伏期 1 ~ 2 天，病程平均 2 天，无季节性，症状有腹痛、恶心、呕吐、腹泻、发热、咽痛等。

### （四）辅助检查

1. 实验室检查　感染因素引起者外周血白细胞计数一般轻度增高，中性粒细胞比例增高；伴肠炎者大便常规检查可见少量黏液及红、白细胞，大便培养可检出病原菌。病程中可有短暂的胃酸分泌低下。

2. 内镜检查　内镜检查可见胃黏膜明显充血、水肿，有时见糜烂及出血点，黏膜表面覆盖黏稠的炎性渗出物和黏液。但内镜不必作为常规检查。

### （五）诊断和鉴别诊断

根据病史、症状和体征一般可做出诊断。但若伴有上消化道出血，尤其有酗酒或服水杨酸制剂等诱因者，应考虑急性糜烂性胃炎的可能。以上腹痛为主要症状者应与急性胰腺炎、胆囊炎、胆石症等疾病相鉴别。

1. 急性胆囊炎　本病的特点是右上腹持续性剧痛或绞痛，阵发性加重，可放射到右肩部，Murphy 征阳性，腹部 B 超、CT 或 MRI 等影像学检查可确立诊断。

2. 急性胰腺炎　患者常有暴饮暴食史或胆道结石病史，突发性上腹部疼痛，重者呈刀割样疼痛，伴持续性腹胀和恶心、呕吐。血、尿淀粉酶在早期升高，重症患者腹水中淀粉酶含量明显增高。B 超、CT 等辅助检查可发现胰腺呈弥漫性或局限性肿大有利于诊断。

3. 空腔器官穿孔　患者多起病急骤，表现为全腹剧烈疼痛，体检腹肌紧张呈板样、有压痛及反跳痛、叩诊肝浊音界缩小或消失。腹部 X 线透视或平片可见膈下游离气体。

4. 肠梗阻　肠梗阻呈持续性腹痛，阵发性加剧。伴剧烈呕吐，肛门停止排便排气。早期腹部听诊可闻及高亢的肠鸣音或气过水声，晚期肠鸣音减弱或消失。腹部 X 线片可见充气肠襻及多个液平。

### （六）治疗和预后

1. 治疗

（1）一般治疗：应去除病因，卧床休息，停止一切对胃有刺激的饮食或药物，给予清淡饮食，必要时禁食1~2餐，多饮水，腹泻较重时可饮糖盐水，避免体内电解质紊乱，保持体内酸碱平衡。

（2）对症治疗：针对不同的症状进行治疗。①腹痛者可行局部热敷，疼痛剧烈者给予解痉止痛剂如阿托品、复方颠茄片、山莨菪碱等。②剧烈呕吐时可肌注甲氧氯普胺，每次10mg，2~3次/天，针刺足三里、内关等穴位。③必要时给予口服 $H_2RA$ 如西咪替丁1.2g/d、雷尼替丁300mg/d，减少胃酸分泌，以减轻黏膜刺激，也可应用铝碳酸镁片（6~8片/天）或硫糖铝（0.75g/次，3次/天）等制酸剂或黏膜保护剂。

（3）抗感染治疗：一般不需要抗感染治疗，但由细菌引起尤其伴腹泻者，可选用黄连素、呋喃唑酮、磺胺类制剂等抗菌药物，但需注意药物的不良反应。

（4）维持水、电解质及酸碱平衡：因呕吐、腹泻导致水、电解质紊乱时，在纠正原发病同时，轻者可给予口服补液法，重者应予静脉补液，可选用平衡盐液或5%葡萄糖盐水，并注意补钾，对于有酸中毒者可用5%碳酸氢钠注射液进行纠正。

2. 预后　常在数天内恢复。如致病因素持续存在，可发展为慢性浅表性胃炎，最终可导致胃腺体萎缩。

## 二、急性糜烂性胃炎

急性糜烂性胃炎（acute erosive gastritis）是以胃黏膜多发性糜烂、出血为特征的急性胃炎，近年来有上升趋势，又称急性胃黏膜病变（acute gastricmucosal lesion，AGML）或急性糜烂出血性胃炎。本病已成为上消化道出血的重要病因之一，约占上消化道出血的20%。

### （一）病因

1. 化学物质、物理因素、微生物感染或细菌毒素　前述引起急性单纯性胃炎的各种外源性刺激因子均可破坏胃黏膜屏障而导致胃黏膜的急性糜烂。

2. 应激状态　一些危重疾病如严重创伤、大面积烧伤、败血症、颅内病变、休克及重要器官的功能衰竭等严重应激状态亦是常见病因。

### （二）发病机制

（1）外源性病因可严重地破坏胃黏膜屏障，导致氢离子及胃蛋白酶的逆向弥散，引起胃黏膜的损伤而发生糜烂、出血。

（2）应激状态时交感神经及迷走神经兴奋，内脏血管收缩，胃血流量减少，缺血、缺氧使黏膜上皮的线粒体功能降低，影响氧化磷酸化过程，使胃黏膜的糖原储存减少，故黏膜易受损伤；而胃黏膜缺血时，不能清除逆向弥散的氢离子，氢离子损害胃黏膜并刺激肥大细胞释放组胺，使血管扩张，通透性增加；同时应激状态下可使 $HCO_3^-$ 分泌减少，黏液分泌不足，前列腺素合成减少，削弱胃黏膜屏障功能。

（3）严重应激时胃肠运动迟缓、幽门功能失调，可造成胆酸、肠液、胰液等反流，其中，次级胆酸对胃黏膜上皮细胞膜的损伤作用大于初级胆酸，酸性环境（pH2~5）时结合胆酸的毒性大，碱性或中性环境下非结合胆酸的损伤作用最明显，结合胆酸在胞内积聚后，导致上皮细胞内离子化，细胞膜通透性增加、细胞间的紧密连接受损，细胞坏死。胰液中的蛋白酶、脂肪酶、磷脂酶 $A_2$ 均对胃黏膜有损伤作用。阿司匹林、胆盐等可破坏溶酶体膜的稳定性，促使酸性水解酶释放。

### （三）病理

病变多见于胃底及胃体部，有时也累及胃窦。胃黏膜呈多发性糜烂，从针尖大小到数毫米，呈点、片、线状或不规则形，伴有点片状新鲜出血点或陈旧性出血灶，有时见浅小溃疡，覆以白苔或黄苔，周边黏膜充血水肿。组织学检查见糜烂处表层上皮细胞有灶性脱落，腺体因水肿、出血而扭曲，固有层有中性粒细胞和单核细胞浸润。

## (四) 临床表现

发病前有服用NSAIDs、酗酒，以及烧伤、大手术、颅脑外伤、重要器官功能衰竭等应激状态病史，临床症状多为上腹部的隐痛或剧痛，伴恶心等症状，由药物所致者，亦称为药物性胃炎。少数患者由于原发病症状较重，因此出血前的胃肠道症状如上腹部隐痛不适、烧灼感常被忽视或无明显症状。常以上消化道出血为首发症状，表现为呕血和（或）柏油样便，出血常为间歇性，部分患者表现为急性大量出血，病情较重，可出现失血性休克。

## (五) 诊断

因无特征性临床表现，诊断主要依靠病史及内镜检查。

(1) 当患者病前有服用NSAIDs（如阿司匹林）、酗酒，以及烧伤、创伤、大手术、重要器官功能衰竭等应激状态病史，而既往无消化性溃疡病史，出现上消化道出血症状，出血前无明显上腹痛等症状者，应考虑本病的可能。

(2) 确诊有赖于急诊内镜检查，在出血后的24~48小时内做急诊内镜检查，有确诊价值，超过48小时，病变可能已不复存在。内镜下见胃黏膜局限性或弥漫性充血、水肿，黏液分泌增多。胃黏膜常有点状或片状出血、血痂，重者可见散在多发圆形或椭圆形糜烂，直径1~2mm，黏液湖可见新鲜和陈旧血液。

(3) X线检查：胃肠道钡剂造影检查常不能发现糜烂性病变，且不适用于急性活动性出血患者，因为钡剂可涂布于黏膜表面，使近期不能做内镜或血管造影检查；在急性出血时肠系膜上动脉选择性血管造影术可做出出血的定位诊断，出血间歇时则常为阴性。

## (六) 鉴别诊断

1. 消化性溃疡并出血　消化性溃疡可以上消化道出血为首发症状，需与急性糜烂性胃炎鉴别，急诊胃镜检查可鉴别。

2. 肝硬化食管静脉曲张破裂出血　患者多有肝炎病史，并有肝功能减退和门静脉高压表现如低蛋白血症、腹水、侧支循环建立等，结合X线钡剂造影和胃镜检查，可与急性糜烂性胃炎相鉴别。

3. 其他　急性糜烂性胃炎还需与引起上消化道出血的其他疾病如胃癌、食管-贲门黏膜撕裂综合征、胆道疾病等鉴别，通过这些原发疾病的临床表现和胃镜、B超、CT、MRI等辅助检查，一般可做出鉴别。

## (七) 治疗

1. 一般治疗　去除诱发病因，治疗原发病。患者应卧床休息，禁食或流质饮食，保持安静，烦躁不安时给予适量的镇静剂，如地西泮。出血明显者应保持呼吸道通畅防止误吸，必要时吸氧。加强护理，密切观察神志、呼吸、脉搏、血压变化及出血情况，记录24小时出入量。

2. 黏膜保护剂　无明显出血者，可应用黏膜保护剂如硫糖铝混悬剂2包口服，3~4次/天，铝碳酸镁3片嚼服，3~4次/天。近年来多应用替普瑞酮（施维舒）胶囊50mg口服，3次/天或前列腺素$E_2$衍生物米索前列醇（misoprostol，喜克溃），常用量为200μg，4次/天，餐前和睡前口服，还可选用胶体果胶铋、吉法酯或麦滋林-S颗粒等黏膜保护剂。

3. $H_2RA$　轻者可口服$H_2RA$，如西咪替丁1.0~1.2g/d，分4次口服；雷尼替丁300mg/d，分2次口服；法莫替丁40mg/d，分2次口服。重者可静脉滴注用药。$H_2RA$可有效抑制胃酸的分泌，减轻$H^+$逆弥散，使用中需注意$H_2RA$的不良反应。

4. PPI　一般而言，其抑酸作用要强于$H_2RA$。轻者可选用口服制剂，如奥美拉唑20~40mg/d，兰索拉唑30~60mg/d，泮托拉唑40mg/d。近年来抑酸作用更强的制剂已应用于临床，主要有雷贝拉唑（rabeprazole，波利特），10~20mg/d，因其药代动力学的特点属非酶代谢（即不依赖肝细胞色素P450同工酶CYP2C19进行代谢），故其抑酸效果无个体差异性；埃索美拉唑（esomeprazole），20~40mg/d，口服。

5. 大出血者应积极采取以下治疗措施

（1）补充血容量：对伴上消化道大出血者应立即建立静脉通道，积极补液，酌量输血，迅速纠正休克及水电解质紊乱，防止微循环障碍及代谢性酸中毒。输液开始宜快，可选用生理盐水、林格液、右旋糖酐等，补液量根据失血量而定，但右旋糖酐 24 小时不宜超过 1 000mL。输血指征：①血红蛋白 < 70g/L，红细胞计数 < $3\times10^{12}$/L 或红细胞比容 < 30%；②收缩压 < 80mmHg；③脉率 > 120 次/分。

（2）局部止血：留置胃管，可观察出血情况、判断治疗效果、降低胃内压力，也可经胃管注入药物止血。①去甲肾上腺素：6 ~ 8mg 加于生理盐水 100mL 中，分次口服或胃内间歇灌注。②凝血酶：1 000 ~ 4 000U 加水稀释，分次口服或胃管注入。③云南白药：0.5g 加水溶解后口服，3 次/天。④冰盐水：注入 3 ~ 5℃冰盐水，每次约 500mL，反复冲洗，直至冲洗液清亮，总量不超过 3 000mL，可清除胃内积血，使黏膜下层血管收缩，有利于止血。

（3）止血剂：①卡巴克络（安络血）：可以减低毛细血管的渗透性并增加断裂毛细血管断端回缩作用，每 4 ~ 8 小时肌内注射 10mg。②酚磺乙胺（止血敏）：能促使血小板凝血活性物质的释放，并增加其集聚活性与黏附性，可用 2 ~ 4g 加入 5% 葡萄糖溶液或生理盐水中输入。③也可酌情选用血凝酶（立止血）、氨基己酸、氨甲苯酸等药物。

（4）抑酸剂：抑酸剂可以减少胃酸分泌，防止氢离子逆向弥散，pH 上升后，可使胃蛋白酶失去活性，有利于凝血块的形成，从而达到间接止血的目的。①$H_2RA$：如西咪替丁每次 600 ~ 1 200mg，1 ~ 2 次/天；法莫替丁每次 20 ~ 40mg，1 ~ 2 次/天，加入葡萄糖或生理盐水中静脉滴注。②PPI：奥美拉唑静脉滴注 40mg，1 ~ 2 次/天；托拉唑 40mg 静脉滴注，1 ~ 2 次/天。

（5）生长抑素：人工合成的生长抑素具有减少胃酸和胃蛋白酶分泌及降低内脏血流量的作用，常用奥曲肽（8 肽，sandostatin，善宁）首剂 100μg，皮下或静脉注射，然后以 20 ~ 50μg/h 的速度静脉维持 24 ~ 48 小时；生长抑素（14 肽 somatostatin，思他宁），首次以 250μg 静脉注射，再以 250μg/h 静脉持续滴注，必要时剂量可加倍。

（6）内镜下止血：可用 5% ~ 10% 孟氏液 30 ~ 50mL 或去甲肾上腺素、凝血酶局部喷洒止血，也可酌情选用电凝、激光、微波凝固止血，常规止血方法无效时可选用内镜下止血方法。

（7）选择性动脉内灌注垂体后叶素：常规止血方法无效时可考虑应用放射介入治疗，方法为经股动脉穿刺插管，将垂体后叶素灌注入腹腔动脉及肠系膜上动脉，每 5 分钟 0.1 ~ 0.3U，维持 18 ~ 24 小时。近年来多选用三甘氨酰基赖氨酸加压素（特利加压素）1 ~ 2mg/次灌注，疗效更好且不良反应少。

（8）手术治疗：单纯的广泛糜烂出血性胃炎不宜手术治疗。少数伴有应激性溃疡出血者经 24 ~ 48 小时内科积极治疗仍难以控制出血时，在急诊胃镜检查后基本明确诊断的基础上，可选用外科手术治疗。手术前准备要充分，并补充足够血容量。

### （八）预防

对多器官功能衰竭、脓毒血症、大面积烧伤、严重创伤等应激状态患者应该给予上述抑酸剂或制酸剂药物，以维持胃内 pH 在 3.5 ~ 4，可以有效预防急性胃黏膜病变的发生。对于必须服用 NSAIDs 的患者，应小剂量服用或减少服用次数，加服抑酸剂或前列腺素类似物，可以有效预防急性胃黏膜病变。

## 三、急性化脓性胃炎

急性化脓性胃炎（acute phlegmonous gastritis）是胃壁受到细菌感染而引起的化脓性病变，又称急性蜂窝织炎性胃炎，是败血症的并发症之一，但本病自从广泛应用抗生素以来已较罕见。

### （一）病因

最常见的致病菌为 α - 溶血性链球菌，但也可由金黄色葡萄球菌、肺炎链球菌、大肠杆菌或产气荚膜杆菌等引起。本病常继发于身体其他部位的感染，如败血症、脓毒血症、丹毒、蜂窝织炎、化脓性扁桃体炎等，化脓菌经血液循环或淋巴液传播，或在胃壁原有病变如慢性胃炎、胃溃疡、胃息肉摘除、胃部创伤的基础上繁殖，而导致急性化脓性胃炎。

### （二）病理

化脓菌侵入胃壁后，多经黏膜下层扩散，主要病理变化为黏膜下层化脓性炎症，并可形成坏死区，血管内血栓形成，有大量中性粒细胞浸润。胃壁水肿，变硬增厚，黏膜充血平坦，失去正常皱襞，有时可见糜烂、浅溃疡及散在出血点。浆膜也可发生纤维素性炎。病变多限于胃部，很少超出贲门或幽门。局限型可见胃壁脓肿形成，严重者胃壁发生坏死、穿孔，引起弥散性腹膜炎。

### （三）诊断

1. 临床表现　发病突然且凶险，多为突发性上腹部剧烈疼痛，也可为全腹痛，取前倾坐位可使腹痛缓解，为本病的特征。其他症状有恶心、呕吐频繁，有时出现呕血及黑粪，伴有寒战高热。体检时上腹部压痛明显，有反跳痛和肌紧张等腹膜炎征象，有时有脓性腹水形成，出现中毒性休克，可并发胃穿孔、血栓性门静脉炎及肝脓肿。

2. 辅助检查

（1）三大常规检查：白细胞计数一般 $>10\times10^9/L$，以中性粒细胞为主，伴有核左移；尿内可有蛋白及管型；大便潜血试验可呈阳性。

（2）呕吐物检查：呕吐物中有坏死黏膜混合脓性呕吐物。

（3）X 线检查：腹部 X 线片示胃扩张，如系产气菌感染则可见胃壁内积聚一层小的气泡。钡剂造影检查相对禁忌，一般显示胃体扩大，黏膜增粗，常见巨大皱襞，可有钡剂潴留。

（4）内镜检查：一般认为本病禁忌行内镜检查，因为充气和操作不慎可能诱发胃穿孔。

### （四）鉴别诊断

本病需与下列疾病鉴别。

1. 溃疡病穿孔　此类患者多有溃疡病史，开始无发热，穿孔后突然出现剧烈上腹痛并迅速遍及全腹，全腹均有压痛及反跳痛，腹肌呈板状强硬，叩诊肝浊音界缩小或消失，X 线透视可见膈肌高位，膈下有游离气体。但急性化脓性胃炎也可并发胃穿孔。

2. 急性胰腺炎　有突然发作的上腹部剧烈疼痛，放射至背部及腰部，早期呕吐为胃内容物，以后为胆汁。血清淀粉酶在早期升高，一般都超过 500U（Somogyi 法），腹腔穿刺如抽出血性液体且淀粉酶测定浓度高，可确诊本病。结合腹部 B 超、CT、MRI 等辅助检查常可确诊。

3. 急性胆囊炎　本病特点是右上腹部持续性疼痛，阵发性加重，可放射至右肩胛部，Murphy 征阳性，腹部 B 超、CT 等检查可协助诊断。

### （五）治疗和预后

本病治疗的关键在于及早确诊，对于有全身细菌感染而突发上腹痛、恶心呕吐，且呕吐物呈脓样或含坏死黏膜组织，伴发热，胃扩张并有上腹部明显压痛和局部肌紧张等腹膜炎征象时，应及早积极治疗，包括大量抗菌药物控制感染，纠正休克、水电解质紊乱。也可选用胃黏膜保护剂及抑酸剂治疗，如并发胃穿孔，经抗生素积极治疗无效时，且全身一般情况尚好，则可行外科手术治疗，可行胃壁脓肿切开引流或胃次全切除术。

本病预后较差，据报道死亡率高达 48%～64%。

## 四、急性腐蚀性胃炎

急性腐蚀性胃炎（acute corrosive gastritis）是由于自服或误服强酸（如硫酸、盐酸、硝酸、乙酸、来苏）、强碱（如氢氧化钠、氢氧化钾）或其他腐蚀剂（砷及磷等）后引起胃黏膜发生变性、糜烂、溃疡或坏死。早期临床表现为口腔、咽喉、胸骨后及上腹部的剧痛，重者导致出血或穿孔，晚期可导致食管狭窄。

### （一）发病机制及病理

腐蚀剂进入消化道引起损伤的范围和严重性与腐蚀剂的性质、浓度和数量，以及腐蚀剂与胃肠道黏膜接触的时间及胃内所含食物量有关。强酸类腐蚀剂与强碱类腐蚀剂引起损伤的性质和部位不同，前者常产生胃的灼伤，尤其是幽门窦和小弯，食管往往可免受其害，而后者损害食管较胃为重。胃内充满食物时，吞入的腐蚀剂沿小弯到达幽门使幽门痉挛，故损伤常局限于幽门。

浓酸可使蛋白质和角质溶解或凝固，组织呈界限明显的灼伤或凝固性坏死伴有焦痂。此坏死块可限制腐蚀剂穿透至更深的组织，但受损组织收缩变脆，故可产生大块坏死组织脱落造成继发性胃穿孔、腹膜炎或纵隔炎。如吞服酸量很少或浓度低，可能只产生轻度炎症，而无后遗症。中等程度的损害则可使胃壁产生一层或多层凝固性坏死。由于幽门痉挛，吞服的酸在胃窦潴留，几周至几月后可致瘢痕形成和狭窄。

强碱与组织接触后，迅速吸收组织内的水分，并与组织蛋白质结合成为胶冻样的碱性蛋白盐，与脂肪酸结合成为皂盐，造成严重的组织坏死，故其可透入组织，常产生全层灼伤。此种坏死组织易液化而遗留较深的溃疡乃至穿孔，晚期可引起消化道狭窄。

## （二）临床表现

在吞服腐蚀剂后，口腔黏膜、食管黏膜和胃黏膜都有不同程度的损害。口腔咽喉的黏膜有充血、水肿和糜烂，引起疼痛、吞咽困难和呼吸困难；胃部症状表现为上腹痛、恶心、呕吐，吐出物常为血性黏液，严重时因广泛的食管、胃的腐蚀性坏死而致休克，也可出现食管及胃的穿孔，引起胸膜炎和弥漫性腹膜炎。继发感染者出现高热。不同的腐蚀剂可在口、唇及咽喉部黏膜产生不同颜色的灼痂。吞服硫酸后口腔黏膜呈黑色，硝酸呈深黄色痂，盐酸呈灰棕色，来苏使口腔黏膜呈灰白色，后转为棕黄色，强碱则呈透明的水肿。此外，各种腐蚀剂吸收后还可引起全身中毒症状。例如，来苏吸收后引起肾小管损害，导致肾衰竭；酸类吸收可致严重酸中毒引起呼吸困难。几周至几个月后，患者可出现食管、幽门狭窄和梗阻症状。

## （三）诊断

根据病史和临床表现，诊断并不困难。早期绝对禁忌胃镜检查。晚期如患者可进流质或半流质，则可谨慎做胃镜检查，以了解食管与胃窦、幽门有无狭窄或梗阻。如食管高度狭窄，胃镜不能通过时，不应硬性插入，以免发生穿孔。急性期一般不宜做上消化道钡剂造影检查，以免引起食管和胃穿孔，待急性期过后，钡剂造影检查可了解胃窦黏膜有无粗乱、胃腔有无变形，食管有无狭窄，也可了解胃窦狭窄或幽门梗阻的程度。晚期如患者只能吞咽流质时，可吞服碘水造影检查。

## （四）治疗

1. 治疗原则　应了解口服的腐蚀剂种类，并及早静脉输液补充足够的营养，纠正电解质和酸碱失衡，保持呼吸道畅通。禁食，一般忌洗胃，以免发生穿孔，如有食管或胃穿孔的征象，应及早手术。

2. 减轻腐蚀剂继发的损害　为了减少毒物的吸收，减轻黏膜灼伤的程度，吞服强酸者，可先饮清水，口服氢氧化铝凝胶 30～100mL，或尽快给予牛乳、鸡蛋清、植物油 100～200mL 口服；吞服强碱者可给予食醋 300～500mL 加温水 300～500mL 口服，一般不宜服浓食醋，因浓食醋与碱性化合物作用时，产生的热量可加重损害。然后再服少量蛋清、牛乳或植物油。

3. 对症治疗　剧痛者给予止痛剂如吗啡 10mg 肌内注射。呼吸困难者给予氧气吸入，已有喉头水肿、呼吸严重阻塞者，应及早做气管切开，并应用广谱抗生素防止继发感染。在早期，为了避免发生喉头水肿，可酌情在发病 24 小时内，使用糖皮质激素，以减轻咽喉局部水肿，并可减少胶原及纤维瘢痕组织的形成。可用氢化可的松 100～200mg 或地塞米松 5～10mg 静脉滴注，数日后可改成泼尼松口服，但不应长期服用。

4. 并发症的治疗　如并发食管狭窄、幽门梗阻者可行内镜下气囊扩张治疗。食管局部狭窄时，可植入支架治疗，不宜行扩张或支架治疗者应行手术治疗。食管狭窄的内镜下扩张治疗已日益广泛地应用于临床，使不少患者避免了手术治疗。

（黄颖洁）

# 第二节 慢性胃炎

## 一、病因与发病机制

慢性胃炎的病因迄今尚未完全阐明。一般认为物理性、化学性及生物性有害因素持续反复作用于易感人体即可引起胃黏膜慢性炎症。已明确的病因包括以下几方面。

### （一）Hp 感染

早在 1874 年，Bottchen 就发现人的胃黏膜内有一种螺旋状的微生物。1939 年，Boenges 在尸检中发现 48% 的胃黏膜切片中存在数种不同类型的螺旋状杆菌。但早期人们对胃内这种螺旋状微生物及其与临床的联系尚不认识，故未予以重视。直到 1983 年 Warren 和 Marshall 从慢性胃炎患者的胃黏膜中分离并培养出 Hp，并认为此菌与慢性胃炎之间有密切关系，其反响举世瞩目。此后各国学者开展了大量研究，发表了数以千计的研究报道。大量研究资料表明，Hp 的感染率与慢性胃炎的发病率大致呈平行关系，而 Hp 相关性胃炎患者经有效抗菌药物治疗根除 Hp 之后，其临床症状与病理改变也随之有所好转，且健康志愿者人体试验亦证实口服 Hp 可引发胃黏膜明显炎症改变，并出现上腹痛、恶心、呕吐等症状，因此目前认为 Hp 感染是慢性胃炎的一个重要病因。

慢性胃炎患者胃黏膜中 Hp 的检出率高低与胃炎活动与否有关。国内外的研究资料均表明，慢性活动性胃炎患者的 Hp 检出率较高，可达 90%，而非活动者较低。不同部位胃黏膜的 Hp 检出率亦不完全相同，胃窦部的检出率高于胃体部。现有的资料提示 Hp 感染与慢性胃炎患者的临床症状之间无明确关系。无症状慢性胃炎患者的 Hp 检出率可达 35% ~72%，而有明显症状慢性胃炎患者的 Hp 检出率并不一定很高。但越来越多的研究表明，胃炎的病理组织学改变与 Hp 感染的程度轻重有关，尤其在活动性胃炎中，胃黏膜的炎症越重，Hp 的数量越多。Hp 作为慢性胃炎的病原菌，其致病因素可能包括以下几方面。

1. Hp 呈螺旋形状、具有鞭毛结构　其活跃的能动性使细菌能快速穿过胃腔内酸性环境和黏液层，且动力强的 Hp 菌株毒力亦强，能产生空泡毒素引起细胞空泡变性。50% ~60% 的 Hp 分离株培养上清液中可检出毒素。悉生乳猪感染实验表明，Hp 的毒素不及动力的致病性大，但在自然感染的人类，细胞毒素亦可能是一种重要致病因素。

2. Hp 能产生多种毒性酶　破坏胃黏膜表面黏液层结构，损伤其屏障功能。如尿素酶对胃上皮和黏液有直接毒性作用，尿素酶水解产生的氨可以扰乱胃黏膜健全的离子交换机制，引起 $H^+$ 向胃黏膜反渗，导致组织损伤；黏蛋白酶可使黏液分泌受抑及黏液分泌后降解，使胃黏液黏稠度下降和渗透选择性丧失；而脂多糖能抑制层黏素受体，从而破坏上皮完整性。此外，溶血凝脂能破坏黏液层的完整性，溶血素可损伤胃黏膜屏障。

3. Hp 具有黏附活性　电镜观察受累的胃黏液分泌细胞，可见 Hp 与黏膜细胞紧密接触，形成“触足”样结构，使微绒毛消失和细胞骨架成分破坏。动物实验显示 Hp 仅能在胃内发现，提示 Hp 与胃的黏液分泌细胞有特殊关系。现已发现人胃黏膜上皮的磷脂乙醇胺系高亲和性 Hp 受体，Hp 在黏液上亦有靶位，可与黏液中的糖蛋白和糖脂结合，继而损伤胃黏膜屏障与黏液屏障。

4. Hp 感染后机体发生免疫反应　产生针对 Hp 的抗体，可造成自身的免疫损伤。

总之，Hp 感染后通过多种致病因素的作用，使黏液屏障受损，黏膜细胞变性坏死，大量中性粒细胞炎症性浸润可形成腺窝脓肿，从而使腺体的再生受到极大影响。

### （二）免疫因素

免疫因素与慢性萎缩性胃炎的关系较密切。胃体萎缩为主的慢性胃炎患者血清中常能检测出壁细胞抗体（PCA）和内因子抗体（IFA），两者均为自身抗体，在伴有恶性贫血的胃萎缩者中检出率相当高。恶性贫血属自身免疫性疾病，其胃黏膜萎缩变薄，壁细胞数显著减少或消失，黏膜固有层可见淋巴细胞浸润，而胃窦部黏膜病变较轻或基本正常。

1. PCA　1963 年，Irvin 首先报道在恶性贫血患者血清及胃匀浆中存在 PCA。PCA 存在于血液和胃液中，血清中 PCA 主要为 IgG，胃液中 PCA 为 IgG 或 IgA，其抗原存在于壁细胞分泌小的微绒毛膜上。PCA 具细胞特异性，仅与壁细胞反应，而无种属特异性。在恶性贫血患者中 PCA 的阳性率可达 90% 以上，在不伴恶性贫血的萎缩性胃炎患者，PCA 的阳性率为 20% ~60%，但国内报道检出率较低。全胃切除后 4 ~6 个月血清 PCA 滴度下降甚至消失。PCA 在少数健康人亦能检出，20 岁以下者其阳性率为 2%，60 岁以上者可达 16%。此外，在其他自身免疫性疾病中 PCA 亦能检出，阳性率为 20% ~30%。

2. IFA　血清中 IFA 属 IgG。IFA 可分为“阻断”抗体（Ⅰ型）和“结合”抗体（Ⅱ型），前者与内因子结合后能阻断维生素 $B_{12}$ 与内因子形成复合物，以致维生素 $B_{12}$ 不能吸收，后者与内因子维生素 $B_{12}$ 复合物结合而阻碍它们在回肠壁中的吸收。在恶性贫血患者中Ⅰ型 IFA 的阳性率约 53%，Ⅱ型 IFA 的阳性率约 30%。IFA 存在于患者血清和胃液中，但以胃液中的抗体作用较强，血中抗体作用较弱，血 IFA 的存在并不能决定有无维生素 $B_{12}$ 吸收障碍。IFA 具有特异性，通常仅见于胃萎缩伴恶性贫血者。

3. 促胃液素分泌细胞抗体　虽然一般认为 B 型萎缩性胃炎与免疫因素关系不大，但 1979 年 Vandelli 等发现部分 B 型萎缩性胃炎患者血清中存在促胃液素分泌的细胞抗体（GCA），是针对促胃液素细胞胞质的自身抗体。在 106 例患者中 8 例阳性，而 35 例 A 型萎缩性胃炎及 51 例恶性贫血全部阴性。目前 GCA 的致病作用尚不清楚，仍需更多研究资料证实。

4. 延迟型变态反应　胃萎缩患者除有自身抗体参与外，尚有延迟型变态反应存在。将患者淋巴细胞做组织培养时，如加入胃黏膜匀浆或内因子，可使淋巴细胞转化为淋巴母细胞。将萎缩性胃炎患者的胃液或胃黏膜匀浆免疫犬，可引起胃黏膜变性和炎症病变，淋巴细胞和浆细胞大量浸润，甚至还可出现 PCA，壁细胞数量亦明显减少，从而制成胃炎的动物模型，但这种萎缩性胃炎的变化是可逆的。

5. B 淋巴细胞功能亢进　有学者报道 A 型萎缩性胃炎患者血清 IgA 与 IgM 升高，B 型萎缩性胃炎患者血清 IgG、IgA 与 IgM 均显著高于正常人，提示萎缩性胃炎患者有 B 淋巴细胞功能亢进。其原因可能系胃黏膜屏障受损后使胃内食物或微生物等抗原物质通过受损的黏膜屏障刺激机体免疫系统，引起免疫反应而产生抗体。一般认为，免疫所引起的损伤是继发的。内源性或外源性等各种有害因素引起胃黏膜损伤，壁细胞抗原释出并致敏免疫细胞引起免疫反应，造成胃黏膜慢性炎症；继而通过体液免疫产生抗体（PCA），PCA 在壁细胞内形成抗原抗体复合物，在补体的参与下不断破坏壁细胞。如果免疫反应持续进行，最终将因壁细胞数量显著减少，抗原消耗殆尽。由于缺乏壁细胞抗原的刺激，免疫反应也就终止。因此，在胃萎缩时，固有层内炎症细胞浸润较轻或缺如。

### （三）刺激性物质

长期服用 NSAIDs 如水杨酸盐和保泰松，可引起慢性胃黏膜损害；食物过冷、过热、过酸、过辣、过咸，或经常暴饮暴食，长期饮用浓茶，以及长期酗酒、吸烟等均可引起慢性胃炎。烟草酸可直接作用于胃黏膜，也可通过胆汁反流而致病。乙醇饮料可使胃黏膜产生红斑和糜烂损伤。动物实验表明当胃内乙醇浓度超过 14% 即可破坏胃黏膜屏障，黏膜损伤的程度与乙醇的浓度及接触时间有关。乙醇不仅增加 $H^+$ 反弥散，破坏黏膜内和黏膜下的正常组织结构，亦可损伤正常的能量代谢，从而破坏细胞功能。此外，乙醇亦可刺激胃酸分泌而加重胃黏膜损伤。但亦有学者认为，低浓度的乙醇对胃黏膜不但无害，反而有保护作用。其机制系低浓度的乙醇可提高胃黏膜的前列腺素水平，从而对胃黏膜产生保护作用。近来亦有学者认为辣椒刺激能促使胃黏膜合成和释放前列腺素，继而具有细胞保护功能。有报道证实，4%、8%、12%、16% 及 20% 的辣椒煎剂对 0.6mol/L 盐酸诱发的大鼠胃黏膜损伤均有明显保护作用。

### （四）十二指肠液反流

幽门括约肌功能失调可使十二指肠液反流，而十二指肠液中含有胆汁、肠液和胰液。胆盐可减低胃黏膜屏障对离子的通透功能，胆盐在胃窦部可刺激 G 细胞释放促胃液素，增加胃酸分泌。$H^+$ 通过损伤的黏膜屏障反弥散进入胃黏膜引起炎症变化，$H^+$ 亦能刺激肥大细胞使组胺分泌增加，引起胃壁血管扩张及瘀血，炎症渗出增多，使得慢性炎症持续存在并形成恶性循环，这也是慢性胃炎难治的原因之一。

目前认为，幽门括约肌的正常功能与促胰液素、CCK 及促胃液素之间的平衡密切相关。当胃泌素分泌增加，而促胰液素、CCK 分泌绝对或相对减少时，产生平衡失调，导致幽门括约肌功能不全，从而使十二指肠液反流入胃。

### （五）胃窦内容物潴留

任何原因引起的胃窦内容物不能及时排空或长期潴留于胃内，都可通过释放过多促胃液素而引起胃窦部的浅表性胃炎，但慢性炎症亦可广泛存在。如胃石症常并发慢性胃炎。

### （六）细菌、病毒和（或）其毒素

急性胃炎之后胃黏膜损伤可经久不愈，如反复发作可发展为慢性浅表性胃炎。牙及齿龈、扁桃体及鼻窦等的慢性感染灶的细菌或毒素吞入胃内，对胃黏膜长期刺激也可引发慢性胃炎。慢性肝病患者亦常有慢性胃炎的临床表现，有学者证实乙型肝炎患者胃黏膜内有乙型肝炎病毒的抗原抗体复合物存在。

### （七）年龄因素

慢性胃炎与年龄关系密切。随着年龄的增长，萎缩性胃炎和肠腺化生的发生率逐渐升高，病变程度不断加重，范围亦越广，但炎症细胞浸润的程度似与年龄关系不大，因此有学者认为，萎缩性胃炎是老年人胃黏膜的退行性变，属于一种半生理现象。

### （八）遗传因素

恶性贫血家庭成员中严重萎缩性胃炎发生的危险性是随机人群的 20 倍，提示有遗传因素的影响，有学者认为其中起作用的是一常染色体显性遗传基因。胃窦为主的萎缩性胃炎亦有家庭聚集现象，但是否与遗传易感性有关尚需进一步研究。

## 二、病理

慢性胃炎的病理变化主要局限于黏膜层，极少累及黏膜下层。慢性炎症长期存在可引起腺体破坏和肠腺化生，使浅表性胃炎逐渐发展为萎缩性胃炎。通常许多患者同时存在浅表性与萎缩性胃炎，两者无严格的区分界限。当胃底腺完全萎缩并由化生腺体替代，而胃窦黏膜尚正常时，则为胃萎缩，见于 A 型胃炎患者。

### （一）基本病变

1. 细胞浸润　正常胃黏膜固有层仅有极少数的单核细胞。慢性炎症时以浆细胞、淋巴细胞浸润为主，如果出现中性粒细胞浸润，提示慢性炎症有活动性，嗜酸粒细胞浸润较少见。通常炎症细胞浸润要深达黏膜层 1/2 以上才有意义。根据炎症细胞的浸润程度可将炎症分为轻、中、重 3 度。浸润累及 1/3 胃小凹和表面上皮为轻度，1/3 ~ 2/3 为中度，2/3 以上则为重度。

2. 白细胞游走　在腺窝上皮或腺管上皮细胞间可见成团的白细胞向外游走，最后排出到腺窝，可形成中性粒细胞管型。当上皮间有较多中性粒细胞浸润积聚时可形成小窝脓肿，且表面上皮可见糜烂、黏液积聚，固有层呈充血、水肿，甚至灶性出血。这些都是炎症活动性的表现。

3. 固有腺萎缩　固有腺数量减少，黏膜层变薄，但固有层中纤维组织、黏膜肌和淋巴滤泡常增生。据固有腺减少程度，萎缩可分为轻度（腺体减少 1/3 以内）、中度（腺体减少 1/3 ~ 2/3）、重度（腺体减少 2/3 以上）。

4. 肠腺化生　几乎所有萎缩性胃炎的萎缩区均可见肠腺化生，轻者仅见少数上皮出现，重者胃固有腺完全由肠化腺体替代，甚至见到肠绒毛形成。据组织学及细胞形态学，可将肠腺化生分为吸收上皮化生、杯状上皮化生、潘氏细胞化生及假幽门腺化生，后者系与幽门腺类似的黏液分泌细胞取代了壁细胞和主细胞所致。肠腺化生后，细胞的中性黏液减少或消失，而由酸性黏液取代。细胞的刷状缘出现小肠所具有的酶类，如双糖酶、碱性磷酸酶等。细胞的甲胎蛋白、癌胚抗原表达亦增加。根据化生病变的程度，肠腺化生可分为完全性（成熟型）和不完全性（不成熟型）两种。由于不典型增生常起源于不完全化生区，因此不完全性化生与胃癌的发生可能有一定关系。通常认为肠腺化生是机体的一种适应性反应，由于其高发于正常老年人中，因此有学者认为肠腺化生是胃黏膜的一种退行性变。以往有学者将肠腺化生分为结肠型与小肠型两种亚型，认为结肠型肠化与胃癌关系较为密切，但亦有学者持反对观点。

5. 不典型增生　又称异型增生，系细胞再生过程中丧失正常分化的过度增生，形态学上表现为细胞的异型性和腺体结构的紊乱。不典型增生可发生于肠化或非肠化黏膜，故有肠型与胃型之分。1978年世界卫生组织胃癌专家会议将不典型增生认定为癌前病变，并根据异型程度分为轻、中、重3级。轻度不典型增生形态学表现为腺管结构轻度不规则，排列紊乱或疏密不匀，主要分布于黏膜浅层，杯状细胞减少，核深染，呈椭圆形或杆状，体积稍增大，核排列密集，位于细胞基底侧。轻度不典型增生常可逆转，有时与胃黏膜炎症再生性变化不易区别。中度不典型增生形态学表现为腺管结构不规则，呈分枝状，形态大小不一，呈灶状紧密排列，但界线清楚，深部常见囊状扩张的腺管。上皮细胞呈颗粒状，若为胃型则胞质内分泌物减少或消失，如为肠型则杯状细胞甚少或仅见残迹。核深染，呈椭圆或杆状，核密集排列于细胞基底侧，但排列略显紊乱。中度不典型增生可为良性，但亦可为癌前病变。重度不典型增生的腺管结构紊乱，形态大小不一。上皮细胞呈柱状或立方形。如为胃型则分泌空泡几乎消失，如为肠型则不见杯状细胞及潘氏细胞。核质比例增大，核深染或呈疏松网状，类圆形或杆状，多为复层及假复层排列。重度不典型增生有时与癌变不易区别，应予密切观察。

6. 囊性变　由于腺管的破坏、修复、萎缩及纤维化，可使腺窝颈部出现梗阻从而引起腺管的继发性单纯性扩张，形成囊性变，多见于萎缩性胃炎。

7. 纤维化　是黏膜组织破坏后的修复过程，在腺萎缩时常见。正常黏膜固有层不出现纤维化表现。

### （二）病变程度

根据病变程度及范围，通常将慢性胃炎分为浅表及萎缩两型，但其仅为同一病理过程的不同阶段，在病变程度上有所差异而已。病变由浅表发展到萎缩所需时间长短不一，有报道浅表性胃炎可持续10～20年。但相当多的患者是浅表性与萎缩性兼存，二者无严格的区分界限。慢性胃炎开始总是灶性的，且不同部位的严重程度亦不一致，甚至在同一活检标本中其病变程度亦不均一，因而可出现内镜下表现与病理诊断的不一致。通常情况下炎症、萎缩及肠腺化生的病变程度胃窦部重于胃体，小弯侧重于大弯侧。浅表性胃炎病变局限在黏膜的上1/3，不影响腺管，炎症可使上皮层出现变性、坏死、糜烂或出血。上皮增厚，核分裂象明显增多。腺窝固有层可见白细胞浸润、游走及管型形成。当炎症范围扩大累及黏膜全层，出现腺体数目减少甚至消失，则为萎缩性胃炎。当腺体萎缩不明显但炎症细胞浸润波及黏膜全层，则为间质性胃炎。当胃底腺完全萎缩，全部为化生腺体替代，而胃窦黏膜尚属正常，则称之为胃萎缩。当萎缩和肠化严重，但炎症细胞浸润反而减轻，提示疾病趋于静止。

判断浅表性或萎缩性的病变程度，应以胃体的病理变化为准。由于胃窦黏膜本身即可见较多的单核细胞，而幽门腺腺窝占整个黏膜层的1/2，且腺体短而稀疏，故病变程度的判断较为困难。通常所谓“胃窦炎”的诊断只能说明病变的部位，而不能判断病变的性质及其程度。

### （三）2006年《共识意见》病理组织学的新定义

2006年9月14～16日中华医学会消化病学分会在上海召开的第二届全国慢性胃炎共识会议，通过了《中国慢性胃炎共识意见》（简称2006年《共识意见》）。

《共识意见》对“萎缩”的定义做了详细说明。我国学者早年就认为“肠化生或假幽门腺化生不是胃固有腺体，因此尽管胃腺体数量未减少，但也属萎缩”。但是，仍存在两个问题：其一，目前有些医疗单位胃镜－病理报告的“慢性非萎缩性（浅表性）胃炎伴肠上皮化生”，不被认为肠上皮化生是萎缩；其二，当在多块活检标本中发现仅有1块萎缩时，能否确定为慢性萎缩性胃炎存在争议。根据多灶性萎缩性胃炎的胃黏膜萎缩呈灶状分布的特点，即使活检块数少，但只要病理活检发现有萎缩，就可诊断为萎缩性胃炎。但是，2006年《共识意见》中强调，需注意取材于糜烂或溃疡边缘的组织易存在萎缩，但不能简单地视为萎缩性胃炎。此外，活检组织太浅，组织包埋方向不当等因素均可影响萎缩的判断。诊断“萎缩”强调内镜与病理描述和诊断的统一。内镜器械的长足发展，使内镜观察更加清晰，也使慢性胃炎的内镜诊断有了很大提高。但萎缩性胃炎的诊断仍主要依靠病理检查，即胃固有腺体有减少时才能确诊。内镜与病理学萎缩符合率为38%～78%。那么，凭内镜发现黏膜下血管显露、皱襞变平甚至消失，或者黏膜呈颗粒或小结节状，而无病理组织学依据时，也不能诊断萎缩。2006年《共识意见》更加强调按照病理学依据诊断萎缩性胃炎。

活检的差异可以影响结果的判断，从病理组织学观点来看，胃镜活检取材应取5块标本或更多，这有利于组织学的准确判断。然而，内镜医生考虑患者的医疗费用等因素，主张活检取2～3块即可。经过反复讨论，2006年《共识意见》最后确定"根据病变和需要，建议取2～5块。内镜医生应向病理科提供取材部位、内镜所见和简要病史等资料"。而且，《共识意见》中特别提出"活检除胃窦黏膜外，取胃角和胃体下部小弯侧"。这是因为萎缩或肠化生经常以胃角最重，部位也是异型增生的好发部位，都有助于估计萎缩的范围。

2006年《中国慢性胃炎共识意见》关于肠化生分型的观念更新。用AB－PAS和HID－AB黏液染色区分肠化生分型，用于预测胃癌的意义一直备受争议。过去曾有学者认为肠上皮化生亚型中的小肠型和完全型肠上皮化生无明显癌前病变意义，大肠型肠上皮化生的胃癌发生危险性显著增高，从而引起临床的重视。但近年研究资料显示，肠型肠上皮化生预测胃癌价值亦有限。2006年《共识意见》强调重视肠上皮化生病变的范围，范围越广，发生胃癌的危险性越高。

Hp感染时胃黏膜大量炎症细胞浸润，如萎缩，根除Hp后胃黏膜炎症细胞消退，膜萎缩、化生可望恢复。真正萎缩的逆转常需很长时间，胃黏膜萎、肠上皮化生发展过程中可能存在不可逆转点（the-point of no return），超过该点就难以逆转。很多研究表明，根除Hp可防止胃黏膜萎缩和肠上皮化生的进一步发展，萎缩、肠上皮化生是否能得到逆转，待更多研究证实。

此外，对于异型增生这一重要的胃癌癌前病变，2006年《共识意见》采用"上皮内瘤变"这一名词作为同义词加以说明。关于Hp感染，以及Hp与萎缩和肠上皮化生的关系，2006年《共识意见》也做了一定的阐述。根除Hp可使胃黏膜活动性炎症消退，慢性炎症程度减轻。

## 三、分型

慢性胃炎的分类方法很多。早在1947年，Schindler根据半曲式胃镜所见及盲目活检结果，将慢性胃炎分为原发与继发两类，原发性者又分为浅表、萎缩及肥厚三型，这一分类方法沿用甚久。70年代纤维内镜广泛应用于临床以后不断有学者提出新的胃炎分类法，其中意义深远，影响广泛的有以下几种。

### （一）Strickland分类

1973年，Strickland和Mackay将慢性萎缩性胃炎根据病变部位分为A、B两型。A型主要为胃体部弥漫性萎缩，壁细胞抗体阳性，可发展为恶性贫血，但胃窦黏膜基本正常；B型炎症主要在胃窦部，而胃体部无明显萎缩，壁细胞抗体阴性。Strickland分类通过自身免疫的角度解释了萎缩性胃炎的发病机制，在一定程度上亦有助于预后分析，如A型患者可发展为恶性贫血，B型患者有恶变的可能。但由于我国患者群无论壁细胞抗体是否阳性，炎症均很少局限于胃窦或胃体，故此分类不完全符合我国患者群慢性胃炎的情况，国内基本未予采用。

### （二）Whitehead分类

Whitehead根据炎症所涉及的胃壁腺体、炎症的程度与活动性，以及是否存在化生等四方面内容对慢性胃炎进行分类（表5－1）。由于Whitehead分类未提供Hp感染及不典型增生的情况，其实用性亦显局限。

1983年我国慢性胃炎学术会议建议将慢性胃炎分为浅表性胃炎、慢性萎缩性胃炎、肥厚性胃炎。慢性浅表性胃炎胃黏膜层有慢性炎症性病理变化，病变可以侵及黏膜的浅层或全层但无腺体萎缩。浅表性胃炎的胃镜下黏膜可有以下表现：水肿、花斑（红白相间以红为主）、黏膜脆弱、渗出、糜烂（分为平坦型和隆起型）、皱襞增生、黏膜下出血、黏膜不平、黏膜出血、肠上皮化生（呈灰白色鳞片状或点状或绒毛状）。慢性萎缩性胃炎胃镜下表现除可有慢性浅表性胃炎的各种表现外，尚有以下表现：皱襞萎缩血管显露，黏膜粗糙不平。慢性萎缩性胃炎的诊断主要依靠病理检查，病理组织学有腺体萎缩才能确诊，肉眼与病理符合率仅30% ~60%。肥厚性胃炎胃镜下可见胃底胃体黏膜皱襞明显粗大肥厚，以大弯侧最明显。充气不能展平，黏膜发红，黏液增多，隆起的皱襞可呈息肉样。病理检查要报告每块活检标本的组织学变化，慢性萎缩性胃炎的病理诊断标准为：同一部位（胃窦/胃体）的2块或2块以上活检标本都有萎缩和（或）肠化时，可以诊断为慢性萎缩性胃炎。我国已广泛使用此分类法。实践证明，该分类方法实用、简捷。但对病变程度未进行描述，缺乏病因学诊断。

**表5-1 Whitehead 慢性胃炎分类**

| 黏膜类型 | 胃炎程度 | 化生 |
|---|---|---|
| 幽门 | 浅表性→静止；浅表性→活动→急性、慢性 | 肠上皮化生 |
| 胃体 | 萎缩性→轻、中、重；活动→急性、慢性 | 假幽门腺化生 |
| 贲门 | | |
| 移行部 | | |
| 不能定位 | | |

## （三）悉尼分类

1990年，Misiewicz 和 Tytgat 在悉尼召开的第9届世界胃肠病学大会上提出一种新的胃炎分类法，它由组织学和内镜两部分组成（图5-1）。组织学以病变部位为核心，确定3种基本诊断：①急性胃炎；②慢性胃炎；③特殊类型胃炎。而以病因学和相关因素为前缀，形态学描述为后缀，并对炎症、活动度、萎缩、肠化及Hp感染分别给予程度分级。内镜部分以肉眼所见的描述为主，并区分病变程度，确立了7种内镜下的胃炎诊断。此分类把病因相关病原组织学及内镜均纳入诊断，不再将慢性胃炎分成萎缩性和浅表性，而将腺体萎缩视为慢性胃炎的病理变化之一，使诊断更为全面完整，也有利于临床及病理研究的标准化。但是，悉尼分类法未将不典型增生这一癌前病变列入，且临床上准确的病因诊断亦难做到，因而尚有需进一步探讨的问题。

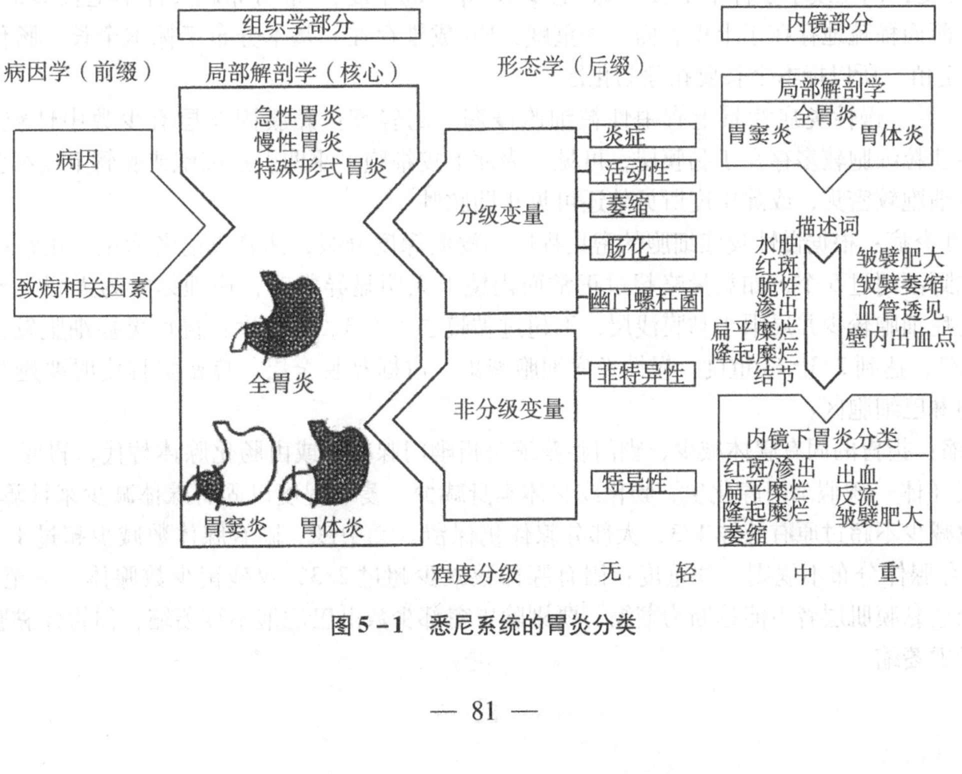


图5-1 悉尼系统的胃炎分类

## （四）井冈山分类

2000年5月，中华医学会消化病学分会在江西井冈山举行了慢性胃炎研讨会，经过多数专家讨论，结合我国的实际情况和悉尼系统慢性胃炎分类法，据临床、内镜和病理组织学结果对慢性胃炎进行分类：

1. 慢性胃炎的内镜检查和分类

（1）分类：内镜下慢性胃炎分为浅表性胃炎（又称非萎缩性胃炎）和萎缩性胃炎，如果同时存在平坦糜烂、隆起糜烂或胆汁反流，则诊断为浅表性或萎缩性胃炎伴糜烂或伴胆汁反流。

（2）病变的分布和范围：胃窦、胃体和全胃。

（3）诊断依据：浅表性胃炎为红斑（点、片状、条状），黏膜粗糙不平，出血点/斑；萎缩性胃炎为黏膜呈颗粒状，黏膜血管显露，色泽灰暗，皱襞细小。

（4）诊断书写格式：除表明胃炎类型和分布范围外，对病因也应尽量描述。

2. 慢性胃炎的病理诊断标准和分类

（1）活检取材

1）用于研究时，活检部位定位为5点：①距幽门环2~3cm的幽门窦部，小弯及大弯2点。②距胃角4cm的小弯及距贲门8cm的大弯2点。③胃角部1点。对可能或肯定存在的病灶要另取。标本要足够大，达到黏膜肌层。

2）用于临床时，建议取2~3块，胃窦小弯1块（和大弯1块）和胃体小弯1块。

3）不同部位的标本须分开装瓶。

4）须向病理科提供取材部位、内镜所见和简要病史。

（2）特殊染色

1）炎症明显而Hp在正常HE染色下观察不到时，可以用Giemsa染色或Genta染色、银染色、免疫染色以行鉴定。

2）对于肠化如认为有必要，可做AB-PAS和HID-AB染色。

（3）组织学分级标准：有5种形态学变量要分级（Hp、慢性炎症、活动性、萎缩和肠化），分为无、轻度、中度和重度4级（或0、+、++、+++）。分级方法用下列标准和（或）悉尼系统直观模拟评比法并用。

1）Hp：观察胃黏膜黏液层、表面上皮、小凹上皮和腺管上皮表面的Hp。①无：特殊染色片上未见Hp。②轻度：偶见或小于标本全长1/3，有少数Hp。③中度：Hp分布超过标本全长1/3而未达2/3或连续性、薄而稀疏地存在于上皮表面。④重度：Hp成堆存在，基本分布于标本全长。肠化黏膜表面通常无Hp定植，所以标本全长要扣除肠化区。

2）活动性：慢性炎症背景上有中性粒细胞浸润。①轻度：黏膜固有层有少数中性粒细胞浸润。②中度：中性粒细胞较多存在于黏膜层，可见于表面上皮细胞、小凹上皮细胞或腺管上皮细胞间。③重度：中性粒细胞较密集，或除中度所见外还可见小凹脓肿。

3）慢性炎症：根据慢性炎症细胞的密集程度和浸润深度分级，两者以前者为主。正常单个核细胞每高倍镜视野不超过5个，如数量略超过正常而内镜下无明显异常时，病理诊断为无明显异常。①轻度：慢性炎症细胞较少并局限于黏膜浅层，不超过黏膜层的1/3。②中度：慢性炎症细胞较密集，超过黏膜层的1/3，达到2/3。③重度：慢性炎症细胞密集，占据黏膜全层。算密集程度时要避开淋巴滤泡及其周围的淋巴细胞区。

4）萎缩：指胃的固有腺体减少，幽门腺萎缩是指幽门腺减少或由肠化腺体替代，胃底（体）腺萎缩是指胃底（体）腺假幽门腺化生、肠化或腺体本身减少。萎缩程度以固有腺体减少来计算。①轻度：固有腺体数减少不超过原有腺体1/3，大部分腺体仍保留。②中度：固有腺体数减少超过1/3，但未超过2/3；残存腺体分布不规则。③重度：固有腺体数减少超过2/3，仅残留少数腺体，甚至完全消失。标本过浅未达黏膜肌层者不能诊断为萎缩，要剔除胃窦部少数淋巴滤泡不算萎缩，但胃体黏膜层出现淋巴滤泡要考虑萎缩。

5）肠化：肠化部分占腺体和表面上皮总面积1/3以上为轻度，1/3~2/3为中度，2/3以上为重度。

6）其他组织学特征：分为非特异性和特异性两类，不需要分级，出现时要注明。前者包括淋巴滤泡、小凹上皮增生、胰腺化生和假幽门腺化生等；后者包括肉芽肿、集簇性嗜酸粒细胞浸润、明显上皮内淋巴细胞浸润和特异性病原体等。假幽门腺化生是胃底腺体萎缩的标志，判断时要核实取材部位。异型增生要分轻度、中度和重度3级。有萎缩及肠上皮化生时，要记明其分布（弥漫性/多灶性）。

（4）病理诊断报告：诊断包括部位特征和形态学变化程度，有病因可循的要报告病因。萎缩性胃炎的病理诊断标准暂定为：同一部位（胃窦或胃体、胃角标本作胃窦计算）的2块或2块以上活检标本都有萎缩和（或）肠化时，可以诊断为萎缩性胃炎；仅1块标本有萎缩和（或）肠化应诊断为慢性胃炎伴萎缩和（或）肠化。胃窦和胃体都有炎症的慢性胃炎不再称全胃炎而称慢性胃炎即可；但当胃窦和胃体炎症程度相差两级或以上时，应加上"为主"修饰词，慢性（活动性）胃炎，胃窦为主。本分类法较1983年的原版增加了：①依据炎症和萎缩的类型进行胃炎分型。②修订了活检部位。③对于炎症、活动度、萎缩、肠上皮化生和Hp密度，按程度划分为正常、轻度、中度、重度（显著），并列出了范例。④提及了急性胃炎。⑤指出了实践应用中的注意事项。慢性胃炎的定位分为幽门窦部及体部，评价有无变化。慢性胃炎程度如有不同，应当记述占优势即更严重的部位。根据炎症及萎缩、肠上皮化生类型而进行胃炎分类的标准，在新版系统略有不同。但仍存在临床诊断和病理诊断常常不能完全一致。

### （五）2012年中国慢性胃炎共识意见

慢性胃炎是由各种病因引起的胃黏膜慢性炎症，其中Hp感染是重要的原因之一。根据病理组织学改变和病变在胃的分布部位，结合可能病因，将慢性胃炎分成非萎缩性、萎缩性和特殊类型三大类。本病发生于各年龄段，十分常见，男性多于女性。由Hp引起的大多数慢性胃炎患者多数无症状，有部分患者可表现为上腹痛或不适、上腹胀、早饱、嗳气、恶心等消化不良症状。

慢性胃炎的病史常不典型，症状并无特异性，体征较少。主要根据患者的症状如饭后上腹部饱胀、疼痛等，怀疑是否有慢性胃炎，确诊主要依靠胃镜检查和胃黏膜活组织检查。本病需和消化性溃疡、胃肠神经症、慢性胆道疾病等加以鉴别。新版指南中认为胆汁反流是慢性胃炎的病因之一，有结合胆酸作用的铝碳酸镁制剂可增强胃黏膜屏障并可结合胆酸，从而减轻或消除胆汁反流所致的胃黏膜损害。胆汁反流增加胃黏膜腺体萎缩风险，胆汁反流的时间越长，次数越多，胃炎的病变程度越重。

## 四、临床表现

慢性胃炎的症状无特异性，且症状的轻重与黏膜的病理变化往往不一致。最常见的临床表现是上腹痛与饱胀。疼痛无明显节律性，通常进食后较重，空腹时较轻，可能与胃容受性舒张功能障碍有关。此外，嗳气、反酸、恶心、早饱、上腹部不适或烧灼感亦较常见。进食硬、冷、辛辣或其他刺激性食物时可引发症状，或使原有症状加重。部分患者可出现食欲不振、乏力、消瘦及头晕症状。慢性胃炎合并胃黏膜糜烂者可出现少量或大量上消化道出血，表现以黑粪为主，持续3~4天后自动停止，长期少量出血可引发缺铁性贫血。上消化道出血患者的急诊内镜检查结果表明有30%~40%的出血由慢性胃炎引发。慢性胃炎合并胃萎缩者可出现贫血、全身疲软衰弱、神情淡漠等症状。但有相当一部分慢性胃炎患者可无任何临床症状。慢性胃炎的体征多不明显，少数患者可出现上腹轻压痛。此外无特殊体征。

## 五、实验室检查

### （一）胃酸的测定

浅表性胃炎胃酸分泌可正常或轻度降低，而萎缩性胃炎胃酸明显降低，其泌酸功能随胃腺体的萎缩、肠腺化生程度的加重而降低。

1. 五肽促胃液素胃酸分泌试验　皮下或肌内注射五肽促胃液素（6μg/kg体重）可引起胃的最大泌酸反应，从而对胃黏膜内的壁细胞数做出大致估计。五肽促胃液素刺激后连续1小时的酸量为最大酸量

(MAO)，2个连续15分钟最高酸量之和乘2为高峰酸量(PAO)。据国内文献报道我国正常人MAO、PAO值为16~21mmol/h，推算壁细胞数为7亿~8亿，较西方人略少。慢性胃炎时MAO与PAO值均可降低，尤以萎缩性胃炎明显。五肽促胃液素刺激后，如胃液pH>7.0称无胃酸，pH>3.5者称低胃酸。前者提示胃萎缩的诊断。

2. 24小时胃内pH连续监测　通过胃腔内微电极连续测定胃内pH，可了解胃内24小时的pH变化。正常人24小时胃内pH很少>2.0，餐后pH升高，夜间pH最低，而在清晨又开始升高。慢性胃炎患者pH>3.0时间较长，尤以夜间为甚，部分患者进餐后pH升高持续时间长，提示慢性胃炎患者胃酸分泌功能减低。由于pH代表$H^+$的活性而非浓度，故pH测定不能反映酸量，不能代替MAO与PAO的测定。

## (二) 胃蛋白酶原测定

胃蛋白酶原系一种由胃底腺分泌的消化酶前体，据其电泳迁移率不同可分为胃蛋白酶原Ⅰ及胃蛋白酶原Ⅱ，前者由主细胞和颈黏液细胞分泌，后者除由前述细胞分泌外还来源于胃窦及十二指肠的Brunner腺。胃蛋白酶原在胃液、血液及尿中均可测出，且其活性高低基本与胃酸平行，抑制胃酸的药物亦能抑制胃蛋白酶原活性。萎缩性胃炎血清胃蛋白酶原Ⅰ及Ⅰ/Ⅱ比值明显降低，且降低程度与胃底腺萎缩范围及程度呈正相关，与活组织病理检查结果常常吻合。因此，胃蛋白酶原活性检测对萎缩性胃炎的诊断及随访有一定意义。

## (三) 促胃液素测定

促胃液素由胃窦G细胞及胰腺D细胞分泌，是一种重要的旁分泌激素，能最大限度刺激壁细胞分泌盐酸，改善胃黏膜血液循环，营养胃黏膜，并能保持贲门张力，防止胃内容物向食管反流，具有多种生理功能。正常人空腹血清促胃液素含量为30~120pg/mL。萎缩性胃炎患者的血清促胃液素水平可在一定程度上反映胃窦部炎症程度。胃窦部黏膜炎症严重者促胃液素常降低，而胃窦部黏膜基本正常者，其空腹血清促胃液素水平常增高。胃萎缩伴恶性贫血者，空腹血清促胃泌素可高达500~1 000pg/mL。

## (四) 内因子的测定

内因子由壁细胞分泌，壁细胞数的减少亦导致内因子分泌减少，由于正常人壁细胞分泌的内因子量大大超过了促进维生素$B_{12}$吸收所需含量，因此，慢性胃炎患者胃黏膜受损导致胃酸分泌减少时，内因子的分泌量一般仍能维持机体需要。由于胃萎缩伴恶性贫血患者血清中出现抗内因子抗体，它与内因子或内因子维生素$B_{12}$复合物结合导致维生素$B_{12}$的吸收障碍，因此内因子的测定有助于恶性贫血的诊断。内因子的检测可采用维生素$B_{12}$吸收双放射性核素试验，其方法为在肌内注射维生素$B_{12}$的同时口服$^{57}$钴，维生素$B_{12}$内因子和$^{58}$钴维生素$B_{12}$，然后分别测定24小时尿中$^{57}$钴及$^{58}$钴的放射活性，如果$^{58}$钴放射活性低而$^{57}$钴放射活性正常，表明存在内因子缺乏。

## (五) 自身抗体检测

胃体萎缩性胃炎患者血清PCA及IFA可呈阳性，对诊断有一定帮助。血清IFA阳性率较PCA为低。两者的检测对慢性胃炎的分型与治疗有一定帮助。此外，胃窦萎缩性胃炎患者血清中GCA可出现阳性，而恶性贫血患者常为阴性。

## (六) Hp检测

目前已有多种Hp检测方法，包括胃黏膜直接涂片染色、胃黏膜组织切片染色、胃黏膜培养、尿素酶检测、血清Hp抗体检测及尿素呼吸试验，其中以尿素酶法简便快速，而尿素呼吸试验为一结果准确的非侵入性诊断方法。慢性胃炎患者胃黏膜中Hp阳性率的高低与胃炎活动与否有关，且不同部位的胃黏膜其Hp的检出率亦不相同。Hp的检测对慢性胃炎患者的临床治疗有指导意义。

## (七) 胃运动功能检测

慢性胃炎患者常出现餐后上腹不适、饱胀、嗳气等胃肠运动功能障碍的表现，其机制可能系胃容受性舒张功能障碍、胃窦运动功能失调、胃与十二指肠运动缺乏协调性或胃远端对食物的研磨能力降低。

胃运动功能检测能反映胃容纳食物的能力、胃对不同类型食物排空的速度、胃窦在消化期与消化间期的运动状况及是否存在逆向运动。目前常以胃排空率检查测定反映胃运动功能，排空率检查可通过进食标记食物，在餐后不同时间测定胃内标志物量从而进行推算。具体方法可用放射性核素标记液体或固体食物，用 γ 照相机在连续扫描中确定胃的轮廓，对胃内放射性核素进行计数，画出胃排空曲线；亦可用不透 X 线的标记食物进餐，然后定时观察胃内存留的标志物量，测算出胃排空率。目前认为，核素法测定胃排空方法较简便、受射线量甚小，结果较其他胃排空检测方法更可靠。

## 六、X 线钡剂造影检查

上消化道 X 线钡剂造影检查对慢性浅表性胃炎的诊断帮助不大。对临床上怀疑有慢性胃炎的患者不应将 X 线检查作为主要的筛选方法。对经内镜检查诊断为慢性胃炎的患者，X 线钡剂造影检查可用于定期随访以了解治疗的结果。X 线钡剂造影检查有以下几种方法：

### （一）双重对比法

利用钡剂和胃内空气造成双重对比，能较精细地观察胃黏膜和胃的细微变化。钡剂量为 70～100mL，同时服用发泡剂或经导管注气以产生气体。因双重对比较其他钡剂检查更为准确，故对怀疑慢性胃炎者应尽量采用双重对比法进行检查。

### （二）充盈法

充盈法即口服 250～300mL 硫酸钡，使全胃充盈后进行观察。

### （三）黏膜法

口服 70～100mL 的少量钡剂，使其充盈涂抹黏膜并进行观察。

气钡双重对比法检查时，慢性萎缩性胃炎主要表现为窦部黏膜异常皱褶、锯齿状边缘或切迹，以及胃小区异常等改变。约 70% 的胃底部萎缩性胃炎患者可见直径 1～1.5mm 不规则的胃小区，或可见呈粗糙不规则，直径为 3mm 或以上的胃小区。若用充盈法检查，萎缩性胃炎主要表现为黏膜纹变细，尤其是胃体部大弯侧的锯齿状黏膜纹变细或消失，胃底部光滑而无黏膜纹。对于慢性胃炎合并黏膜糜烂者，钡剂检查可见病灶中心有扁平、线状的钡斑，呈“靶”样或“公牛眼”样改变，周围有透亮圈。钡斑代表糜烂，透亮圈是水肿的堤。

## 七、内镜检查

### （一）浅表性胃炎的内镜表现

1. 充血　黏膜色泽较红，常为局限的斑片状或线状，有时呈弥漫性，充血的边缘模糊，渐与邻近黏膜融合。

2. 水肿　黏膜水肿，反光强，有肿胀感。潮红的充血区与苍白的水肿区相互交叉存在，显示出红白相间，以充血的红相为主，或呈花斑状。

3. 黏液斑　因黏液分泌增多，附着在黏膜上呈白色或灰白色黏液斑，且不易剥脱。黏液斑一旦脱落可见黏膜表面充血发红，或伴有糜烂改变。

4. 出血点　黏膜易出血，可有出血点或出血斑存在。

5. 糜烂　可见黏膜浅小缺损的糜烂区，边缘轻度充血，底部覆盖灰黄色薄苔。糜烂区域可大可小，形态常不规则。

### （二）萎缩性胃炎的内镜表现

萎缩性胃炎可由浅表性炎症长期迁延不愈转变而来，因而在内镜检查中可见两者同时并存。萎缩性胃炎的镜下表现如下。

1. 黏膜色泽改变　多呈灰色、灰黄色或灰绿色，严重者呈灰白色。可呈弥漫性或局限性斑块分布，如果黏膜颜色改变不均匀，残留有一些橘红色黏膜，则表现出红白相间，但以灰白色为主。

2. 血管显露　黏膜皱襞变细变薄，黏膜下可见有红色或蓝色血管显露，轻者见血管网，重者可见树枝状血管分支。当胃内充气时黏膜变薄及血管显露更加明显。

3. 增生颗粒　在萎缩的黏膜上有时可见上皮细胞增生或严重肠上皮化生形成的细小增生颗粒，偶尔可形成较大的结节。

4. 出血及糜烂　内镜触碰萎缩性黏膜也易出血，亦可出现黏膜糜烂。

## （三）新型内镜对慢性胃炎的诊断价值

1. 放大染色内镜　放大内镜可以观察胃窦黏膜小凹开口形态变化，分辨胃体黏膜毛细血管网及集合小静脉的改变，更敏感地发现早期及微小病变。尤其是胃小凹形态改变与病理组织学存在明显相关性，在放大内镜结合黏膜染色下识别胃小凹的形态将有助于对胃黏膜病变性质的判断。

2. 内镜电子染色系统的诊断价值　具有电子染色系统的内镜其外形和常规操作与普通内镜基本一致，在操作中可随时切换至电子染色系统模式观察病灶。常见的染色系统有以下两种。

（1）富士能智能色素增强（FICE）系统：又称最佳谱带成像系统，是胃肠疾病诊断领域中的一项新技术。它可根据特殊波长，组合不同颜色、不同波长范围的内镜图像，从浅到深设定组织反射程度，并根据想要的波长进行图像重建，从而在胃肠疾病诊断领域中发挥独特的作用。该系统有两个优势：①与常规影像相比，FICE系统在不采用放大功能的情况下，有高强度的光源，故可很容易地获得整个胃黏膜的清晰影像。②可以根据病变的不同，从FICE系统的10种设置中选择3种波长，从而获得最佳成像。

（2）奥林巴斯的窄带成像内镜（NBI）：胃黏膜微形态特征与组织学检查结果有较好的具NBI功能，对于附带NBI功能的变焦放大内镜而言，在对病灶近距离放大观察后再开启NBI模式，能更清晰地了解病灶表面的黏膜凹窝形态及血管等，方便对病灶进行定性与靶向活检。目前，NBI在临床工作中的应用包括：①微小病灶的早期发现与诊断。②联合放大内镜观察其细微结构，进一步评价其特性并预测组织病理学结果。③作为病灶靶向活检及内镜下治疗的定位手段。

3. 共聚焦激光显微内镜（CLE）　该内镜由共聚焦激光显微镜安装于传统电子内镜远端头端与之组合而成，除做标准电子内镜检查外，还能进行共聚焦显微镜检查。最大的优点是在进行内镜检查的同时进行虚拟活检和实时组织学观察，实现1 000倍的放大倍数和自黏膜表面至黏膜下层深达250μm的扫描深度，获得病体的胃肠道黏膜、黏膜下层细胞和亚细胞结构的高清晰的荧光图像，图像具有的高分辨率可以与活检病理媲美，为体内组织学研究提供了快速而可靠的诊断工具。

在内镜下对黏膜层进行体内模拟组织学诊断，直接观察细胞结构，慢性胃炎的诊断中，需要与消化道早期肿瘤及癌前期病变鉴别，部分病例需要定期监测。相对于传统的活检组织学检查，CLE有以下优势：快速、非侵入性、多点活检，检查所需时间远少于传统活检，没有传统活检切片的烦琐过程；指导靶向活检，提高临床诊断率；在进行内镜检查时对新生物做出最快速、优化和诊断，判断是否需要内镜下切除，避免重复内镜检查；没有活检相关的出血、组织损伤并发症。

最近活检显示CLE及其靶向活检病理诊断对慢性胃炎及肠化均有较高的敏感性及特异性，临床上有望部分替代活检诊断。

## （四）胃黏膜活检

诊断慢性萎缩性胃炎的最可靠方法是在内镜检查中做病变部位黏膜的活组织检查。由于萎缩性病变常呈局灶性，故应在不同部位或同一区域做多块活检，以提高内镜诊断与病理检查结果的符合率，但内镜所见与病理结果尚难完全一致。因内镜操作上的一些技术因素，如胃内充气量、胃腔压力、物镜与黏膜的距离等亦可引起诊断上的差别，故多点黏膜活检对诊断甚为重要。萎缩性胃炎根据黏膜萎缩的程度可分为轻、中及重三级，其诊断应从胃黏膜受累的广泛程度、功能腺影响的多少及血管的显露程度等加以综合分析，不应单纯依靠局部活组织检查结果做出分级诊断。放大内镜、电子染色和共聚焦内镜等新型内镜靶向活检有助于提高活检的准确性。

## 八、治疗

慢性胃炎目前尚无特效疗法，通常认为无症状者无须进行治疗，有症状慢性胃炎患者的治疗一般包括饮食治疗、去除病因及药物治疗三方面。

### （一）饮食治疗

应避免过硬、过酸、过辣、过热、过分粗糙或刺激性的食物和饮料，包括烈性白酒、浓茶与咖啡。饮食应节制，少量多餐，食物应营养丰富、易消化。但亦应考虑患者个人的饮食习惯及个人爱好，制订出一套合情合理的食谱。

### （二）去除病因

避免服用能损伤胃黏膜的药物，如乙酰水杨酸、保泰松、吲哚美辛及吡罗昔康（炎痛喜康）等。应治疗慢性牙龈炎、扁桃体炎、鼻窦炎等慢性感染灶。对有慢性肝胆疾病、糖尿病或尿毒症等全身性疾病患者，应针对原发病进行治疗。

### （三）药物治疗

目前治疗慢性胃炎的药物甚多，应根据患者具体情况，选择以下1～2类药物。

1. 清除Hp感染　由于Hp感染与慢性胃炎的活动性密切相关，因此对有Hp感染的慢性胃炎患者应采用清除Hp治疗。枸橼酸铋钾在酸性环境中能形成铋盐和黏液组成的凝结物涂布于黏膜表面，除保护胃黏膜外还能直接杀灭Hp；此外，Hp对多种抗生素敏感，其中包括甲硝唑（灭滴灵）、阿莫西林、四环素、链霉素、庆大霉素、呋喃唑酮及头孢菌素等。单一药物治疗Hp感染的清除率低，且易引起Hp耐药。目前国际上推崇三联疗法：①以PPI为基础的三联疗法，即以一种PPI加甲硝唑、克拉霉素、阿莫西林三种抗生素中的两种组成。疗程为1周，其HP清除率为95%～100%。②以铋剂为基础的三联疗法，即枸橼酸铋钾、阿莫西林和甲硝唑三联治疗，其Hp清除率可高达90%，治疗以2周为一个疗程。Hp治疗中两突出的问题是耐药与复发，有些治疗方案停药后Hp很快复发，因此目前以治疗一疗程后复查Hp阴性的百分率为清除率，停药4周后再复查，仍无Hp感染的为根除。由于我国人群无症状者Hp的感染率亦较高，但通常认为此时无须进行清除Hp的治疗。

2. 胃动力药物　胃动力药物通过促进胃排空及增加胃近端张力而提高胃肠运动功能，可减少胆汁反流，缓解恶心、嗳气、腹胀等症状。这类药物包括甲氧氯普胺、多潘立酮、西沙比利及依托比利。由于甲氧氯普胺可引起锥体外系症状，现临床已少用。多潘立酮为外周多巴胺受体拮抗剂，极少有中枢作用，系目前广泛应用的胃动力药，约50%患者的胃排空迟缓症状能得到缓解。西沙比利为5－$HT_4$受体激动剂，主要功能是促进肠肌间神经丛中乙酰胆碱的生理学释放，协调并加强胃排空。临床应用显示西沙比利能明显提高慢性胃炎患者的胃肠运动功能，且停药后症状缓解能维持较长时间。依托比利是阻断多巴胺$D_2$受体活性和抑制乙酰胆碱酯酶活性的促胃动力药，在中枢神经系统的分布少，无严重药物不良反应，是治疗胃动力障碍的有效药物之一。

3. 黏膜保护剂　可增强胃黏膜屏障，促进上皮生长。此类药物包括硫糖铝、前列腺素E、麦滋林－S、甘珀酸钠（生胃酮）、双八面体蒙脱石及胃膜素等，对缓解上腹不适症状有一定作用，但单用效果欠佳。

4. 抑酸剂　慢性胃炎患者多数胃酸偏低，因此，传统上有学者应用稀盐酸和消化酶类对萎缩性胃炎患者进行补偿治疗。但实际上我国的萎缩性胃炎多数是胃窦受累，幽门腺数量减少而胃底腺受影响较少，低酸主要原因是胃黏膜功能减退而引起$H^+$向胃壁弥散，因此部分患者服稀盐酸后反觉上腹不适症状加剧。目前认为对于上腹疼痛症状明显，或伴有黏膜糜烂或出血的患者，应采用抑酸剂进行治疗，通常能使腹痛症状明显缓解。目前常用的抑酸剂包括$H_2RA$（包括西咪替丁、雷尼替丁及法莫替丁）及PPI（包括奥美拉唑与兰索拉唑），兰索拉唑除能迅速缓解上腹疼痛不适外，对Hp亦有一定的杀灭作用。抑酸剂在减轻$H^+$反弥散的同时，亦促进促胃液素的释放，对胃黏膜的炎症修复起一定作用。

5. 手术治疗　胆汁反流性胃炎症状重内科治疗无效的患者可采用手术治疗，常用的术式有胆总管空肠鲁氏Y形吻合术或胆道分流术。慢性萎缩性胃炎伴有重度不典型增生或重度肠化时，应考虑手术治疗，但如果为轻度不典型增生属于可逆性，可不手术。

6. 其他　目前国内应用中医中药方剂制成的治疗慢性胃炎的药物繁多，对缓解症状具有一定效果。此外，对合并缺铁性贫血者应补充铁剂，对合并大细胞贫血者应根据维生素 $B_{12}$ 或叶酸的缺乏而分别给予补充。目前认为慢性浅表性胃炎经治疗症状可完全消失，部分患者的胃黏膜慢性炎症病理改变亦可完全恢复。但对于慢性萎缩性胃炎，目前的治疗方法主要是对症治疗，通常难以使萎缩性病变逆转。

（黄颖洁）

# 第三节　消化性溃疡

## 一、病因与发病机制

消化性溃疡（peptic ulcer）或消化性溃疡病（peptic ulcer disease）泛指胃肠道黏膜在某种情况下被胃酸/胃蛋白酶消化而造成的溃疡，因溃疡形成与胃酸/胃蛋白酶的消化作用有关而得名。可发生于食管、胃或十二指肠，也可发生于胃－空肠吻合口附近或含有胃黏膜的 Meckel 憩室内。因为胃溃疡（gastric ulcer，GU）和十二指肠溃疡（duodenal ulcer，DU）最常见，故一般所谓的消化性溃疡，是指 GU 和 DU。溃疡的黏膜缺损超过黏膜肌层，不同于糜烂。幽门螺杆菌感染和非甾体抗炎药摄入，特别是前者，是消化性溃疡最主要的病因。

### （一）流行病学

消化性溃疡是全球性常见病。但在不同国家、不同地区，其患病率存在很大差异。西方国家资料显示，自20世纪50年代以后，消化性溃疡发病率呈下降趋势。我国临床统计资料提示，消化性溃疡患病率在近十年来亦开始呈下降趋势。本病可发生于任何年龄，但中年最为常见，DU 多见于青壮年，而 GU 多见于中老年，后者发病高峰比前者迟10～20年。自20世纪80年代以来，消化性溃疡者中老年人的比率呈增高趋势。北京医科大学第三医院消化科的资料显示，1985—1989年与1960—1964年相比，消化性溃疡患者中60岁以上老人的比率增高了近5.6倍，胃溃疡增高4.0倍，这与国外文献报道相似。男性患病比女性较多。临床上 DL 比 GU 为多见，两者之比为（2～3）：1，但有地区差异，在胃癌高发区 GU 所占的比例有所增加。绝大多数西方国家中也以十二指肠溃疡多见；但日本的调查报告表明，胃溃疡多于十二指肠溃疡。消化性溃疡的发生与季节有一定关系，秋末至春初的发病率远比夏季为高。

### （二）病因和发病机制

1. 幽门螺杆菌（Helicobacter pylori，HP）　现已确认幽门螺杆菌为消化性溃疡的重要病因。主要基于两方面的证据：①消化性溃疡患者的幽门螺杆菌检出率显著高于对照组的普通人群。在 DU 的检出率约为90%，GU 为70%～80%，而幽门螺杆菌阴性的消化性溃疡患者往往能找到 NSAIDs 服用史等其他原因。②H. pylori 不但在消化性溃疡患者中有很高的感染率，在非溃疡性消化不良患者中的感染率亦达50%～80%。因此，单凭消化性溃疡患者中 H. pylori 高感染率不足以证明 H. pylori 是消化性溃疡的主要病因。根除 H. pylori 治疗后观察溃疡的转归，可能是证明其作用的更有力证据，现已明确，根除 H. pylori 感染可促进溃疡愈合、降低复发率和并发症。大量临床研究肯定，成功根除幽门螺杆菌后溃疡复发率明显下降，用常规抑酸治疗后愈合的溃疡年复发率为50%～70%，而根除幽门螺杆菌可使溃疡复发率降至5%以下，这就表明去除病因后消化性溃疡可获治愈。

2. 非甾体抗炎药（non－steroidal anti－inflammatory drug，NSAIDs）　NSAIDs 是引起消化性溃疡的另一个常见病因。大量研究资料显示，服用 NSAIDs 患者发生消化性溃疡及其并发症的危险性显著高于普通人群。长期摄入 NSAIDs 可诱发消化性溃疡、妨碍溃疡愈合、增加溃疡复发率和出血、穿孔等并发症的发生率。临床研究报道，在长期服用 NSAIDs 患者中10%～25%可发现胃或十二指肠溃疡，有1%～4%患者发生出血、穿孔等溃疡并发症。NSAIDs 引起的溃疡以 GU 较 DU 多见。溃疡形成及其并发症发生的危险性除与服用 NSAIDs 种类、剂量、疗程有关外，尚与高龄、同时服用抗凝血药、糖皮质激素等因素有关。

NSAIDs 通过削弱黏膜的防御和修复功能而导致消化性溃疡发病，损害作用包括局部作用和系统作用两方面，阿司匹林和绝大多数 NSAIDs 在酸性胃液中呈非离子状态，可透过黏膜上皮细胞膜弥散入细胞内；细胞内较高的 pH 环境使药物离子化而在细胞内积聚；细胞内高浓度 NAIDs 产生毒性作用损伤细胞膜，增加氢离子逆扩散，后者进一步损伤细胞，使更多的药物进入细胞内，从而造成恶性循环。NSAIDs 的肠溶制剂可在很大程度上克服药物的局部作用：提示局部作用不是其主要的致溃疡机制。系统作用致溃疡机制，主要是通过抑制环氧合酶（COX）而起作用。COX 是花生四烯酸合成前列腺素的关键限速酶，COX 有两种异构体，即结构型 COX－1 和诱生型 COX－2。COX－1 在组织细胞中恒量表达，催化生理性前列腺素合成而参与机体生理功能调节；COX－2 主要在病理情况下由炎症刺激诱导产生，促进炎症部位前列腺素的合成。传统的 NSAIDs 如阿司匹林、吲哚美辛等旨在抑制COX－2而减轻炎症反应，但特异性差，同时抑制了 COX－1，导致胃肠黏膜生理性前列腺素 E 合成不足。前列腺素 E 通过增加黏液和碳酸氢盐分泌、促进黏膜血流增加、细胞保护等作用在维持黏膜防御和修复功能中起重要作用。同时服用合成的 $PGE_1$ 类似物米索前列醇可预防 NSAIDs 引发溃疡是有力的佐证。

目前国人中长期服用 NSAIDs 的比例不高，因而这一因素在消化性溃疡的病因作用可能远较西方国家为小。NSAIDs 和幽门螺杆菌是引起消化性溃疡发病的两个独立因素，至于两者是否有协同作用则尚无定论。

3. 胃酸和胃蛋白酶　消化性溃疡的最终形成是由于胃酸/胃蛋白酶对黏膜自身消化所致。消化性溃疡发生的这一概念在“H. pylori 时代”仍未改变。胃蛋白酶是主细胞分泌的胃蛋白酶原经 $H^+$ 激活转变而来，它能降解蛋白质分子，所以对黏膜有侵袭作用。因胃蛋白酶活性是 pH 依赖性的，其生物活性取决于胃液的 pH，在 pH >4 时便失去活性，因此在探讨消化性溃疡发病机制和治疗措施时主要考虑胃酸。无酸情况下罕有溃疡发生，以及抑制胃酸分泌药物能促进溃疡愈合的事实均确证胃酸在溃疡形成过程中的决定性作用，是溃疡形成的直接原因。胃酸的这一损害作用一般只有在正常黏膜防御和修复功能遭受破坏时才能发生。在“H. pylori 时代”提出的“无酸、无 H. pylori，便无溃疡”的观点，也未否定胃酸的作用。

GU 患者基础酸排量（BAO）及 MAO 多属正常或偏低，对此，可能解释为 GL 患者伴多灶萎缩性胃炎，因而胃体壁细胞泌酸功能已受影响，而 DU 患者多为慢性胃窦炎，胃体黏膜未受损或受损轻微因而仍能保持旺盛的泌酸能力。近年来非幽门螺杆菌、非 NSAIDs（也非胃泌素瘤）相关的消化性溃疡报道有所增加，这类患者病因未明，是否与高酸分泌有关尚有待研究。

十二指肠溃疡患者胃酸分泌增多，主要与以下因素有关。

（1）壁细胞数量增多：正常人胃黏膜内平均大约有 10 亿个壁细胞，而十二指肠溃疡患者的壁细胞数量平均约 19 亿，比正常人高出约一倍。然而，个体间的壁细胞数量有很大差异，十二指肠溃疡患者与正常人之间有显著的重叠。壁细胞数量的增加可能是由于遗传因素和（或）胃泌素长期作用的结果。

（2）壁细胞对刺激物质的敏感性增强：十二指肠溃疡患者对食物或五肽胃泌素刺激后的胃酸分泌反应多大于正常人，这可能是患者壁细胞上胃泌素受体的亲和力增加或患者体内对胃泌素刺激胃酸分泌有抑制作用的物质如生长抑素减少所致。

（3）胃酸分泌的正常反馈抑制机制发生缺陷：正常人胃窦部 G 细胞分泌胃泌素的功能受到胃液 pH 的负反馈调节，当胃窦部的 pH 降至 2.5 以下时，G 细胞分泌胃泌素的功能就受到明显的抑制。此外，当食糜进入十二指肠后，胃酸和食糜刺激十二指肠和小肠黏膜释放胰泌素、缩胆囊肽、肠抑胃肽和血管活性肠肽等，这些激素具有抑制胃酸分泌的作用。所以正常情况下，胃酸分泌具有自身调节作用。H. pylori 感染后通过多种机制影响胃泌素和胃酸分泌的生理调节。

（4）迷走神经张力增高：迷走神经释放乙酰胆碱，后者兼有直接刺激壁细胞分泌盐酸和刺激 G 细胞分泌胃泌素的作用。部分 BAO/PAO 比值增加的十二指肠溃疡患者对假食所致的胃酸分泌几无反应，提示这些患者已处于最大的迷走张力之下。

4. 其他因素　如下所述。

（1）吸烟：吸烟者消化性溃疡发生率比不吸烟者高，且与吸烟量成比例；吸烟影响溃疡的愈合，促进溃疡复发和增加溃疡并发症的发生率。吸烟影响溃疡形成和愈合的确切机制未明，可能与吸烟增加胃酸分泌、减少十二指肠及胰腺碳酸氢盐分泌、影响胃十二指肠协调运动、降低幽门括约肌张力和黏膜损害性氧自由基增加等因素有关。

（2）遗传：遗传因素曾一度被认为是消化性溃疡发病的重要因素，但随着幽门螺杆菌在消化性溃疡发病中的重要作用得到认识，遗传因素的重要性受到挑战。因此，遗传因素的作用有有待进一步研究。

（3）胃、十二指肠运动异常：研究发现部分 DU 患者胃排空增快，这可使十二指肠球部对酸的负荷增大；部分 GU 患者有胃排空延迟，这可增加十二指肠液反流入胃，加重胃黏膜屏障损害。但目前认为，胃肠运动障碍不大可能是原发病因，但可加重幽门螺杆菌或 NSAIDs 对黏膜的损害。

（4）饮食：饮食与消化性溃疡的关系不十分明确。酒、浓茶、咖啡和某些饮料能刺激胃酸分泌，摄入后易产生消化不良症状，但尚无充分证据表明长期应用会增加溃疡发生的危险性。据称，脂肪酸摄入增多与消化性溃疡发病率下降有关，脂肪酸通过增加胃、十二指肠黏膜中前列腺素前体成分而促进前列腺素合成。高盐饮食被认为可增加 GU 发生的危险性，这与高浓度盐损伤胃黏膜有关。

5. 与消化性溃疡相关的疾病　消化性溃疡，特别是 DU 的发病率在一些疾病患者中明显升高（表 5-2），对其机制的研究或许有助于阐明消化性溃疡的发病机制。

**表 5-2　几种与消化性溃疡相关的疾病**

| 病名 | 溃疡发生率（%） | 可能机制 |
|---|---|---|
| 慢性肺部疾病 | 最高达 30 | 黏膜缺氧、吸烟 |
| 肝硬化 | 8～14 | 胃酸分泌刺激物不能被肝脏灭活，胃、十二指肠黏膜血流改变 |
| 慢性肾衰竭或肾移植 | 升高 | 高胃泌素血症，病毒感染 |

综上所述，消化性溃疡的发生是一种多因素作用的结果，其中幽门螺杆菌感染和服用 NSAIDs 是已知的主要病因，由于黏膜侵袭因素和防御因素失平衡导致溃疡的发生，而胃酸在溃疡形成中起到关键作用。

## 二、临床表现与诊断

### （一）临床表现

本病患者临床表现不一，多数表现为中上腹反复发作性节律性疼痛，少数患者无症状，或以出血、穿孔等并发症的发生作为首发症状。

1. 疼痛　如下所述。

（1）部位：大多数患者以中上腹疼痛为主要症状。少部分患者无疼痛表现，特别是老年人溃疡、维持治疗中复发性溃疡和 NSAIDs 相关性溃疡。疼痛的机制尚不十分清楚，食物或制酸药能稀释或中和胃酸，呕吐或抽出胃液均可使疼痛缓解，提示疼痛的发生与胃酸有关。十二指肠溃疡的疼痛多位于中上腹部，或在脐上方，或在脐上方偏右处；胃溃疡疼痛多位于中上腹稍偏高处，或在剑突下和剑突下偏左处。胃或十二指肠后壁溃疡，特别是穿透性溃疡可放射至背部。

（2）疼痛程度和性质：多呈隐痛、钝痛、刺痛、灼痛或饥饿样痛，一般较轻而能耐受，偶尔也有疼痛较重者。持续性剧痛提示溃疡穿孔或穿透。

（3）疼痛节律性：溃疡疼痛与饮食之间可有明显的相关性和节律性。十二指肠溃疡疼痛好发于两餐之间，持续不减直至下餐进食或服制酸药物后缓解。一部分十二指肠溃疡患者，由子夜间的胃酸较高，可发生半夜疼痛。胃溃疡疼痛的发生较不规则，常在餐后 1 小时内发生，经 1～2 小时后逐渐缓解，直至下餐进食后再次出现。

（4）疼痛周期性：反复周期性发作是消化性溃疡的特征之一，尤以十二指肠溃疡更为突出。上腹疼痛发作可持续几天、几周或更长，继以较长时间的缓解。以秋末至春初较冷的季节更为常见。有些患者经过反复发作进入慢性病程后，可失去疼痛的节律性和周期性特征。

(5) 影响因素：疼痛常因精神刺激、过度疲劳、饮食不慎、药物影响、气候变化等因素诱发或加重；可因休息、进食、服制酸药、以手按压疼痛部位、呕吐等方法而使疼痛得到减轻或缓解。

2. 其他症状　本病除中上腹疼痛外，尚可有唾液分泌增多、胃灼热、反胃、嗳酸、嗳气、恶心、呕吐等其他胃肠道症状。但这些症状均缺乏特异性。部分症状可能与伴随的慢性胃炎有关。病程较长者可因疼痛或其他消化不良症状影响摄食而出现体重减轻；但亦有少数十二指肠球部溃疡患者因进食可使疼痛暂时减轻，频繁进食而致体重增加。

3. 体征　消化性溃疡缺乏特异性体征。溃疡发作期，中上腹部可有局限性压痛，DU 压痛点常偏右。程度不同，其压痛部位多与溃疡的位置基本相符。有消化道出血者可有贫血和营养不良的体征。部分 GU 患者的体质较瘦弱。

## （二）特殊类型的消化性溃疡

1. 胃、十二指肠复合溃疡　指胃和十二指肠同时发生的溃疡，这两个解剖部位溃疡的病期可以相同，但亦可不同。DU 往往先于 GU 出现，本病约占消化性溃疡的 7%，多见于男性。复合性溃疡幽门梗阻发生率较单独胃溃疡或十二指肠溃疡为高。一般认为，胃溃疡如伴随十二指肠溃疡，则其恶性的机会较少，但这只是相对而言。

2. 幽门管溃疡　幽门管位于胃远端，与十二指肠交界，长约 2cm。幽门管溃疡与 DU 相似，胃酸分泌一般较高，餐后可立即出现中上腹疼痛，其程度较为剧烈而无节律性，制酸治疗疗效不如十二指肠溃疡。由于幽门管易痉挛和形成瘢痕，易引起梗阻而呕吐，也可出现出血和穿孔等并发症。

3. 十二指肠球后溃疡　DU 大多发生在十二指肠球部，发生在球部远端十二指肠的溃疡称球后溃疡。多发生在十二指肠乳头的近端，约占消化性溃疡的 5%。常为慢性，穿孔时易穿透至浆膜腔进入胰腺及周围脏器。其午夜痛及背部放射痛多见，对药物治疗反应较差，较易并发出血。

4. 巨大溃疡　指直径大于 2cm 的溃疡，并非都属于恶性，但应与胃癌相鉴别。疼痛常不典型，可出现呕吐与体重减轻，并发致命性出血。对药物治疗反应较差、愈合时间较慢，易发生慢性穿透或穿孔。病程长的巨大溃疡往往需要外科手术治疗。

5. 老年人消化性溃疡　近年老年人发生消化性溃疡的报道增多。胃溃疡多见，也可发生十二指肠溃疡。临床表现多不典型，GU 多位于胃体上部甚至胃底部、溃疡常较大，易误诊为胃癌。

6. 无症状性溃疡　指无明显症状的消化性溃疡者，因其他疾病做胃镜或 X 线钡餐检查时偶然被发现；或以出血、穿孔等并发症为首发症状，甚至于尸体解剖时始被发现。这类消化性溃疡可见于任何年龄，但以老年人尤为多见。NSAIDs 引起的溃疡近半数无症状。

7. 食管溃疡　与酸性胃液接触的结果。溃疡常发生于食管下段'多为单发，约为 10% 为多发，大小不一。本病多伴有反流性食管炎和滑动性食管裂孔疝的患者。也可发生于食管胃吻合术或食管空肠吻合术以后，由于胆汁和胰腺分泌物反流的结果。主要症状是胸骨下段后方或高位上腹部疼痛，常在进食或饮水后出现，卧位时加重。

8. 难治性溃疡　难治性溃疡诊断尚无统一标准，通常指经正规治疗无效，仍有腹痛，呕吐和体重减轻等症状的消化性溃疡。因素可能有：①穿透性溃疡、有幽门梗阻等并发；②特殊部位的溃疡，如球后、幽门管溃疡等；③病因未去除（如焦虑、紧张等精神因素）以及饮食不洁治疗不当等；④引起难治性溃疡的疾病，如胃泌素瘤、甲状腺功能亢进引起胃酸高分泌状态。随着质子泵抑制剂的问世及对消化性溃疡发病机制的不断认识，难治性溃疡已减少。

## （三）实验室和特殊检查

1. 胃镜检查　是确诊消化性溃疡首选的检查方法。胃镜检查不仅可对胃、十二黏膜直接观察、摄像，还可在直视下取活组织作病理学检查及幽门螺杆菌检测，因此，胃镜检查对消化化性溃疡的诊断及胃良、恶性溃疡鉴别诊断的准确性高于 X 线钡餐检查。例如，在溃疡较小或较浅时钡餐检查有可能漏诊；钡餐检查发现十二指肠球部畸形可有多种解释；活动性上消化道出血是钡餐检查的禁忌证；胃的良、恶性溃疡鉴别必须由活组织检查来确定；另外，胃镜还可以根据内镜表现判断溃疡的分期。

2. X线钡餐检查　适用于对胃镜检查有禁忌或不愿接受胃镜检查者。溃疡的X线征象有直接和间接两种：钡剂填充溃疡的凹陷部分所造成的龛影是诊断溃疡的直接征象，对溃疡有确诊价值。在正面观，龛影呈圆形或椭圆形，边缘整齐。因溃疡纤维组织的收缩，四周黏膜皱襞呈放射状向壁龛集中，直达壁龛边缘。在切面观，壁龛突出胃壁轮廓以外，呈半圆形或长方形，四壁一般光滑完整。胃溃疡的龛影多见于胃小弯。十二指肠溃疡的龛影常见于球部；局部压痛、十二指肠球部激惹和球部畸形、胃大弯侧痉挛性切迹均为间接征象，仅提示可能有溃疡。

3. 幽门螺杆菌检测　检测并治疗幽门螺杆菌感染的明确适应证是经证实的慢性胃炎、胃或十二指肠溃疡以及胃MALT淋巴瘤。在早期胃癌切除术后，检测幽门螺杆菌感染以及随后进行治疗也常被推荐。

应当注意，近期应用抗生素、质子泵抑制剂、铋剂等药物，因有暂时抑制幽门螺杆菌作用，会使上述检查（血清学检查除外）呈假阴性。

4. 胃液分析和血清胃泌素测定　一般仅在疑有胃泌素瘤时做鉴别诊断之用。

## （四）诊断和鉴别诊断

慢性病程、周期性发作的节律性上腹疼痛，且上腹痛可为进食或抗酸药所缓解的临床表现是诊断消化性溃疡的重要临床线索。但应注意，一方面有典型溃疡样上腹痛症状者不一定是消化性溃疡，另一方面部分消化性溃疡患者症状可不典型甚至无症状，因此，单纯依靠病史难以做出可靠诊断。确诊有赖于胃镜检查。X线钡餐检查发现龛影亦有确诊价值。

1. 内镜检查　内镜检查不仅可对胃、十二指肠黏膜直接观察、摄影，还可在直视下活检做病理检查。它对消化性溃疡的诊断和良、恶性溃疡鉴别诊断的准确性高于钡餐检查。内镜下溃疡可分为三个病期，即A期、H期和S期。

2. X线钡餐检查　①胃肠道钡餐：是溃疡病最常见的影像学检查方法，可显示溃疡的直接征象和间接X线征象，显示黏膜的浅小、细微病变，了解胃、十二指肠的排空功能，但不如胃肠内镜直观和准确。胃肠道溃疡穿孔可改用碘水造影或CT检查。②胃溃疡的钡餐造影表现：良性溃疡的直接表现为良性龛影（胃腔轮廓外、边界清楚），龛影口部的黏膜水肿带（黏膜线、项圈征、狭颈征）、无明显中断的黏膜纠集和其他间接征象（痉挛切迹、空腹潴留液、胃排空加快或减慢和由于溃疡瘢痕收缩所致的胃变形或狭窄）。③胃溃疡恶变的X线征象：溃疡周围出现小结节状充盈缺损，指压征或尖角征；龛影周围黏膜皱襞杵状增粗、中断、破坏；治疗中龛影增大，变得不规则；出现溃疡型胃癌的X线表现（如半月综合征、指压征）。④十二指肠溃疡的钡餐造影表现：球部的良性龛影，在充盈加压相可见龛影周围的水肿带或见放射状黏膜纠集；由瘢痕收缩、黏膜水肿、痉挛所致的球部变形（三叶草、花瓣状、葫芦状、山字形等）；间接征象（激惹征、钡剂反流征、球部固定压痛、并发出血、穿孔、梗阻或瘘管形成）。

3. 鉴别诊断　胃镜检查如见胃、十二指肠溃疡，应注意与引起胃、十二指肠溃疡的少见特殊病因或以溃疡为主要表现的胃、十二指肠肿瘤鉴别。本病与下列疾病的鉴别要点如下。

（1）胃癌：内镜或X线检查见到胃的溃疡，必须进行良性溃疡（胃溃疡）与恶性溃疡（胃癌）的鉴别。Ⅲ型（溃疡型）早期胃癌单凭内镜所见与良性溃疡鉴别有困难，放大内镜和染色内镜对鉴别有帮助，但最终必须依靠直视下取活组织检查进行鉴别。恶性溃疡的内镜特点为：①溃疡形状不规则，一般较大。②底凹凸不平、苔污秽。③边缘呈结节状隆起。④周围皱襞中断。⑤胃壁僵硬、蠕动减弱（X线钡餐检查亦可见上述相应的X线征）。活组织检查可以确诊，但必须强调，对于怀疑胃癌而一次活检阴性者，必须在短期内复查胃镜进行再次活检；即使内镜下诊断为良性溃疡且活检阴性，仍有漏诊胃癌的可能，因此对初诊为胃溃疡者，必须在完成正规治疗的疗程后进行胃镜复查，胃镜复查溃疡缩小或愈合不是鉴别良、恶性溃疡的最终依据，必须重复活检加以证实，尽可能地不把胃癌漏诊。

（2）胃泌素瘤：亦称Zollinger－Ellison综合征，是胰腺非β细胞瘤分泌大量胃泌素所致。肿瘤往往很小（<1cm），生长缓慢，半数为恶性。大量胃泌素可刺激壁细胞增生，分泌大量胃酸，使上消化道经常处于高酸环境，导致胃、十二指肠球部和不典型部位（十二指肠降段、横段、甚或空肠近端）发生多发性溃疡。胃泌素瘤与普通消化性溃疡的鉴别要点是该病溃疡发生于不典型部位，具难治性特点，有过高胃酸分泌（BAO 和 MAO 均明显升高，且 BAO/MAO>60%）及高空腹血清胃泌素（>200pg/mL，常>500pg/mL）。

（3）功能性消化不良：患者常表现为上腹疼痛、反酸、嗳气、胃灼热、上腹饱胀、恶心、呕吐、食欲减退等，部分患者症状可酷似消化性溃疡，易与消化性溃疡诊断相混淆。内镜检查则示完全正常或仅有轻度胃炎。

（4）慢性胆囊炎和胆石症：对疼痛与进食油腻有关、位于右上腹，并放射至背部，伴发热、黄疸的典型病例不难与消化性溃疡相鉴别。对不典型的患者，鉴别需借助腹部超声或内镜下逆行行胆管造影检查方能确诊。

### （五）并发症

1. 上消化道出血　溃疡侵蚀周围血管可引起出血。上消化道出血是消化性溃疡最常见的并发症，也是上消化道大出血最常见的病因（占所有病因的30%～50%）。DU 并发出血的发生率比 GU 高，十二指肠球部后壁溃疡和球后溃疡更易发生出血。有10%～20%的消化性溃疡患者以出血为首发症状，在 NSAIDs 相关溃疡患者中这一比率更高。出血量的多少与被溃疡侵蚀的血管的大小有关。溃疡出血的临床表现取决于出血的速度和量的多少。消化性溃疡患者在发生出血前常有上腹痛加重的现象，但一旦出血后，上腹疼痛多随之缓解。部分患者，尤其是老年患者，并发出血前可无症状。根据消化性溃疡患者的病史和上消化道出血的临床表现，诊断一般不难确立。但需与急性糜烂性胃炎、食管或胃底静脉曲张破裂出血、食管贲门黏膜撕裂症和胃癌等所致的出血鉴别。对既往无溃疡病史者，临床表现不典型而诊断困难者，应争取在出血24～48小时进行急诊内镜检查。内镜检查的确诊率高，不仅能观察到出血的部位，而且能见到出血的状态。此外，还可在内镜下采用激光、微波、热电极、注射或喷洒止血药物、止血夹钳夹等方法止血。

2. 穿孔　溃疡病灶向深部发展穿透浆膜层则称并发穿孔。溃疡穿孔在临床上可分为急性、亚急性和慢性三种类型，其中以第一种常见。急性穿孔的溃疡常位于十二指肠前壁或胃前壁，发生穿孔后胃肠的内容物漏入腹腔而引起急性腹膜炎。穿孔时胃肠内容物不流入腹腔，称为慢性穿孔，又称为穿透性溃疡。这种穿透性溃疡改变了腹痛规律，变得顽固而持续，疼痛常放射至背部。邻近后壁的穿孔或穿孔较小，只引起局限性腹膜炎时称亚急性穿孔，症状较急性穿孔轻而体征较局限，且易于漏诊。溃疡急性穿孔主要出现急性腹膜炎的表现。临床上突然出现剧烈腹痛，腹痛常起始于中上腹或右上腹，呈持续性，可蔓延到全腹。GU 穿孔，尤其是餐后穿孔，漏入腹腔的内容物量往往比 DU 穿孔者多，所以腹膜炎常较重。消化性溃疡穿孔需与急性阑尾炎、急性胰腺炎、宫外孕破裂、缺血性肠病等急腹症相鉴别。

3. 幽门梗阻　主要是由 DU 或幽门管溃疡引起。溃疡急性发作时可因炎症水肿和幽门部痉挛而引起暂时性梗阻，可随炎症的好转而缓解；慢性梗阻主要由于瘢痕收缩而呈持久性。幽门梗阻引起胃滞留，临床表现主要为餐后上腹饱胀、上腹疼痛加重，伴有恶心、呕吐，大量呕吐后症状可以改善，呕吐物含发酵酸性宿食。严重呕吐可致失水和低氯低钾性碱中毒。久病后可发生营养不良和体重减轻。体检时可见胃型和胃逆蠕动波，清晨空腹时检查胃内有振水声，胃管抽液量>200mL，即提示有胃滞留。进一步做胃镜或 X 线钡剂检查可确诊。

4. 癌变　少数 GU 可发生癌变，DU 则不发生癌变。GU 癌变发生于溃疡边缘，据报道癌变率在1%左右。长期慢性 GU 病史、年龄在45岁以上、溃疡顽固不愈者应提高警惕。对可疑癌变者，在胃镜下取多点活检做病理检查；在积极治疗后复查胃镜，直到溃疡完全愈合；必要时定期随访复查。

## 三、治疗

治疗的目的是消除病因、缓解症状、愈合溃疡、防止复发和防治并发症发生。消化性溃疡在不同患者的病因不尽相同，发病机制亦各异，所以对每一病例应分析其可能涉及的致病因素及病理生理，给予恰当的处理。针对病因的治疗如根除幽门螺杆菌，有可能彻底治愈溃疡病，是近年消化性溃疡治疗的一大进展。

## （一）一般治疗

生活要有规律，工作宜劳逸结合，避免过度劳累和精神紧张，如有焦虑不安，应予开导，必要时给予镇静剂。原则上需强调进餐要定时，注意饮食规律，避免辛辣、过咸食物及浓茶、咖啡等饮料，如有烟酒嗜好而确认与溃疡的发病有关者应戒烟、酒。牛乳和豆浆能稀释胃酸于一时，但其所含钙和蛋白质能刺激胃酸分泌，故不宜多饮。服用 NSAIDs 者尽可能停用，即使未用亦要告诫患者今后慎用。

## （二）治疗消化性溃疡的药物及其应用

治疗消化性溃疡的药物可分为抑制胃酸分泌的药物和保护胃黏膜的药物两大类，主要起缓解症状和促进溃疡愈合的作用，常与根除幽门螺杆菌治疗配合使用。现就这些药物的作用机制及临床应用分别简述如下。

1. 抑制胃酸药物　溃疡的愈合特别是 DU 的愈合与抑酸治疗的强度和时间成正比，药物治疗中 24 小时胃内 pH >3 总时间可预测溃疡愈合率。碱性抗酸药物（如氢氧化铝、氢氧化镁和其他复方制剂）具有中和胃酸作用，可迅速缓解疼痛症状，但一般剂量难以促进溃疡愈合，目前已很少单一应用碱性抗酸剂来治疗溃疡，仅作为加强止痛的辅助治疗。常用的抗酸分泌药有 $H_2$ 受体拮抗剂（$H_2RAs$）和 PPIs 两大类（表 5-3）。壁细胞通过受体（$M_1$、$H_2$ 受体、胃泌素受体）、第二信使和 $H^+-K^+-ATP$ 酶三个环节分泌胃酸。$H^+-K^+-ATP$ 酶（$H^+$泵、质子泵）位于壁细胞小管膜上，它能将 $H^+$ 从壁细胞内转运到胃腔中，将 $K^+$ 从胃腔中转运到壁细胞内进行 $H^+-K^+$ 交换。胃腔中的 $H^+$ 与 $Cl^-$ 结合，形成盐酸。抑制 $H^+-K^+-ATP$ 酶，就能抑制胃酸形成的最后环节，发挥治疗作用。PPIs 作用于壁细胞胃酸分泌终末步骤中的关键酶 $H^+-K^+-ATP$ 酶，抑制胃酸分泌作用比 $H_2$ 受体拮抗剂更强，且作用持久。一般疗程为 DU 治疗 4~6 周，GU 治疗 6~8 周，溃疡愈合率用 $H_2$ 受体拮抗剂为65%~85%，PPIs 为80%~100%。

质子泵抑制剂（PPIs）作用于壁细胞胃酸分泌终末步骤中的关键酶 $H^+-K^+-ATP$ 酶，使其不可逆失活，因此抑酸作用比 $H_2RAs$ 更强且作用持久。与 $H_2RAs$ 相比，PPIs 促进溃疡愈合的速度较快、溃疡愈合率较高，因此特别适用于难治性溃疡或 NSAIDs 溃疡患者不能停用 NSAIDs 时的治疗。对根除幽门螺杆菌治疗，PPIs 与抗生素的协同作用较 $H_2RAs$ 好，因此是根除幽门螺杆菌治疗方案中最常用的基础药物。使用推荐剂量的各种 PPIs，对消化性溃疡的疗效相仿，不良反应较少，不良反应率为 1.1%~2.8%。主要有头痛、头昏、口干、恶心、腹胀、失眠。偶有皮疹、外周神经炎、血清氨基转移酶或胆红素增高等。长期持续抑制胃酸分泌，可致胃内细菌滋长。早期研究曾发现，长期应用奥美拉唑可使大鼠产生高胃泌素血症，并引起胃肠嗜铬样细胞增生或类癌。现认为这是种属特异现象，也可见于 $H_2$ 受体阻断剂等基础胃酸抑制后。在临床应用 6 年以上的患者，血清胃泌素升高 1.5 倍，但未见壁细胞密度增加。

研究表明，PPIs 常规剂量（奥美拉唑 20mg/d、兰索拉唑 30mg/d、泮托拉唑 40mg/d，雷贝拉唑 20mg/d）治疗十二指肠溃疡（DU）和胃溃疡（GU）均能取得满意的效果，明显优于 $H_2$ 受体拮抗剂，且 5 种 PPI 的疗效相当。对于 DU，疗程一般为 2~4 周，2 周愈合率平均为 70% 左右，4 周愈合率平均为 90% 左右；对于 GU，疗程一般为 4~8 周，4 周愈合率平均为 70% 左右，8 周愈合率平均为 90% 左右。其中雷贝拉唑在减轻消化性溃疡疼痛方面优于奥美拉唑且耐受性好。雷贝拉唑在第 4 周对 DU 和第 8 周对 GU 的治愈率与奥美拉唑相同，但雷贝拉唑对 24 小时胃内 pH >3 的时间明显长于奥美拉唑 20mg/d 治疗的患者，能够更快、更明显地改善症状，6 周时疼痛频率和夜间疼痛完全缓解更持久且有很好的耐受性。埃索美拉唑是奥美拉做的 S-异构体，相对于奥美拉唑，具有更高的生物利用度，给药后吸收迅速，1~2 小时即可达血药峰值，5 天胃内 pH >4 的平均时间为 14 小时，较奥美拉唑、兰索拉唑、泮托拉唑、雷贝拉唑明显增加。且持续抑酸作用时间更长，因此能够快速、持久缓解症状。研究表明，与奥美拉唑相比，埃索美拉唑治疗 DU 4 周的愈合率相当，但在缓解胃肠道症状方面（如上腹痛、反酸、胃灼热感）明显优于奥美拉唑。最新上市艾普拉唑与其他 5 种 PPIs 相比在结构上新添了一个吡咯环，吸电子能力强，与酶结合容易。相对于前5种PPIs，艾普拉唑经CYP3A4代谢而不是经CYP2C19代谢，因此完全避免了CYP2C19基因多态性对其疗效的影响。PPIs可抑制胃酸分泌，提高胃内pH，有助于上消化道出血的预防和治疗。奥美拉唑可广泛用于胃、十二指肠病变所致的上消化道出血，泮托拉唑静脉滴注也常用于急性上消化道出血。消化性溃疡合并出血时，迅速有效地提高胃内pH是治疗成功的关键。血小板在低pH时不能聚集，血凝块可被胃蛋白酶溶解，其他凝血机制在低pH时也受损，而pH为7.0时胃蛋白酶不能溶解血凝块，故胃内pH7.0时最佳。另外，静脉内使用PPI可使胃内pH达到6.0以上，能有效改善上消化道出血的预后，并使再出血率、输血需要量和紧急手术率下降，质子泵抑制剂可以降低消化性溃疡再出血的风险，并可减少接受手术治疗的概率，但对于总死亡率的降低并无多少意义。消化性溃疡合并出血时静脉注射PPIs制剂的选择：推荐大剂量PPIs治疗，如埃索美拉唑80mg静脉推注后，以8mg/h速度持续输注72小时，适用于大量出血患者；常规剂量PPIs治疗，如埃索美拉唑40mg静脉输注，每12小时1次，实用性强，适于基层医院开展。

目前国内上市的PPIs有奥美拉唑（omeprazole）、兰索拉唑（lansoprazole），泮托拉唑（pantoprazole）、雷贝拉唑（rabeprazole）、埃索美拉唑（esomeprazole），以及最近上市的艾普拉唑（ilaprazole）。第一代PPIs（奥美拉唑、泮托拉唑和兰索拉唑）依赖肝细胞色素P450同工酶（CYP2C19和CYP3A4）进行代谢和清除，因此，与其他经该同工酶进行代谢和清除的药物有明显的相互作用。由于CYP2C19的基因多态性，导致该同工酶的活性及第一代PPIs的代谢表型发生了变异，使不同个体间的CYP2C19表现型存在着强代谢型（EM）和弱代谢型（PM）之分。另外，抑酸的不稳定性、发挥作用需要浓聚和酶的活性、半衰期短等局限性影响了临床的应用；影响疗效因素多（如易受进餐和给药时间、给药途径的影响）；起效慢、治愈率和缓解率不稳定，甚至一些患者出现奥美拉唑耐药或失败；不能克服夜间酸突破等，由此可见，第一代PPIs的药效发挥受代谢影响极大，使疗效存在显著的个体差异。第二代PPIs（雷贝拉唑、埃索美拉唑、艾普拉唑）则有共同的优点，起效更快，抑酸效果更好，能24小时持续抑酸，个体差异少，与其他药物相互作用少。新一代PPIs的进步首先是药效更强，这和化学结构改变有关，如埃索美拉唑是奥美拉唑中作用强的S－异构体，把药效差的L－异构体剔除后，其抑酸作用大大增强。而艾普拉唑结构上新添的吡咯环吸电子能力强，与酶结合容易，艾普拉唑对质子泵的抑制活性是奥美拉唑的16倍，雷贝拉唑的2倍；其次新一代PPI有药代动力学方面优势，如雷贝拉唑的解离常数（pKa）值较高，因此在壁细胞中能更快聚积，更快和更好地发挥作用。再次，新一代PPIs较少依赖肝P450酶系列中的CYP2C19酶代谢。另外，第二代PPIs半衰期相对较长，因此保持有效血药浓度时间较长，抑酸作用更持久，尤其是新上市的艾普拉唑，半衰期为3.0～4.0小时，为所有PPIs中最长的，因而作用也最持久（表5－3）。

2. 保护胃黏膜药物　替普瑞酮、铝碳酸镁、硫糖铝、胶体枸橼酸铋、马来酸伊索拉定（盖世龙）、蒙托石、麦滋林、谷氨酰胺胶囊等均有不同程度制酸、促进溃疡愈合作用。

**表5－3　常用抗酸分泌药物（剂量mg）**

| 药物 | 每次剂量 | 治疗溃疡标准剂量 | 根除H. pylori标准剂量 |
|---|---|---|---|
| PPIs | | | |
| 奥美拉唑 | 20 | 20qd | 20bid |
| 兰索拉唑 | 30 | 30qd | 30bid |
| 泮托拉唑 | 40 | 40qd | 40bid |
| 雷贝拉唑 | 10 | 10qd | 10bid |
| 埃索美拉唑 | 20 | 20qd | 20bid |
| $H_2RAs$ | | | |
| 西咪替丁 | 400或800 | 400bid或800qn | |
| 雷尼替丁 | 150 | 150bid或300qn | |
| 法莫替丁 | 20 | 20bid或40qn | |

## （三）根除幽门螺杆菌治疗

对幽门螺杆菌感染引起的消化性溃疡，根除幽门螺杆菌不但可促进溃疡愈合，而且可以预防溃疡复发，从而彻底治愈溃疡。因此，凡有幽门螺杆菌感染的消化性溃疡，无论初发或复发、活动或静止、有无并发症，均应予以根除幽门螺杆菌治疗。

在根除幽门螺杆菌疗程结束后，继续给予一个常规疗程的抗溃疡治疗，如 DU 患者予 PPIs 常规剂量、每日 1 次、总疗程 2 ~ 4 周，CU 患者 PPIs 常规剂量、每日 1 次、总疗程 4 ~ 6 周，是最理想的。这在有并发症或溃疡面积大的患者尤为必要，但对无并发症且根除治疗结束时症状已得到完全缓解者，也可考虑停药。

## （四）NSAID 溃疡的治疗、复发预防及初始预防

对服用 NSAIDs 后出现的溃疡，如情况允许应立即停用 NSAIDs，如病情不允许可换用对黏膜损伤少的 NSAIDs 如特异性 COX - 2 抑制剂（如塞来昔布）。对停用 NSAIDs 者，可予常规剂量常规疗程的$H_2$ - RA 或 PPIs 治疗；对不能停用 NSAIDs 者，应选用 PPIs 治疗运载能力（$H_2$RA疗效差）。因幽门螺杆菌和 NSAIDs 是引起溃疡的两个独立因素，因此应同时检测幽门螺杆菌，如有幽门螺杆菌感染应同时根除幽门螺杆菌。溃疡愈合后，如不能停用 NSAIDs，无论幽门螺杆菌阳性还是阴性都必须继续 PPIs 或米索前列醇长程维持治疗以预防溃疡复发。对初始使用 NSAIDs 的患者是否应常规给药预防溃疡的发生仍有争论。已明确的是，对于发生 NSAIDs 溃疡并发症的高危患者，如既往有溃疡病史、高龄、同时应用抗凝血药（包括低剂量的阿司匹林）或糖皮质激素者，应常规给予抗溃疡药物预防，目前认为 PPIs 或米索前列醇预防效果较好。

## （五）难治性溃疡的治疗

首先须做临床和内镜评估，证实溃疡未愈，明确是否 H. pyLori 感染、服用 NSAIDs 和胃泌素瘤的可能性，排除类似消化性溃疡的恶性溃疡及其他病因如克罗恩病等所致的良性溃疡。明确原因者应做相应处理，如根除 H. pylori、停用 NSAIDs。加倍剂量的 PPIs 可使多数非 H. pylori 非 NSAIDs 相关的难治性溃疡愈合。对少数疗效差者，可做胃内 24 小时 pH 检测，如 24 小时中半数以上时间的 pH 小于 2，则需调整抗酸药分泌治疗药物的剂量。

## （六）溃疡复发的预防

有效根除幽门螺杆菌及彻底停服 NSAIDs，可消除消化性溃疡的两大常见病因，因而能大大减少溃疡复发。对溃疡复发的同时伴有幽门螺杆菌感染复发（再感染或复燃）者，可予根除幽门螺杆菌再治疗。下列情况则需用长程维持治疗来预防溃疡复发：①不能停用 NSAIDs 的溃疡患者，无论幽门螺杆菌阳性还是阴性（如前述）；②幽门螺杆菌相关溃疡，幽门螺杆菌感染未能被根除；③幽门螺杆菌阴性的溃疡（非幽门螺杆菌、非 NSAIDs 溃疡）；④幽门螺杆菌相关溃疡，幽门螺杆菌虽已被根除，但曾有严重并发症的高龄或有严重伴随病的患者。长程维持治疗一般以 PPIs 常规剂量的半量维持，而 NSAIDs 溃疡复发的预防多用 PPIs 或米索前列醇，已如前述。半量维持疗效差者或有多项危险因素共存者，也可采用全量分两次口服维持。也可用奥美拉唑 10mg/d 或 20mg 每周 2 ~ 3 次口服维持。对维持治疗中复发的溃疡应积极寻找可除去的病因，半量维持者应改为全量，全量维持者则需改换成 PPI 治疗。维持治疗的时间长短，需根据具体病情决定，短者 3 ~ 6 月，长者1 ~ 2 年，甚至更长时间。无并发症且溃疡复发率低的患者也可用间歇维持疗法，有间歇全量治疗和症状性自我疗法（symptomatic self control，SSc）两种服法，前者指出现典型溃疡症状时给予 4 ~ 8 周全量 PPIs 治疗，后者指出现典型溃疡症状时立即自我服药，症状消失后停药。

## （七）消化性溃疡治疗的策略

对内镜或 X 线检查诊断明确的 DU 或 GU，首先要区分有无 H. pylori 感染。H. pylori 感染阳性者应首先抗 H. pylori 治疗，必要时在抗 H. pylori 治疗结束后再给予 2 ~ 4 周抗酸分泌治疗。对 H. pylori 感染阴性者包括 NSAIDs 相关性溃疡，可按过去的常规治疗，即服用任何一种 PPIs，DU 疗程为 4 ~ 6 周，GU

为6~8周。也可用胃黏膜保护剂替代抗酸分泌剂治疗GU。至于是否进行维持治疗，应根据溃疡复发频率、患者年龄、服用NSAIDs、吸烟、合并其他严重疾病、溃疡并发症等危险因素的有无，综合考虑后决定。由于内科治疗的进展，目前外科手术主要限于少数有并发症者，包括：①大量出血经内科治疗无效；②急性穿孔；③瘢痕性幽门梗阻；④胃溃疡癌变；⑤严格内科治疗无效的顽固性溃疡。

### （八）预后

由于内科有效治疗的发展，预后远较过去为佳，死亡率显著下降。死亡主要见于高龄患者，死亡的主要原因是并发症，特别是大出血和急性穿孔。

（马　幸）

# 第四节　功能性消化不良

功能性消化不良（FD）指具有上腹部疼痛或烧灼感、餐后上腹饱胀和早饱感，伴食欲不振、嗳气、恶心或呕吐等上消化道症状，经检查排除引起这些症状的器质性疾病的一组临床综合征。消化不良在普通人群中占19%~41%。

## 一、病理生理

功能性消化不良的病因尚不明确，可能是多种因素综合作用的结果。常见的病理生理改变见表5-4。

表5-4　FD的病理生理

| | |
|---|---|
| 胃肠运动 | 环境 |
| 感觉功能 | 胃酸 |
| Hp | 精神和应激 |

### （一）胃酸

功能性消化不良患者中，胃酸大多在正常范围内，但在某些情况下，功能性消化不良患者的胃酸分泌可增高。如应激反应时，胃酸有间歇性升高，这与应激时促肾上腺皮质激素释放因子（CRF）升高有关。约36%功能性消化不良患者的十二指肠对胃酸敏感性增加，酸灌注十二指肠可引起临床症状，与健康对照组相比，有显著性差异。我国学者研究发现FD患者血清胃蛋白酶PGⅡ、促胃液素G-17水平明显高于对照组，PGⅠ没有明显变化，而PGⅠ/PGⅡ明显低于对照组。这说明，在FD患者中存在PGⅡ与G-17水平增加，而胃窦与十二指肠黏膜可能有功能学的改变。

### （二）消化道运动

40%~66%的功能性消化不良患者有消化道运动的异常，如胃排空减慢、胃电节律紊乱、胃MMC减少或缺如、胃底适应性舒张功能减弱、胃窦动力指数降低、胃十二指肠的协调运动减弱、小肠MMC减少、小肠消化间期突发性无传导的收缩活动、胆囊运动异常等。但运动异常与临床症状的相关性仍有争议，近端胃受纳性舒张功能减弱与早饱关系较密切，腹胀、餐后上腹饱满提示患者可能存在消化道运动紊乱，但多数认为运动生理异常与症状的严重程度并无关系。另外，还有研究显示，FD患者的餐后胃底出现过度的时相性收缩、胃底和胃窦之间的协调性异常等，有待于进一步研究确证。

患者胃肠运动异常可能与神经系统、胃酸、激素水平、内脏感觉过敏及Hp感染等多种因素有关。研究发现胃局部神经和神经递质的变化有意义，功能性消化不良患者胃窦壁兴奋性神经［乙酰胆碱、P物质（SP）阳性］纤维减少，抑制性神经［血管活性肠肽（VIP）、一氧化氮合酶（NOS）阳性］纤维增多，而近端胃受纳舒张功能减弱、十二指肠胃抑制性反射减弱均提示患者有局部胃肠神经的功能异常。研究还发现胃排空延迟患者空腹外周血胃动素水平降低、促胃液素水平升高，饮水500mL后胃动素和促胃液素无高峰浓度出现，其他学者证实血中生长抑素增加、催乳素降低，说明胃肠激素参与功能性消化不良的发病。FD 胃肠运动障碍患者 62% 为女性，可能与雌激素协同其他因素减慢胃排空有关。也有研究发现 FD 患者促肾上腺皮质激素释放激素分泌增加可致胃排空延缓。FD 患者胃黏膜肥大细胞（MC）增多，增多的 MC 活化并释放多种生物活性物质如 5 - HT、NO、VIP、白三烯等也可影响胃肠道平滑肌运动。

## （三）内脏感觉

初步证实功能性消化不良患者存在两种内脏传入功能异常，一种是不被察觉的反射传入信号（肠胃抑制反射），而另一种为感知信号（机械性扩张），两种异常可单独存在，也可同时出现于同一患者。胃十二指肠对机械性扩张的敏感性增加，机械感受阈值减低，而且其阈值不似正常对照组那样随着胃十二指肠的反复扩张而升高。

FD 患者存在内脏感觉过敏，最明显的表现为近端胃对机械扩张的敏感性增加。饮水负荷试验证实 50% 的患者感觉阈值下降，而有人最近对 40 例 FD 患者内脏感觉过敏的研究发现，对近端胃机械扩张后 44% 的患者感知过敏、48% 胃不适过敏、54% 疼痛过敏。FD 患者对躯体疼痛刺激感觉过敏的报道不多，患者是否可能有躯体及内脏感觉过敏并存尚无定论。内脏感觉过敏与消化道运动两者有无相关尚存较大争议，而其与临床症状有无相关性，目前多持否定态度，但 Tack 对 160 例 FD 患者进行研究发现，内脏感觉过敏与患者的餐后疼痛、呃逆及体重下降相关。

Feinle 等研究十二指肠灌注脂肪对胃感觉的影响，十二指肠灌注脂肪可增加胃容量和血浆 CCK，在胃扩张时，灌注脂肪诱发恶心和降低出现腹胀和不适的压力阈值，灌注麻醉剂可抵消单独灌注脂肪的效应。研究表明肠受体调节与十二指肠灌注脂肪和胃扩张有关的胃肠感觉，局部神经机制调节 CCK 释放而间接地抑制激活传入神经。摄入辣椒素胶囊的 FD 患者较健康对照人群更易产生症状。正常受试者食管酸灌注可增强胃对扩张刺激的敏感性。部分 FD 患者十二指肠盐酸灌注可诱导恶心症状，提示对酸高敏感，而健康对照人群则未出现该现象。

内脏感觉过敏的机制除可能与中枢的感觉整合功能、自主神经功能状态存在关联外，有学者研究认为肠神经系统功能的异常也是重要因素，患者的感知过敏与胃黏膜降钙素基因相关肽（CGRP）及 SP 阳性纤维释放 CGRP、SP 增加有关，感觉过敏患者胃黏膜 CGRP mRNA 表达增加也进一步证实这种观点。研究还认为胃黏膜 MC、5 - HT 合成增加和受体表达增强与胃机械扩张过敏有关。FD 患者胃黏膜 MC 增多，增多的 MC 活化并释放多种生物活性物质如 5 - HT、NO、VIP、白三烯等，不仅影响胃肠道平滑肌运动，还可影响胃感知致内脏高敏感。对儿童 FD 患者的研究发现，MC 和黏膜的神经纤维联系密切并能释放类胰蛋白酶，其研究提示 MC 释放的类胰蛋白酶是儿童特异性 FD 感觉和运动异常的重要因素。也有研究发现，促肾上腺皮质激素释放激素分泌增加可致内脏呈高敏状态。NO 在外周神经系统、低级和高级中枢神经系统均参与了对内脏感觉和感觉传导过程的抑制作用，可能也参与了 FD 患者内脏高敏的调节。

## （四）Hp 感染

是否是功能性消化不良的发病因素，仍然有不同意见。Hp 的感染可能通过局部炎症、炎症介质影响功能性消化不良患者的胃感觉及运动功能，但国外绝大多数报道认为 Hp 感染与患者胃排空减慢、Ⅲ相缺如、内脏感觉过敏、临床症状无相关性。但有证据提示 Hp 使促胃液素分泌增加、促使胃黏膜上皮细胞凋亡、损害胃黏膜屏障、导致慢性胃炎及十二指肠球炎。夜间疼痛、上腹不适症状严重的 FD 患者 Hp 的感染率明显高于症状轻微的 FD 患者，根除 Hp，能使 FD 患者的胃十二指肠的炎症减轻、症状缓解，但症状相对危险度仅减少 9%。有研究者最近提出“检查 - 治疗”策略，对未行检查的消化不良患者先通过非侵入手段了解有无 Hp 感染，如阳性即行根除治疗。

国内学者与西方学者的意见也不统一。在临床实践中是否需对 FD 患者给予 Hp 根除治疗，仍存在一定的争议和分歧，但目前多数指南和共识推荐 FD 患者应根除 Hp，在 MaastrichtⅢ共识中这一建议的证据级别（1a）和推荐强度（A）均为最高级别。支持的证据认为 Hp 根除治疗不仅可以改善 FD 症状，具有效费比优势，并且有益于预防消化性溃疡、萎缩性胃炎及胃癌的发生。也有观点认为尚无足够的科学依据表明 Hp 感染与 FD 的发病有关、根除 Hp 对 FD 症状的缓解或防止复发并无确切效果，需要大量循证医学资料的支持。

### （五）精神与应激

许多对 FD 患者的调查证实，FD 患者存在个性异常，有焦虑、抑郁的心理障碍，Pertti Aro 等研究发现 FD 与焦虑症状相关（OR，2.56），但是与抑郁症状无关。Koloski 等的研究结果显示焦虑是 FD 明显的、独立的预测因子。一项随机对照病例交叉试验显示联合抗抑郁及抗焦虑治疗有助于短期 FD 症状的缓解。另一澳大利亚研究小组报道精神心理压力与持续性的消化道症状及患者至消化专科就诊比率均相关。针对 FD 亚型的研究发现焦虑程度被认为与餐后不适综合征（PDS）发生相关（OR，4.35）；而上腹痛综合征（EPS）亚型则与患者的焦虑程度及抑郁程度均无相关性。因为疼痛应该比不适更容易引起焦虑症状，因此这一结果也从另一个侧面说明 FD 症状本身不会影响患者焦虑程度的发展。精神心理因素与 PDS 亚型 FD 的相关性可能与胃的容纳性舒张及内脏高敏感性相关，但是这些功能是否及如何通过中枢调控有待进一步研究。

FD 患者生活应激事件发生频率高于正常健康人，特别是负性事件，如家族成员患病、伤亡，提高应激事件的承受能力将降低个性异常和消化不良症状的频率。应激使中枢 CRF 分泌增加，后者作用于中枢 CRF 受体 2（$CRFR_2$），引起胃排空延缓，而作用于 $CRFR_1$ 促进结肠运动，CRF 可使内脏感觉呈高敏状态，5－HT 及 MC 也参与了应激对胃肠运动的影响。

### （六）遗传因素

近年来越来越多的证据显示 FD 的易感性与遗传因素相关。首先，FD 发病呈现家族聚集现象提示遗传因素可能参与疾病发生。另外，多个基因多态性位点被报道与 FD 发病相关，如 GNB3825、CCK－1 内含子 1－779TC、辣椒素/辣椒素受体（TRPV1 通道）等。G 蛋白是 G 蛋白偶联受体（G－protein coupling receptor，GPCR）的配体，参与多种重要细胞内信号通路的调控。G 蛋白 p3825T 的等位基因与 G 蛋白选择性剪接和 G 蛋白活性激活有关。GNB3 可以以不同的等位基因亚型参与多种疾病的发生。通过病例对照 OR 回归分析，Oshima T 等发现 GNB3825T 纯合子与在日本人群中 EPS 亚型 FD 发病相关。Arisawa 通过对炎症反应和免疫应答后的基因的多态性进行研究提示，在合并 Hp 感染的 FD 患者中，IL－17F、MIF 的基因多态性与 FD，特别是 EPS 亚型关系密切。

### （七）其他

功能性消化不良发病与免疫关系如何？部分患者血浆中存在抗胃黏膜上皮细胞的自身抗体，医学的研究并未发现患者血清中存在抗肌间神经丛抗体，表明肠神经系统神经递质改变与免疫无关。FD 可能存在部分胃局部免疫紊乱，Walker MM 等对入组的 FD 及 IBS 患者进行了胃镜检查，并对十二指肠黏膜进行活检，研究发现，位于十二指肠的嗜酸粒细胞增多与 FD 有关，进一步研究发现十二指肠的嗜酸粒细胞增多与过敏有关，并且可以引起 PDS 亚型中早饱患者的内脏敏感性增高。当然，胃局部免疫紊乱在 FD 中的作用目前研究尚少，需要进一步研究。另外，感染（包括急性胃肠感染、十二指肠嗜酸粒细胞浸润等）、食物因素及生活方式均可能与 FD 发病有关。

## 二、临床表现

功能性消化不良并无特征性临床表现，主要有腹痛、腹胀、早饱及上腹烧灼感。病程迁延，症状多反复发作，可相当一段时间无任何症状，可以某一症状为主，也可有多个症状的重叠。有些患者有饮食、精神等诱发因素，多数患者难以明确指出引起或加重病情的诱因。目前尚未发现某一症状与某一病理生理改变有特定的关联。

### （一）上腹痛、上腹烧灼感

64%～85%的患者有上腹痛，是功能性消化不良患者常见的症状，但上腹痛无明确的规律性。上腹痛可伴有或不伴有烧灼感，疼痛呈间断性，疼痛常因进餐诱发或缓解，但也可发生在空腹状态，易引起医师错觉，但内镜检查未发现溃疡和糜烂性炎症。EPS 患者可有酸分泌增高，而酸敏感性增加也是造成症状的原因，酸除可直接引起疼痛外，还可刺激胃肠肌层引起平滑肌张力增加、加快运动，产生痛觉。

### （二）餐后饱胀不适、早饱

餐后饱胀即食物长时间存留于胃内引起的不适感，早饱即进少量食物后即有饱感，患者摄入食物的容量远远小于以前，70% ~80% 的 FD 患者出现早饱。

PDS 患者以餐后腹胀不适、早饱为主要表现，症状多在进食后加重，过饱时会出现胀痛、恶心，甚至呕吐。动力学检查发现 50% ~60% 的患者存在胃近端和远端收缩，或适应性舒张功能障碍，或胃电活动的异常，但多数研究证实运动障碍与症状无直接相关性。

### （三）其他

其他症状包括上腹胀、恶心、呕吐、嗳气，但不是功能性消化不良的特异性症状。

## 三、辅助检查

### （一）立即进行检查的指征

出现报警症状和体征的患者应立即进行全面的体格检查，并根据不同的情况选择必要的排除器质性消化不良的检查。

无报警症状和体征、无心理异常的患者可给予 4 周左右的治疗，如无明显效果，也应进行必要的检查，以确立有无器质性消化不良的证据。如患者心理压力大、情绪不稳定，有焦虑、抑郁、疑病等情况时，即使无报警症状和体征也有必要选择排除器质性消化不良的检查，以缓解患者的顾虑。

### （二）胃肠功能检查

多数患者通过症状可初步进行诊断，有报警症状和体征或症状治疗无效时应行上消化道内镜、肝胆胰超声等检查，明确功能性消化不良诊断后多可进行治疗，如要进一步确定患者的胃肠病理生理改变应行胃排空、胃电图、胃肠道压力测定、胃感觉功能、胃分泌功能检查、Hp 等功能性检查。

## 四、诊断和鉴别诊断

### （一）FD 的诊断

症状必须包括以下 1 条或多条：①餐后饱胀不适；②早饱感；③上腹痛；④上腹烧灼感。并且没有可以解释上述症状的结构性疾病；诊断前症状出现至少 6 个月，近 3 个月满足以上标准。

询问病史时需了解：①消化不良症状及其程度和频度。②症状的发生与进餐的关系，有无夜间出现症状，以及症状与体位、排便的关系。③进食量有无改变，有无体重下降，以及营养状况。④患者的进食行为、心理状态，以及是否影响生活质量。⑤有无重叠症状，如胃灼热、反酸、腹泻或便秘等。⑥引起消化不良的可能病因，注意有无报警症状和体征。

### （二）分型

FD 罗马Ⅲ分型：FD 患者临床表现个体差异性大，根据 FD 患者的主要症状特点及其与症状相关的病理生理学机制，以及症状的模式将 FD 分为两个亚型，即餐后不适综合征（postprandial distress syndrome，PDS）和上腹痛综合征（epigastric pain syndrome，EPS）。临床上两个亚型常有重叠，有时可能难以区分；但通过分型对不同亚型的病理生理机制的理解及对选择治疗将有一定帮助。在以研究为目时应进行较严格的亚型分类（表 5 -5）。在 FD 的诊断中，还需注意其与 GERD 和 IBS 等其他功能性胃肠病的重叠。

表 5-5 功能性消化不良的罗马Ⅲ诊断标准

| |
|---|
| 功能性消化不良的诊断标准* |
| 必须包括： |
| 1. 以下1项或多项：①餐后饱胀；②早饱感；③上腹痛；④上腹烧灼感 |
| 2. 无可以解释上述症状的结构性疾病的证据（包括胃镜检查） |
| 餐后不适综合征的诊断标准* |
| 必须包括以下1项或2项： |
| 1. 发生在进食平常餐量后的餐后饱胀，每周发作数次 |
| 2. 早饱感使其不能完成平常餐量的进食，每周发作数次 |
| 支持诊断的条件有： |
| 1. 上腹胀或餐后恶心或过度嗳气 |
| 2. 可同时存在上腹痛综合征 |
| 上腹痛综合征的诊断标准* |
| 必须包括以下所有条件： |
| 1. 至少中等程度的上腹部疼痛或烧灼感，每周至少1次 |
| 2. 疼痛为间断性 |
| 3. 不放散或不在腹部其他区域胸部出现 |
| 4. 排便或排气后不缓解 |
| 5. 不符合胆囊或 Oddi 括约肌功能障碍的诊断标准 |
| 支持诊断的条件有： |
| 1. 疼痛可为烧灼样，但不向胸骨后传导 |
| 2. 疼痛常因进餐诱发或缓解，但也可发生在空腹状态 |
| 3. 可同时存在餐后不适综合征 |

注：*诊断前症状出现至少6个月，近3个月符合以上诊断标准。

### （三）鉴别诊断

鉴别诊断中注意以下几个问题。基于 FD 只是一组尚未明确病因及发病机制的临床综合征，它的诊断是排除性诊断，而非排他性诊断。①胃肠道器质性疾病包括：胃食管反流病、器质性胃和十二指肠疾病、慢性肝病、胆石症、胰腺炎及腹部范围内器官或组织的肿瘤、感染等疾病或病变。②其他功能性胃肠病相鉴别，如功能性胃灼热、慢性便秘和肠易激综合征等。③消化系统以外疾病伴随消化不良症状包括：内分泌疾病、慢性阻塞性肺疾病、心血管慢性疾病、慢性肾功能不全、结缔组织疾病或影响神经肌肉功能的慢性疾病状态均可能表现消化不良的症状，应结合不同的临床表现，选择合理的检查方法，排除上述疾病。

## 五、治疗

FD 尚未发现确切的病因、特异性的病理生理改变和病理学上的异常，患者还存在个体异质性，使治疗的效果难以全面、完整地评价。尽管分型有一定的指导作用，但不少研究均未发现临床分型与病理生理改变有相关性。Mearin 用安慰剂治疗 30 例 FD 患者 8 周后，结果 80% 的患者感到症状及精神状况改善，甚至使 MMCⅢ相数量提高、餐后胃窦运动指数增加。由此可知治疗的疗效难以评价。

用于治疗 FD 的方法有精神心理调整、减少酸分泌、根除 Hp、促进胃动力、调节内脏感觉阈、增加胃黏膜保护等，选用时注意遵循个体化原则。

### （一）一般治疗

注意建立良好的生活习惯，避免饮食不规律、避免烟、酒、刺激性食物。对于进食后消化不良症状加重者，应在不改变热量基础上，减少食入容量，减少脂肪成分。尽量避免服用非甾体消炎药物（NSAIDs），对于无法停用 NSAIDs 者应同时服用胃黏膜保护剂，$H_2RA$ 或 PPI。还应注意生活规律，避免过度疲劳等。

## （二）精神心理调整

FD 患者安慰剂治疗有效率可达 40% ~60%。精神和应激研究证实，焦虑、抑郁、恐惧较为多见，患者的个性多为敏感、多疑、不稳定，故精神心理调整是治疗中的重要环节，应根据不同的特点进行心理治疗，部分患者需辅以抗精神病药物。

1. 心理治疗　其成功在于医者高度的责任感和同情心，使患者有充分的信任感。医者应同患者一起仔细寻找可能的心理刺激因素，耐心解释这些因素在疾病发生发展中的作用，使患者认识到调整生理秩序、稳定心理情绪在消除消化不良症状中的作用。

负性情绪（愤怒、焦虑、抑郁、恐惧、痛苦）是人们适应负性事件的一种必要反应，然而强度过大或持续时间过长，将出现情绪低落、疑病、恐怖等异常情绪反映，在情感脆弱的人尤为明显。应使患者摆脱负性事件的缠绕，振作精神，缓解心理压力。

暗示常有意想不到的疗效，是 FD 治疗中常用的心理治疗手段，医生的权威性、患者的信任感、先进检查技术、安慰剂治疗都可产生暗示效果。放松训练、自我锻炼、瑜伽、催眠、音乐的疗效有时也是明显的，主要的目的是让患者松弛，摆脱不良境遇的困扰。

2. 抗精神病药物　对于精神过度紧张者，必须在心理治疗基础上，给予适量的抗精神病药物，告诫患者听从医生医嘱。焦虑症状时，给予抗焦虑药，以苯二氮䓬类药物，如地西泮；阿普唑仑；氯氟䓬乙酯（ethyl loflazepate）。抑郁症状明显时，抗抑郁药有效，目前多用 5－HT 再摄取抑制剂（SSRIs），可选择的药物有氟西汀（fluoxetine）、帕罗西汀（paroxetine）、氟伏沙明（fluvoxamine）、舍曲林（sertraline）、西酞普兰（citalopram），吗氯贝胺（moclobemide）、曲唑酮（trazodonc）、文拉法新（venlafaxine），老药阿米替林、氟哌噻吨美利曲辛片（黛安神）也有效。抗抑郁药如果有效，又无明显不良反应，应坚持治疗 3 ~4 周，以后逐渐减量。

## （三）抗酸剂和抑酸剂

1. 抗酸剂　是治疗消化不良应用最广泛的药物。在西方国家，抗酸剂为非处方药，患者可根据症状自己服用，许多患者并未到医院就诊区分其消化不良症状是器质性或功能性，部分服抗酸剂症状缓解。但不少研究报告表明，抗酸剂与安慰剂治疗功能性消化不良疗效相近。抗酸剂（碳酸氢钠、氢氧化铝、氧化镁、三硅酸镁）在我国多以复合制剂应用于临床，这些药物对于缓解饥饿痛、反酸等症状有较明显的效果，但药物作用时间短，必须多次服用，而长期应用易引起不良反应。目前铝碳酸镁应用较多，该药不但有中和胃酸的作用，还有胃黏膜保护、吸附胆酸作用。

2. 抑酸剂　主要指 $H_2RA$ 和质子泵抑制剂，前者治疗 FD 的报道较多，非进餐相关的 EPS 亚型，治疗上应以降低胃内酸度、减少胃酸刺激为主，首选抑酸治疗。高剂量抑酸剂在控制 FD 症状方面并不优于标准剂量的抑酸剂，故目前多推荐使用标准剂量的抑酸药物 8 周之内为宜。

$H_2RA$ 有西咪替丁、雷尼替丁、法莫替丁等，它们抑制胃酸分泌的作用明显，可以减轻与胃酸相关的症状，如饥饿痛、反酸等。西咪替丁和雷尼替丁治疗功能性消化不良报道很多，与安慰剂和抗酸剂比较，缓解症状优势明显，最近的 22 个研究中，15 个研究资料支持 $H_2RA$ 优于安慰剂。西咪替丁逐渐成为非处方药将使其应用更广泛。西咪替丁 400mg，每天 2 次，或 800mg，每晚 1 次；雷尼替丁 150mg，每天 2 次，或 300mg，每晚 1 次；法莫替丁 20mg，每天 2 次，疗程 4 ~6 周。

PPI 奥美拉唑、兰索拉唑、雷贝拉唑可抑制壁细胞 $H^+-K^+-ATP$ 酶，抑酸作用强，持续时间长，适用于 $H_2RA$ 治疗无效的患者。奥美拉唑 20mg，每天 1 ~2 次；兰索拉唑 30mg，每天 1 ~2 次；雷贝拉唑 10 ~20mg，每天 1 ~2 次，疗程 2 ~4 周。

## （四）胃黏膜保护剂

FD 发病机制中提到其与慢性炎症的关系，患者可能存在胃黏膜屏障功能的减弱，临床上应用胃黏膜保护剂也较多见。这种药物主要有胶体铋、硫糖铝、米索前列醇、恩前列素、替普瑞酮（teprenone）等，枸橼酸铋钾和硫糖铝使用较广泛。枸橼酸铋钾，120mg，每天4次，或240mg，每天2次；硫糖铝，1g，每天3~4次，疗程4~6周。目前多数资料显示胃黏膜保护剂治疗FD疗效与安慰剂基本相同。

### （五）抗Hp

本章在发病机制中已详述了Hp与FD发病的关系，尽管有争议，但追踪发现Hp根除后1年，患者症状分仅为1.4±0.35，而未根除患者达5.24±0.53，Hp根除后胃酸分泌恢复正常、胃排空延迟恢复正常。从目前的资料看，FD患者进行抗Hp的治疗是否必要还需在今后的实践中会逐渐体现。

Hp根除方案与消化性溃疡相同，目前多推荐质子泵抑制剂联合两种抗生素的三联治疗方案。抗生素有阿莫西林、克拉霉素、甲硝唑、四环素、呋喃唑酮（痢特灵）等。但据目前研究发现Hp根除治疗对FD患者的症状改善效果相对较弱且根除成功率低于消化性溃疡，故选择Hp根除方案应当有相应的调整。

### （六）促动力药物

研究也证实约50%的患者有胃排空延迟，所以FD的治疗，促动力药物应用较为广泛。与进餐相关的PDS亚型，对抑酸治疗反映较差，治疗上应以调节胃肠动力为主，首选促动力药。

促动力药对FD的治疗作用多数报道优于安慰剂，促动力药有甲氧氯普胺、多潘立酮、莫沙比利、红霉素等。

甲氧氯普胺是作用于延髓化学感受触发区及外周多巴胺受体，通过拮抗多巴胺受体而发挥促动力作用的，因它能通过血脑屏障作用于锥体外系，所以30%的患者出现锥体外系反应。多潘立酮广泛用于功能性消化不良，其中枢抗多巴胺作用罕见。多潘立酮可促进固体和液体胃排空，抑制胃容纳舒张、协调胃窦－十二指肠运动、松弛幽门，从而缓解消化不良症状，作用优于安慰剂。成人剂量10~20mg，每天3次，餐前15~30分钟，疗程2周。该药对下消化道无明显作用。

莫沙比利是高选择性的5－$HT_4$受体激动剂，可增加胃窦收缩、改善胃窦－十二指肠协调运动、加速胃排空。不会引起QT延长，无心脏毒性、使用安全。成人剂量5mg，每天3次，餐前15~30分钟，疗程2~4周。西沙比利因易致心电图有QT间期延长的FD患者发生尖端扭转型室性心动过速等严重的心律失常，目前已经停止使用。

伊托比利是具多巴胺$D_2$受体阻滞和乙酰胆碱酯酶抑制的双重作用，通过刺激内源性乙酰胆碱释放并抑制其水解而增强胃和十二指肠运动，促进胃排空，并具有中度催吐作用。可适用于FD引起的各种症状，如上腹不适、餐后饱胀、食欲缺乏、恶心及呕吐等。该药可增强乙酰胆碱作用，对胆碱作用敏感的患者，应注意相关的不良反应。成人剂量50mg，每天3次，疗程2~4周。

红霉素是通过激动平滑肌上胃动素受体而发挥促动力作用的，胃肠道各段对红霉素的敏感性不同，胃、十二指肠＝空肠＞升结肠＞回肠，升结肠环行肌比丛行肌更敏感。红霉素可增加胃近端和远端收缩活动、促进胃推进性蠕动、加速空腹和餐后胃排空，用于FD和其他原因的胃轻瘫均有较好的疗效，成人剂量40~250mg，每天3次，疗程2~4周。

### （七）调整内脏感觉阈

5－HT受体阻断剂和阿片受体激动剂可促进胃排空，但作用微弱，它治疗FD患者的原理是调节内脏感觉阈，这方面的报道逐年增多，临床应用正在深入进行中，可能成为今后的重点。

Fedotozine为外周阿片Kappa受体激动剂，作用于消化道，可调节整个消化道内脏感觉，使消化道对应激产生正常的反应，增加胃肠运动，而对胃部的作用表现可以提高正常人对胃扩张的感觉阈、促进胃排空。对FD患者的治疗，多以症状缓解来进行评定。多中心的研究发现Fedotozine可以明显缓解消化不良症状，特别是上腹痛、早饱、腹胀、恶心较安慰剂为优，30mg，每天3次，疗程4~6周，结果认为该药安全可靠，无明显不良反应。

5－HT介导胃肠道的运动，同时也与内脏感觉功能密切相关。5－$HT_3$受体拮抗剂阿洛司琼（alosetron）可改善FD的早饱、餐后腹胀等症状，效果优于安慰剂。5－$HT_4$受体激动剂替加色罗（tegaserod）可降低内脏感觉阈，同时增加近端胃适应性舒张，目前研究以动物实验为主，人体作用尚需进一步的工作。增强胃底适应性舒张功能的药物 5 - HTIB/D 受体激动剂舒马曲坦（sumatriptan）能改善早饱的症状，抑制胃底适应性舒张功能的药物可诱导正常人产生早饱的症状，丁螺环酮（buspirone）也有类似的作用。

另外，多种神经递质如 $P2X_3$ 受体、N - 甲基 - D - 天门冬氨酸（N - methyl - D - aspartate，NMDA）、瞬时感受器电位香草酸受体 1（transient receptor potentialvanilloid 1，TRPV1）、蛋白酶激活受体 2（proteinaseactivated receptor 2，PAR2）等在外周、脊髓及中枢神经系统参与内脏敏感性的调节，针对上述靶点的药物研制可能为内脏痛高敏感的临床治疗提供新的治疗策略。

## 六、预后

FD 为慢性病程，与器质性疾病无明显关系，在长期病程中时好时坏，但多数无明显发展，仅少数患者症状持续难愈，影响生活质量，甚至干扰日常活动，精神不稳定患者可能出现行为异常和躯体化反应，影响心身健康。Talley 对Ⅲ例 FD 患者追踪 17 个月，发现 67% 的患者腹痛症状间断性发作、3% 持续存在、30% 无明显症状，内镜追踪发现 3 例发展为消化性溃疡。对病情和影响因素分析否认性别、年龄、病程、烟酒、NSAIDS 与病情发展有任何关系。10 年的追踪报道说明功能性消化不良症状稳定，患其他疾病的比例与人群相近，但值得提出的是有 30% 的患者数年后具有典型的 IBS 表现。

（马　幸）

# 第五节　胃黏膜脱垂症

胃黏膜脱垂症（prolapse of gastric mucosa）是由于异常松弛的胃黏膜逆行突入食管或向前通过幽门管脱入十二指肠球部，临床以后者多见。脱垂的黏膜表面可有糜烂、出血、溃疡，甚至息肉样增生。其原因不明，约半数患者合并有慢性胃炎，其黏膜下层有水肿。部分患者合并有十二指肠球部溃疡或食管裂孔疝。最常见的临床症状是上腹部疼痛，无明显特征。部分患者有腹胀、恶心、呕吐、体重减轻等症状。左侧卧位可使症状缓解。少部分患者表现为大出血或幽门梗阻。X 线钡剂造影检查显示特征性改变可确诊。有时胃黏膜脱垂只是一个偶然的发现。胃黏膜脱垂按其临床表现可分为症状和无症状两种，按其病因则又可分为原发性和继发性。原发性为高度活动的胃皱襞及先天性胃皱襞肥大。继发性可分为良性：如急、慢性胃炎、溃疡病及充血性心里衰竭或低蛋白血症所引起的黏膜下水肿等；恶性：如淋巴白血病等。

## 一、发病机制

正常情况下，胃幽门处黏膜较厚，黏膜与黏膜下层共同形成皱襞，且排列不规则，在幽门括约肌的内黏膜形成皱襞，称为幽门瓣。其生理功能为：当幽门括约肌收缩时，将幽门关闭，以阻止胃内容物进入十二指肠，因此，当胃蠕动时，就有将幽门处的黏膜挤出幽门而脱入十二指肠的倾向。但由于黏膜肌的作用，胃窦黏膜能自行改变其皱襞的大小、形态、位置及移动方向，而不受胃肌层收缩的支配。在胃窦收缩时，该处黏膜皱襞有远离幽门的倾向，这样就保证了胃窦收缩时不至于将该处黏膜推入十二指肠中。当胃窦部有炎症时，黏膜下的结缔组织变为松弛，胃黏膜和黏膜下层水肿、增生、肥厚，形成增生、冗长的黏膜皱襞。同时为蠕动增强，则黏膜皱襞很容易被送入幽门而形成胃黏膜脱垂；此外，黏膜肌层功能不良，在胃窦收缩时不能使胃窦黏膜保持正常的纵行皱襞，相反卷起呈环形，结果被收缩的胃窦推送入幽门形成胃黏膜脱垂；当恶性病变浸润黏膜时，可造成黏膜增生、冗长，正常的胃黏膜的活动性丧失，肥大的黏膜作为异物，被增强的胃蠕动挤出幽门管，导致胃黏膜脱垂；当胃的解剖异常时，即胃窦存在一层黏膜隔，阻止了黏膜的逆行蠕动，易产生此病。此外，精神紧张、烟酒、咖啡刺激、化学因素和机械性刺激等因素，可引起胃的剧烈蠕动，也可导致胃黏膜脱垂。

## 二、临床表现

关于胃黏膜脱垂的症状发生率有多高，其临床重要性究竟有多大，现尚有争论。本病常见于30~60岁的成年人，男性发病率较高，男女比例为（2.5~3）：1。患者有时没有症状，只是在胃肠X线钡剂造影时发现。因其常与胃、十二指肠炎症或消化性溃疡同时存在，故易被其他胃部引起的症状所掩盖。单纯性的胃黏膜脱垂也可有症状存在，但是，症状的严重程度与脱垂的程度并不成比例，典型的胃黏膜脱垂可出现下列临床表现。

### （一）腹痛

腹痛为最常见的表现，无明显的周期性和节律性，疼痛可在进食后诱发，常呈阵发性疼痛，也可为烧灼痛、不规则的胀痛或刺痛等，一般无放射痛。常常伴有上腹部饱胀不适、嗳气、食欲缺乏等症状。有时疼痛的出现也常与体位有关，右侧卧位时疼痛易发生，左侧卧位时，疼痛较少发生甚至不发生，有人认为此点为本病的特征性表现。抑酸药治疗一般无效，碱性药物也不易缓解。当脱垂的黏膜阻塞幽门管而发生嵌顿或狭窄时，则出现上腹部持续性激烈的疼痛，同时伴有恶心、呕吐等症状。

### （二）上消化道出血

在胃黏膜脱垂中是较为常见的，多数为少量的出血，少数则可以引起大出血，甚至出现失血性休克。Feldman报告的370例胃黏膜脱垂中，22%发生出血，其中大出血达94%。出血可由脱垂的黏膜表面糜烂或溃疡引起，也可由脱垂的黏膜嵌顿而引起。同时因常伴有胃和十二指肠球部溃疡，故出血的原因有时难以区别，因此，需认真的询问病史，仔细的体格检查。确诊有待于内镜检查。

### （三）幽门梗阻

其发生率较低，多数患者发作时有恶心、呕吐，呕吐可在进食后发生，常有上腹部剧烈疼痛，呕吐后疼痛减轻或消失。

### （四）体征

患者有消瘦、轻度贫血，上腹部可有轻压痛，无反跳痛。如当黏膜嵌顿入幽门管时，可见胃壁或为蠕动波，在上腹部可触及质软的包块，上腹部可有振水音。

## 三、诊断

本病在临床上缺乏特征的症状和体征，其诊断则主要依靠辅助检查。

### （一）实验室检查

大便潜血实验可为阳性；胃液分析正常，如出现高酸时，则有合并十二指肠球部溃疡的可能性。

### （二）内镜检查

检查时可见胃窦黏膜正常或呈点状充血、水肿，有时可见点状出血、糜烂或浅表的溃疡。但胃窦收缩时，黏膜皱襞非常明显，可形成菊花状，掩盖幽门，可经幽门进入球部，脱入球部黏膜可拥塞在球腔，但胃窦松弛时，可见到脱入十二指肠的皱襞经幽门管向胃腔内反涌过来。胃镜还有重要鉴别诊断价值。

### （三）X线钡剂造影检查

X线钡剂造影检查是诊断胃黏膜脱垂的重要依据，但是X线表现多样，而且常为一过性，在右前斜卧位检查时，阳性发现率较高。同时，X线表现取决于脱垂黏膜的多少、程度和轻重。少量脱垂时，仅见幽门管有条形黏膜皱襞，远端稍越过幽门环进入球底当中，一般在强有力的蠕动下容易出现。典型的X线表现为：十二指肠球部基底部有凹面的充盈缺损，呈菜花样，蕈状或伞状。脱垂到十二指肠球部的黏膜，在球部可形成一个个小的圆形的透光区，幽门管常较正常为宽，可看到正常或较肥大的胃黏膜皱襞通过幽门到十二指肠的透光区，偏向一侧，随着胃蠕动，脱垂的黏膜皱襞可以时多时少，或是时有时无，因此，上述表现可时轻时重，或时隐时现。

## 四、鉴别诊断

本病无特征性临床表现，因此，需与下列疾病相鉴别。

### （一）胃息肉、十二指肠球部息肉

当胃息肉脱入十二指肠球部时，其X线表现为一个或数个圆形或椭圆形的充盈缺损。胃息肉、十二指肠球部息肉所形成的充盈缺损位置不固定，阴影的形状一致，看不到脱垂的胃黏膜纹，同时在球部充盈缺损消失的情况下，在胃内可出现胃息肉的X线征象。内镜检查可确立诊断。

### （二）消化性溃疡

临床其疼痛具有周期性、节律性，疼痛与体位无关。X线检查可见龛影。内镜检查可帮助确立。

### （三）幽门括约肌扩大

X线表现在十二指肠球基底部形成明显的压迹，但压迹边缘整齐，幽门管变窄而且延长，在球部看不到脱垂黏膜纹。

### （四）幽门前区癌

若其侵犯十二指肠基底部时，X线表现可有十二指肠球基底部的充盈缺损，但此充盈缺损持久存在，边缘不清，黏膜纹消失，同时内镜可帮助确诊。

此外，也要与慢性胃炎和功能性消化不良相鉴别，用内镜检查有助鉴别诊断。

## 五、治疗

本病的发病机制尚不清楚，就目前所知，一切能引起胃剧烈蠕动的因素，均可引起本病，本病以内科治疗为主，无明显症状者一般不需要特殊治疗，药物治疗原则是减少胃蠕动，避免胃窦黏膜脱入幽门管，同时也要积极治疗并存的疾病。

### （一）一般治疗

患者要适当的休息，从事较轻的体力劳动，避免重的体力劳动，建设机械性刺激所致的胃蠕动增加的各种因素。解除患者精神因素，从心理上解除对此病的恐惧。注意少食多餐，少食辛辣的食物，禁烟、酒、浓茶等，以减少对胃的刺激。

### （二）药物治疗

1. 抗胆碱能药物　如阿托品、颠茄合剂、溴丙胺太林等药物，能阻滞胆碱能神经纤维所支配的平滑肌和腺体，故解除胃痉挛，减少胃的激烈蠕动和减少胃酸的分泌，从而达到治疗的目的。但是必须注意，如患者合并有反流性食管炎、幽门梗阻、青光眼及尿潴留时禁用。

2. 并发胃炎的治疗　在胃黏膜脱垂的患者中，有一半以上的患者同时存在慢性胃炎，故应先治疗慢性胃炎，减少导致胃黏膜脱垂的因素。因此，要去除各种可能的致病因素，如彻底治疗急性胃炎及口腔、咽部的慢性感染灶，避免服用对胃有刺激的食物及药物；对有消化不良的症状者，一般按消化性溃疡的治疗原则用药，如各种制酸剂、胃黏膜保护剂等；彻底根除Hp，因为目前认为Hp感染与慢性胃炎有密切的关系，所以要积极治疗；对合并有胆汁反流性胃炎的患者，可使用甲氧氯普胺和胆酪酸治疗，甲氧氯普胺有促进胃、十二指肠的蠕动，加速胃的排空，减少胆汁反流的作用；胆酪酸可在胃内与胆盐结合，加速胆盐的排除。

3. 并发消化性溃疡的治疗　在胃黏膜脱垂症的患者中，有部分患者伴有消化性溃疡，故应治疗消化性溃疡，减少其致病因素。首先应用减少损害因素的药物，如制酸剂、抗胆碱能药物、$H_2RA$、丙谷胺、前列腺素$E_2$的合成剂及PPI制剂等，同时给胃黏膜保护的药物，如硫糖铝、铋剂等，以及抗生素的应用。

4. 并发上消化道出血的治疗　在胃黏膜脱垂的患者中，部分患者可同时存在上消化道出血，因此，也要积极治疗。当患者出现上消化道出血时，患者要卧床休息，同时要密切观察患者血压、脉搏及出血量的变化，保持呼吸道通畅。同时，当患者血红蛋白＜90g/L，或收缩压＜12kPa（90mmHg）时，应输入足量的血液。与此同时，如患者出血仍没有控制，则可口服凝血酶、巴曲酶（立止血）或含去甲肾上腺素的冰盐水溶液，可加用生长抑素（施他宁）等止血，如上述方法及内科药物治疗仍不能控制出血时，则可以在内镜直视下行高频电激光止血。如上所述方法均无效，则可行外科手术治疗。

### （三）内镜治疗

经内镜引导微波或者高频电凝电切术治疗胃黏膜报道较多，微波治疗原理为微波在探头附近微波内组织通过微波的极性运动变成热能，使局部组织凝固坏死，在发出微波的同时，同轴导线的局部本身温度亦升高，最高达250℃，在探头接触的地方，组织发生凝固变性坏死，以至碳化。经内镜高频电凝电切，机制为脱垂的胃黏膜在内镜的吸引下形成球形后，被已连接高频电的圈套器套扎，使脱垂的胃黏膜脱落。通过灼除或者切除引起症状的小段黏膜即可达到治疗目的，使症状明显缓解，有效率高达90%以上，疗效确切，安全性高。也有内镜下行局部注射硬化剂、热活检灼除、射频治疗等报道。

### （四）手术治疗

当胃黏膜脱垂的患者出现幽门嵌顿或并发上消化道大出血时，需考虑手术治疗。但在临床上，此方法则很少应用。其手术适应证如下：①有严重的上消化道出血或嵌顿现象时，经内科保守治疗不能控制者。②反复出现上消化道大量的出血者。③不能区别其他严重疾病，如肿瘤、多发性胃息肉等情况。

（马　幸）

## 第六节　胃　癌

胃癌（gastric cancer）是源于胃黏膜上皮细胞的恶性肿瘤，即胃腺癌（adenocarcinoma）。在胃部恶性肿瘤中，95%是腺癌。

世界范围内胃癌患病率仅次于肺癌，占全部癌症死亡率的第2位，每年死亡人数约62万。统计资料显示，胃癌死亡率较高的地区主要在远东地区（日本为代表）、欧洲（如匈牙利、波兰、奥地利等）和拉丁美洲（如智利、哥斯达黎加等），而美国、澳大利亚、丹麦和新西兰的发病率较低，死亡率可相差10倍。我国胃癌死亡率居各类癌症之首，每年约有17万人死于胃癌。地区差异也极明显，一般北方比南方高，沿海比内地高，以西北地区（青海、宁夏、甘肃）、东南沿海（江苏、上海、浙江、福建）的发病率较高，而广西、广州、贵州的发病率较低。

胃癌可发生于任何年龄，发病率和死亡率随年龄的增长而升高，40岁时上升明显加快，患者多集中在55岁以上，占总死亡的70%，高发区的发病年龄会提前。男性胃癌发病率和死亡率均比女性高，约为2∶1。Griffith研究胃癌的男女性别比，30岁以前接近1∶1，30岁以后随年龄增长而上升，到55～59岁达高峰，以后逐渐下降到1.4∶1。胃癌的发病率存在种族差异，如美国黑种人的胃癌发病率高于白种人。我国少数民族以哈萨克族、回族最高，苗族为低。

胃癌多发生于高纬度地区。美国白种人胃癌死亡率以西北和北方中部各州最高，西南各州最低。我国在北纬30°以北18个省区的13个胃癌死亡率较高；北纬30°以南的7个省区除福建外死亡率均较低。胃癌发病率与气候、地质、沿海因素亦有关。这里既有不同饮食习惯的因素，也应考虑地球化学因素及环境中存在致癌物的可能。

### 一、病因和发病机制

胃癌的病因十分复杂，至今尚未完全阐明。目前认为下列因素与胃癌的发生有关。

#### （一）饮食因素

饮食因素对胃癌发病的影响已越来越受重视。实验证实，多种不同结构的亚硝胺类化合物可以引起动物胃癌。对胃癌高发区调查发现，饮水及粮食内的硝酸盐及亚硝酸盐含量明显高于低发区。在适宜pH或细菌作用的条件下，硝酸盐和亚硝酸盐可在人胃内合成致癌的亚硝胺类化合物。腌制的肉类、鱼类、禽类、蔬菜类食品均或多或少含有亚硝胺类致癌物。大量调查研究发现，高盐饮食与胃癌发生呈正相关。我国胃癌高发区居民每人每年摄盐量为9kg以上，而低发地区则为4~7.5kg。食盐通过损伤胃黏膜使其易感性增加或协同致癌可能为胃癌危险性增加的原因。此外，油炸、煎烤等高温条件下动物脂肪及芳香氨基酸可变成有致癌作用的多环芳烃；肉类熏制食品中含有大量3，4-苯并芘。

胃癌高危人群的饮食结构大多为高淀粉、低蛋白、低脂肪及少食新鲜蔬菜、水果，缺乏抗癌或抑癌物质及某些微量元素。糖类本身并不一定有损害作用，关键在于其所伴随的低蛋白摄入引起胃黏膜损伤后修复功能减弱，或使胃液中分解硝酸盐和亚硝酸盐的酶类减少。新鲜蔬菜和水果富含维生素。维生素A与上皮再生和维持其功能有关。β胡萝卜素不仅能转化维生素A，本身也具有较强的抗氧化作用。维生素C可阻断亚硝酸盐与仲胺在胃内合成亚硝基化合物。维生素E能抑制体内亚硝胺类化合物的形成及某些致癌物形成自由基。近年发现叶酸缺乏与胃癌发生有关，因为叶酸是主要的甲基供体，在调节细胞内甲基化反应和保持基因组稳定性方面具有重要作用，缺乏时可致DNA甲基化水平降低和增加基因组的不稳定性，易发生癌变。微量元素与肿瘤的关系日益受到重视。通过对福建省长乐市胃癌高发区肿瘤患者和健康人进行血清研究，发现肿瘤患者硒、钼、镁明显低于健康人，锰、钴、铜、钙则高。

一般认为，喜吃烫食、干硬食、油腻食、生冷食、高盐食、烟熏食，进食快和饮食不规律，主要是对胃黏膜产生物理或化学性损伤，增加致癌物致癌的风险。长期吸烟者胃癌发病率明显提高，烟龄越长，发病越多。吸烟对胃有致癌和促癌作用。长期饮酒（尤其烈性酒）与其他致胃癌因素有协同和促癌作用。

### （二）感染因素

1. 幽门螺杆菌（H. pylori，Hp）　Hp感染为人类Ⅰ类（即肯定的）致癌原，它可触发癌发生的序列过程，在其他多种因素参与下，最终在一部分感染者中导致胃恶性病变。

支持Hp感染和胃癌发生有关的最初证据来自美国和英国的3项前瞻性血清流行病学研究，发现感染Hp者发生胃癌的危险性显著高于未感染者。欧洲消化病研究小组对欧洲、美国和日本的17个人群的研究也显示，胃癌发生率与Hp感染状态直接相关，Hp感染率越高，胃癌发生率也越高。Hp感染是慢性胃炎最主要的病因，而由慢性浅表性胃炎经萎缩性胃炎、肠上皮化生、异型增生依次演变为胃癌的过程早已明确，故有理由认为Hp感染是胃癌发生的重要一环。

Hp诱发胃癌的机制尚不明确，大多数学者认为Hp感染通过其自身代谢产物及所诱发的炎症反应产生大量炎症介质、自由基等，促进细胞增殖、DNA损伤，主要作用于癌症发生序列早期。Hp诱发胃癌可能有多种机制介入，如细胞因子的炎症反应链、自由基的形成、胃萎缩致内源性亚硝基化合物产生过多、酸分泌异常、细胞增殖/凋亡失衡、生长因子及其受体水平波动等。

2. EB病毒　将胃癌细胞中存在EBV者定义为EBV相关性胃癌。EBV相关性胃癌的共同特征是：①男女比例是10：1。②癌变部位多见于贲门、胃底和胃体部，少见于胃窦部。③以中分化的管状腺癌和低分化的实体性腺癌为主。④早期胃癌中含有特异性的花边图形。⑤残胃癌中感染率较高，达2%~31.8%。关于EBV相关性胃癌的发病机制尚不明确。

3. 其他感染因素　胃癌流行病学调查表明，真菌感染与胃癌的发生有关。我国胃癌高发区粮食霉变较普遍，在居民胃液中可检出杂色曲霉、镰刀菌、圆弧青霉、黄曲霉、构巢曲霉等。动物实验证明杂色曲霉菌、黄曲霉毒素可诱发大鼠胃腺癌。已证实杂色曲霉菌及其代谢产物与N亚硝基化合物有协同致癌作用。

### （三）遗传因素

胃癌在少数家族中有家族聚集倾向。流行病学研究显示胃癌的一级亲属发病率比对照组高2~3倍。ABO血型研究表明，弥漫型胃癌与A型胃癌有联系。新西兰Guilford等人发现E-cadherin基因突变在家族性胃癌中具有重要作用，编码该蛋白的基因外显子7中G、T的碱基替换，导致蛋白质翻译受阻。随着胃癌分子流行病学的进展，代谢酶遗传多态性与肿瘤易感性的关系日益受到重视，Ⅰ（细胞色素P4502E1）、Ⅱ（谷胱甘肽-S-转移酶）相代谢酶在体内的平衡状态直接影响着癌症的易患性。但遗传因素在胃癌形成中的作用尚需进一步研究。

### （四）机体的免疫功能

胃癌患者的免疫功能低下，对癌症的免疫监视作用下降。目前已有不少研究表明，T 细胞和 NK 细胞的功能与胃癌的发生、发展有密切关系。由正常胃黏膜向胃癌演变的各阶段均伴有 T 细胞亚群 $CD4^+/CD8^+$ 比值及 NK 细胞的明显降低。胃癌细胞表面存在多种癌相关抗原，其免疫原性虽弱，但仍能启动宿主的特异性免疫反应，以细胞免疫为主，体液免疫为辅。癌抗原首先激活胃癌间质淋巴组织和附近淋巴结内淋巴细胞，并进入循环，发挥免疫活性作用，在一定程度上影响着胃癌生物学特性和预后。

### （五）癌基因与抑癌基因

胃癌的发生是以多个癌基因在时间和空间上的激活和（或）抑癌基因的失活为基础的多步骤过程。癌基因是指细胞内或病毒内存在的，能诱导正常细胞发生转化，使其获得一个或更多新的生物学特性的基因。与胃癌有关的癌基因包括 ras 基因家族（h－ras 定位于 11p、k－ras 定位于 12p、n－ras 定位于 1p）、c－myc（8q24）、cerb－B－2（17q21）、k－sam（10q26）、c－met（7q31）、Hst－1（11q13.3）/Int－2（11q13）、Mdm－2（12q13～14）等。抑癌基因是一大类可抑制细胞生长，并能潜在抑制癌变作用的基因群。它仅在某一种特定的细胞内起作用。与胃癌有关的抑癌基因包括 p53（17p13.1）、Rb（13q14.2）、APC（5q21～22）、MCC（5q21）、DCC（18q21.3）、p16（9p21）、PTEN（10q23.3）等。其中 p53 是迄今发现的与人类肿瘤相关性最高的基因，也是胃癌组织中最常发生异常的抑癌基因。

### （六）微卫星不稳定性（microsatellite instability，MSI）

MSI 是指由于复制错误引起的简单重复序列的改变。由于错配修复基因的突变及功能异常造成 DNA 频发的复制错误，并不断积累，导致细胞的微卫星 DNA 序列发生改变。微卫星 DNA 序列的改变使其不能正常地发挥调控作用，使细胞的增生及分化发生异常，由此导致了肿瘤的发生。近期研究表明，MSI 参与了胃癌的发生。日本报道 MSI 在胃癌患者中的发生率为 16.0%～38.6%。MSI 与胃癌的分期也有关，Chong 等报道 MSI 阳性发生率在进展期胃癌（17/51）显著高于早期胃癌（3/25）。总之，MSI 在胃癌的发生、发展中具有重要作用，还进一步受到不同地域和环境因素的影响。

### （七）癌前期变化

癌前期变化包括病理组织学的形态改变（表型）及细胞的分子生物学变化（基因型）。1972 年 WHO 将上述病理组织学变化定义为癌前病变（precancerous lesion），它较正常组织更易转变为癌组织，是病理组织学概念；又将易恶变的全身或局部疾病或状态定义为癌前状态（precancerous condition），是临床概念。

胃癌前病变主要是不典型增生（atypical hyperplasia），也称异型增生（dysplasia）或上皮内瘤变（intraepithelial neoplasia），后者是 WHO 国际癌症研究协会推荐使用的术语。病理表现为胃固有腺或化生的肠上皮在不断衰亡和增生过程中所出现的不正常分化和增生。根据上皮细胞的异型程度和累及范围，可分为轻度和重度。

胃癌前状态包括：①慢性萎缩性胃炎（CAG）：是胃癌前状态中最常见的一种。CAG 病理特征变化是胃黏膜的慢性炎症和固有腺体的萎缩。由于壁细胞萎缩而导致泌酸量减少，患者常有胃酸低下或缺乏，使胃内硝酸盐还原酶阳性菌的检出率较正常人高 2 倍，促进了胃内亚硝胺类化合物的合成。此外，此类患者的胃排空时间延长，增加了胃黏膜与致癌物质的接触时间。国外 CAG 的癌变率为 8.6%～13.8%，我国为 1.2%～7.1%。②胃溃疡：迄今多数学者认为胃溃疡存在癌变的可能性。动物实验和临床随访发现，溃疡恶变危险性不在于胃溃疡本身，而在于溃疡周围的慢性萎缩性胃炎、肠上皮化生和异型增生。文献报道胃溃疡癌变率在 0.4%～3.2%，一般不超过 3.0%。③胃息肉：根据病理组织学分为增生性息肉和腺瘤性息肉两类。前者发生在胃黏膜慢性炎症基础上，约占胃良性息肉的 80%，癌变率低，约为 1%。部分增生性息肉逐渐长大，可发生局部异型增生（腺瘤性变）而恶变。后者是真性肿瘤，占10%～25%。根据病理形态，可分为腺瘤性（癌变率约10%）、绒毛状（乳头状）腺瘤性（癌变率可高达50%～70%）和混合型腺瘤性。结合息肉的病理学及形态学表现，一般认为直径>2cm、多发性、广基者癌变率高。④残胃：残胃癌是指因良性疾患切除后，于残胃上发生的癌。一般认为残胃癌应是前次良性病变切除术后5年以上（有的指10年以上）在残胃所发生的原发性癌肿，但也有人将胃恶性肿瘤术后20年以上再发生的癌列为残胃癌。残胃癌变的机制尚未完全阐明，目前认为主要与十二指肠液反流、胃内细菌过度生长及N亚硝基化合物作用有关。残胃癌的发病率一般为0.3%～10%。⑤巨大胃黏膜肥厚症（menetrier病）：是一种罕见病，病理学表现为胃表面和小凹的黏液细胞弥漫增生，以致胃小凹明显伸长和迂曲，使胃黏膜皱襞粗大而隆起呈脑回状。病变主要见于胃体部，也可累及胃窦。临床特征是低胃酸和低蛋白血症。目前癌变机制尚不明了。本病癌变率为10%～13%。⑥疣状胃炎（VG）：又称痘疮样胃炎，目前认为，VG的形成与Hp感染、变态反应及高酸分泌等因素有关。有关研究显示VG与胃癌的发生密切有关。我国姚亿蓉等对73例VG随访5年，发现4例早期胃癌，癌变率为5.48%。第十届世界胃肠病学大会将疣状胃炎列为癌前状态之一。

综上所述，胃癌的病因和发病机制非常复杂，是多种外界致癌因素与遗传因素相互作用的结果，是一个多因素诱导、多种基因突变积累的多阶段过程。

## 二、病理

### （一）胃癌的分类

根据胃癌的病理变化，可分为早期胃癌和进展期胃癌两大类。

1. 早期胃癌（early gastric cancer）　指癌组织浸润深度限于胃黏膜层内或黏膜下层的胃癌，而不论癌的大小及有无淋巴结转移。其中，癌细胞未浸出腺体基底膜者称为原位癌，但罕见；癌细胞已突破腺管基底膜，但局限于黏膜固有层者称为黏膜内癌；癌细胞已浸润到胃壁黏膜下层者称为黏膜下癌。早期胃癌好发于胃窦部及胃体部，特别是小弯侧为多。

（1）早期胃癌的大体分型：按日本内镜学会分为隆起型（Ⅰ型）、浅表型（Ⅱ型，再分为浅表隆起型、浅表平坦型、浅表凹陷型，即Ⅱa、Ⅱb、Ⅱc三种亚型）和凹陷型（Ⅲ型）。病灶直径0.5cm以下者称为微小胃癌；0.5～1.0cm者称为小胃癌。

（2）早期胃癌的组织学类型：早期胃癌的病理组织学类型与进展期胃癌大致相似，可见高分化型腺癌、低分化型腺癌和未分化型癌。从形态上有乳头状腺癌、管状腺癌、印戒细胞癌及黏液腺癌。但早期胃癌较进展期胃癌的组织学类型有分化较高的倾向。

2. 进展期胃癌（advanced gastric cancer）　指癌组织浸润到黏膜下层以下的胃癌，其中浸润到肌层者称为中期，浸润到浆膜或浆膜外组织者称为晚期。进展期胃癌好发于胃窦部，次是胃底贲门部及胃体部。

（1）进展期胃癌的大体分型：Borrmann分型是国际上采用最广泛的一种进展期胃癌分型法，它根据癌瘤在黏膜面的形态特征和在胃壁内的浸润方式分为结节或息肉型（BorrmannⅠ型）、局部溃疡型（borrmannⅡ型）、浸润溃疡型（borrmannⅢ型）和弥漫浸润型（borrmannⅣ型）。弥漫浸润累及胃大部或全胃时称皮革胃（linitis plastica）。在Borrmann四型中，以Ⅳ型及Ⅱ型最多见，Ⅰ型最少见。

（2）进展期胃癌的组织学类型：全国胃癌协作组按组织学将胃癌做如下分类：①乳头状腺癌。②管状腺癌。③低分化腺癌。④黏液腺癌。⑤印戒细胞癌。⑥未分化癌。⑦特殊型癌（腺鳞癌、鳞状细胞癌、类癌、胃肝样腺癌、胃绒毛膜上皮癌及小细胞癌）。

### （二）扩散和转移

1. 直接蔓延　胃癌具有在胃壁内沿水平和垂直方向同时或以一种方向为主的浸润扩散特征。癌组织向胃壁浸润时，可侵入血管、淋巴管形成癌栓；亦可侵入自然腔道沿组织间隙、脉管向周围组织浸润而直接蔓延。当癌肿浸润胃壁全层到浆膜后可与邻近组织粘连，并直接蔓延至邻近脏器。据全国胃癌病理协作组360例胃癌尸检材料统计，侵犯周围脏器者占60.7%，以大网膜最常见，其次是肝、胰及横结肠等。直接蔓延部位与胃癌部位有关，贲门胃底癌以侵犯食管、肝、大网膜为主，胃体及胃窦癌均以侵犯大网膜、肝、胰为主，但胃窦癌侵犯十二指肠较其他部位明显为高，病变广泛者侵犯周围器官亦较广泛。

2. 淋巴道转移　这是胃癌的主要转移途径，即使在早期阶段，就可有淋巴转移。一般按淋巴引流顺序，即由近及远、由浅及深地发生淋巴转移。有时可因淋巴道受阻而出现逆行转移。少数情况下也可有跳跃式转移。有特殊临床诊断意义的淋巴转移为沿胸导管转移至左锁骨上淋巴结（Virchow 淋巴结）或左腋下淋巴结，也可经肝圆韧带淋巴管至脐周围。胃癌淋巴转移率与病期密切相关。

3. 血行转移　一般常见于胃癌中、晚期。在尸检材料中，器官转移达 64.2%，以肝（38.1%）、肺（32.2%）最多，其后依次为胰（18.5%）、肾上腺（18.1%）、骨（11.4%）、肾（8.3%）、脾（7.2%）、脑（3.6%）等器官。

4. 种植性转移　癌细胞从浆膜层脱落入腹腔，种植于腹膜、肠壁和盆腔。癌在腹腔内广泛播散，称为癌性腹膜炎，常伴有大量血性腹腔积液。直肠前隐窝出现肿块时称为结节性架板样肿块（blumer's shelf），肛指检查可扪及。种植于卵巢称为 Krukenberg 瘤。

## 三、临床表现及并发症

### （一）临床表现

1. 症状　早期胃癌多无症状，有症状者亦为非特异性，酷似胃炎或胃溃疡的症状，包括上腹饱胀、嗳气、反酸、恶心，偶有食欲减退、黑便等，因此诊断较困难。进展期胃癌症状较明显，可出现上腹胀痛、食欲减退、消瘦、恶心、呕吐、吞咽困难、贫血及上消化道出血等，其中上腹胀痛是最常见的症状。但这些症状同样缺乏特异性，也与肿瘤大小关系不密切。不同部位胃癌的临床特点不同：贲门癌主要表现为剑突下不适、疼痛或胸骨后疼痛，伴进食梗阻感或吞咽困难；如病灶位于幽门部，可出现幽门梗阻症状。仍有 5% 左右进展期胃癌无症状。

2. 体征　早期胃癌无阳性体征，腹部检查常无任何发现。部分患者上腹部深压痛，伴有轻度肌抵抗感。位于胃窦或胃体的进展期胃癌有时可扪及肿块，当肿瘤向邻近器官或组织浸润时，肿块常固定而不能推动。淋巴转移时可扪及左锁骨上淋巴结肿大，或左腋下淋巴结肿大（irish node），或脐周小结（sister mary joseph node）。发生肝转移时，可出现肝大、肝表面结节、黄疸、腹腔积液。当发生盆腔转移时，直肠指检在直肠膀胱陷凹可摸到肿块或结节，并发 Krukenberg 瘤时阴道指检可扪到两侧卵巢肿大，常伴阴道出血。

3. 伴癌综合征　肿瘤可在远离原发肿瘤和转移灶的部位产生症状和体征。部分胃癌患者可出现伴癌综合征，有些甚至在胃癌被诊断之前出现。这些症状包括皮肤综合征（黑棘皮病、皮肌炎、牛肚掌、lesertrelat 征等）、血液学综合征（血栓性静脉炎、慢性贫血、血小板减少、DIC 等）、肾病综合征、内分泌综合征（异位 TSH 综合征、异位 ACTH 综合征、异位胰岛素综合征等）和神经－肌肉综合征（癌性周围神经病及癌性肌病）等。

### （二）并发症

1. 出血和贫血　胃癌患者约 5% 可发生消化道大出血，表现为呕血和（或）黑便。1/3 患者有黑便，可为首发症状。大多数患者因慢性失血和营养不良可引起贫血，常为缺铁性贫血。

2. 梗阻　临床表现取决于胃癌的部位。贲门癌累及食管下端时可出现吞咽困难，长期不能进食可导致消瘦、贫血、乏力；胃窦癌引起幽门梗阻时可出现持续性呕吐；大的卵巢肿块或盆腔腹膜种植瘤可引起直肠梗阻。

3. 穿孔　胃癌穿孔较良性溃疡少见，多发生于溃疡型胃癌，常出现于幽门前区。主要表现为突然发生的持续性剧烈腹痛，常迅速发展至全腹。腹部检查可发现典型的腹膜炎三联征：腹壁肌肉紧张、腹部压痛和反跳痛。

4. 其他　包括胃肠瘘管、胃周围粘连及脓肿形成等。

## 四、辅助检查

1. 常规检查　血红蛋白检测对早期胃癌的诊断帮助不大，随着病情进展，常表现为缺铁性贫血。粪便隐血阳性率随着胃癌的进展可增加到80%以上。胃癌伴肝转移时可出现肝功能异常。胃液分析的诊断意义不大。

2. 肿瘤标志物检查　胃癌标志物对于病情进展、复发监测和预后评估有一定帮助，但普遍缺乏足够的敏感性和特异性，在胃癌诊断中价值不大。这些标志物包括CEA、CA19－9、CA72－4、CA125、CA50、AFP、组织多肽抗原（tissue polypeptide antigen，TPA）及涎酸化Tn抗原（silyl Tnantigerl，STn）等。

3. X线检查　X线钡餐检查是诊断胃癌的主要方法之一，目前多采用气钡双重对比钡餐和多轴位转动控制加压摄片检查，对诊断早期胃癌具有较大的价值。

（1）早期胃癌：隆起型（Ⅰ型）：肿瘤呈圆形或椭圆形小息肉样充盈缺损，表面呈不规则的颗粒状或分叶状，常呈广基，附近黏膜增粗、紊乱。浅表型（Ⅱ型）：黏膜表面粗糙，局部胃小区、胃小沟被破坏、消失，出现钡影杂乱，或呈大小不等的颗粒状影，黏膜皱襞向癌区集中。其中，Ⅱa型可见小透亮区，边界清楚；Ⅱb型可见形态不规则的杂乱钡影；Ⅱc型可见不规则存钡区。凹陷型（Ⅲ型）：其凹陷深度在0.5cm以上，边缘呈锯齿状，形态不一，钡剂涂布不均匀，呈“沼泽地”样改变。

（2）进展期胃癌：蕈伞型：菜花状或不规则充盈缺损，黏膜破坏、中断，病灶边缘较清楚并伴有局限性胃壁僵硬，蠕动减弱或消失。浸润型：黏膜破坏，病变区和正常区分界不清，胃腔狭窄，蠕动消失，病变广泛时呈典型的“皮革胃”。溃疡型：不规则龛影，周围有不规则环堤征，边缘常伴有指压迹和裂隙征，龛影周围黏膜中断。混合型：有上述2种或2种以上特点。

X线钡餐检查对胃癌尤其是早期胃癌的诊断正确性不如胃镜检查加活检。

4. 胃镜检查　目前胃镜检查加活检已作为胃癌的首选诊断方法。

（1）早期胃癌：隆起型（Ⅰ型）：息肉样隆起超过黏膜厚度的2倍，顶部可有浅表溃疡，常呈广基，表面凹凸不平，色泽苍白或发红。浅表型（Ⅱ型）分3种亚型：浅表隆起型（Ⅱa型）一般不超过正常黏膜的2倍，表面粗糙或凹凸不平，有浅表糜烂或溃疡，边缘不清楚；浅表平坦型（Ⅱb型）与周围黏膜在同一水平，局部黏膜不平整，呈颗粒状，与周围分界不清；浅表凹陷型（Ⅱc型）表现为浅表的凹陷，有浅表糜烂或溃疡，边缘不规则。凹陷型（Ⅲ型）：溃疡状，底部有坏死，边缘不规则。

（2）进展期胃癌：结节或息肉型（borrmann Ⅰ型）：单个局限性半球状或蕈状隆起，基底宽，质脆，触之易出血，有大小不等结节，可有糜烂、出血或溃疡形成。局部溃疡型（borrmannⅡ型）：溃疡呈局限性，周围黏膜无浸润现象，底部有白苔或坏死物边缘堤状，可有糜烂或结节状改变。浸润溃疡型（borrmannⅢ型）：溃疡边缘不规则，无明显环堤，周围黏膜常呈结节状，常伴炎症性病变和糜烂。弥漫浸润型（borrmannⅣ型）：癌肿在胃壁内弥散浸润，形成皮革胃，胃腔缩小，此型内镜诊断不如X线检查准确。

大多数胃癌通过胃镜检查加活检可以得到确诊，但仍有少部分胃癌尤其是小胃癌和微小胃癌可能会被漏诊。为了提高诊断正确性，除了充分暴露胃黏膜、仔细观察外，还应多点活检、对可疑病灶加强随访。对于早期胃癌，可采用色素染色法指导活检。近年来黏膜染色基础上使用放大内镜进行检查，有利于提高早期胃癌的诊断率。

5. 超声检查　如下所述。

（1）B超检查：胃癌患者的超声图像可表现为胃壁不均匀增厚。高分辨率超声对胃周淋巴结的诊断准确性较高，可作为胃癌术前分期、术后观察疗效的一种检查手段。

（2）超声内镜检查（EUS）：超声内镜具有内镜和超声的双重功能，可清晰显示胃壁各层的组织特征及邻近脏器的超声图像，能观察到肿瘤浸润深度与范围，还有助于发现早期胃癌有无局部淋巴结转移，可提供胃癌术前局部分期。

6. CT检查　CT对胃癌的诊断价值表现为：①显示胃壁增厚性改变。②显示胃腔内肿块、增强及其表面情况。③观察胃癌对周围脂肪组织或邻近器官的侵犯。④发现胃癌有无淋巴结转移。⑤评估胃癌有无远处转移。⑥进行胃癌分期。常规 CT 主要根据胃壁的厚度进行诊断，对于胃壁不增厚或增厚不明显的早期胃癌诊断价值有限。螺旋 CT 根据胃壁厚度和异常增强两个方面来判断胃壁的异常，较常规 CT 明显提高了早期胃癌的检出率。

综上所述，胃癌的诊断主要依赖 X 钡餐检查和胃镜检查加活检，尤其是后者。B 超、EUS 及 CT 在确定胃癌的分期上具有重要作用，其中 EUS 可观察胃癌在胃壁的浸润深度及附属淋巴结转移，CT 主要用于评估远处转移。

## 五、治疗

胃癌的治疗应据其临床病理分期、生物学特征、患者的全身情况和年龄等，实施以早期外科手术为主，并配合化疗、放疗、生物治疗、中医中药治疗为辅的综合性治疗。0 期、Ⅰ期做根治性手术；Ⅱ期、Ⅲ期做根治性手术，术后辅助化疗，或做术前、术中化疗；Ⅳ期主要做化疗，必要时做姑息性手术或放疗。

### （一）手术治疗

胃癌根治术是目前唯一有效且可能治愈胃癌的方法，一旦确诊，应力求根治。对于早期胃癌，应首选根治性胃切除。考虑到大手术可能对生活质量产生的负面影响及术后并发症等问题，对于早期胃癌尤其是黏膜内癌提出采取缩小手术，包括内镜下黏膜切除、腹腔镜胃楔形切除、胃局部切除和保留幽门胃切除等。但由于缩小手术开展时间不长，病例数有限，其远期疗效有待进一步观察。对于进展期胃癌，如未发现远处转移，只要患者全身情况许可，在无明确禁忌的情况下，均应争取进行根治术；对已出现远处转移者，尽量争取做姑息性手术，包括姑息性胃切除术、空肠造瘘术及胃 - 空肠吻合术等，为以后的综合性治疗创造条件，改善患者生活质量。手术效果取决于胃癌浸润深度和扩散范围。

### （二）化学治疗

化疗是胃癌综合治疗的重要组成部分。对于晚期不能手术切除的，或根治手术后局部复发和远处转移的，以及原发病变范围较广且已有区域淋巴结转移的胃癌患者，化疗仍是主要的治疗方法。

1. 单一用药　对胃癌有效的药物有氟尿嘧啶（5 - FU）、丝裂霉素（MMC）、多柔比星（ADM）、亚硝脲类（CCNU、Me - CCNU）、顺铂（DDP）、阿糖胞苷（Ara - C）、依托泊苷（VP16）和卡莫司汀（BCNU）等。单一用药的有效率为 15% ~30%。

2. 联合化疗　联合化疗治疗胃癌的有效率一般为 30% ~50%。由于多数患者入院时已发生了系统转移，耐药细胞已存在，因此临床肿瘤学者建议：①当病灶很小时应首先化疗。②多种有效药物尽可能早期联合应用。③如果药物因毒性或药物反应不能用足量时，应分开给药或交换给药顺序。常用的联合化疗方案见表 5 -6。

**表 5 -6　常用联合化疗方案**

| 方案 | 药物 | 用法 | 有效率（%） |
|---|---|---|---|
| MFC | MMC | 10 ~20mg，第 1 天静脉注射 | 20 ~50 |
| | 5 - FU | 750 ~1 000mg，第 8 ~10 天静脉滴注 | |
| | Ara - C | 100mg，第 1 天静脉滴注 | |
| | | 每 4 周 1 次 | |
| MF | MMC | 8 ~10mg，第 1 天静脉注射 | 20 ~30 |
| | 5 - FU | 750mg，第 1 ~5 天静脉滴注 | |
| | | 每 4 周 1 次 | |
| FAM | 5 - FU | 600mg，第 1、第 8、第 29、第 36 天静脉滴注 | 20 ~60 |
| | ADM | 30mg/$m^2$，第 1、29 天静脉注射 | |

续表

| 方案 | 药物 | 用法 | 有效率（%） |
|---|---|---|---|
| | MMC | 8～10mg，第1天静脉注射 | |
| | | 每2个月1次 | |
| EAP | $VP_{16}$ | 120mg/m²，第4～6天静脉滴注 | 40～60 |
| | ADM | 20mg/m²，第1、第7天静脉注射 | |
| | DDP | 30mg/m²，第2、第8天静脉滴注 | |
| | | 每4周1次 | |
| UFTM | UFT | 6mg/m²，每日分2次口服 | 30 |
| | MMC | 6～8mg/m²，每周1次静脉注射，共6次 | |

3. 辅助化疗　主要是指原发肿瘤或明显的病灶手术切除或放疗后的化疗，用于预防肿瘤的复发和转移。一般注意以下几点：①时间要早。②剂量要大。③间隔要短。

## （三）放射治疗

以往认为胃癌绝大多数是腺癌，对放射线不敏感，而胃周围的组织和器官对放射线却较敏感，易引起放射性损伤，故胃癌不适合放疗。随着放射物理和放射生物的发展，对放疗有了新的评估。胃癌放疗的适应证：①未分化癌、低分化癌、管状腺癌、乳头状腺癌均对放疗有一定的敏感性。②癌灶小而浅在，无溃疡者效果最好，可使肿瘤全部消失。③有溃疡者放疗无肿瘤全消失。黏液腺癌、印戒细胞癌对放疗无效，禁忌放疗。

## （四）生物治疗

生物治疗于20世纪70年代提出，它主要通过生物制剂的直接作用或调节机体的免疫系统，增强免疫活性细胞及免疫效应因子对肿瘤细胞的识别、杀伤而达到治疗的目的。目前广义的生物治疗包括免疫刺激剂的应用、肿瘤疫苗、过继性免疫治疗、细胞因子治疗、以抗体为基础的靶向治疗、基因治疗等。

1. 免疫刺激剂（immunostimulants）　又称免疫增强剂、免疫调节剂，是一类通过调节机体内在的防御机制，提高体内免疫活性分子的浓度和（或）增强免疫活性细胞的功能，从而增加对肿瘤的非特异性免疫能力的物质。目前临床应用的免疫刺激剂已有多种，如胸腺素、接触性致敏原、短小棒状杆菌、左旋咪唑等，在胃癌的治疗中有明确疗效的主要有香菇多糖、OK－432、卡介苗等。

2. 肿瘤疫苗（tumor vaccine）　为应用处理过的自体肿瘤细胞、培养的肿瘤细胞、异体肿瘤细胞或基因工程疫苗在体外经致死性剂量照射后，重新接种于患者体内，可以激发或增强患者的特异性抗肿瘤免疫应答，抑制或减少肿瘤的生长、转移和复发。又称为肿瘤特异性主动免疫（tumor specific active immunotherapy）。据疫苗的成分可分为细胞疫苗、分子疫苗。

3. 过继性免疫治疗（adoptive immunotherapy，AIT）　指向肿瘤宿主被动地传输具有抗肿瘤活性的免疫细胞或其产物，直接杀伤肿瘤或激发机体抗肿瘤免疫效应，从而达到治疗肿瘤的目的。目前胃癌AIT的主要效应细胞有LAK细胞、TIL细胞、CTL细胞等。

4. 细胞因子治疗　细胞因子（cytokine，CK）是指由免疫效应细胞（淋巴细胞、单核巨噬细胞）和相关细胞（内皮细胞、成纤维细胞）经刺激而合成、分泌的，具有重要生物活性的一类蛋白或多肽。研究表明其抗癌机制主要有对肿瘤直接抑制和杀伤；促进宿主的抗肿瘤免疫；影响肿瘤血供，减少营养来源；刺激造血形成，解除放疗、化疗对免疫的抑制。目前细胞因子治疗主要包括外源性细胞因子治疗、细胞因子靶向治疗及细胞因子基因治疗。

5. 以抗体为基础的靶向治疗　以抗体为基础的靶向治疗针对肿瘤组织的抗体是药物、酶、毒素及其他效应分子的良好载体，具有特异性强、定向好的特点，有利于提高肿瘤局灶的效应分子浓度，减轻不良反应。根据与抗体偶联的效应物质不同，可以分为抗体－药物偶联、抗体－毒素偶联、抗体－核素偶联、双功能抗体、抗体－超抗原偶联、抗体－前药偶联、抗体－脂质体偶联、抗体－信号传导药物偶联等。

6. 基因治疗（gene therapy） 为生物治疗的一个重要组成部分，就是将外源基因导入目的细胞并有效表达，从而达到治疗疾病的目的。胃癌的基因治疗主要包括：①加大肿瘤细胞与正常细胞的差别－自杀基因治疗。②恢复和增强抑癌基因的功能－抑癌基因治疗。③阻断癌基因的功能－反义基因治疗。④增强宿主抗肿瘤免疫－免疫基因治疗。⑤增加肿瘤对化疗药物的敏感性－基因化学治疗等。

肿瘤的生物治疗还处在初始阶段，随着基础研究的进展，有望发挥更大的作用。

### （五）其他治疗

胃癌的治疗还包括中医中药治疗、内镜治疗、光动力学治疗、导向治疗、介入治疗、营养支持治疗等。

## 六、预后及预防

### （一）预后

未经治疗的胃癌，自出现症状后的平均生存期约1年，90%患者在1年内死亡。国内胃癌根治术后的5年生存率一般为20%～30%。影响胃癌预后的因素很多，其中病灶的浸润深度、淋巴结转移及远处转移最为重要，其次是治疗方法包括手术类型、淋巴结清扫范围、综合治疗措施等，其他如肿瘤的病理类型及生物学行为、患者的年龄、性别对胃癌的预后亦有一定影响。上述因素彼此间有影响，因此只有进行多因素的综合分析，才有可能排除诸因素间的相互干扰，得出较为可靠的结论。近年来随着分子生物学技术的发展，许多学者探索了各种与预后有关的生物标志物，但鉴于缺乏成熟的指标、简便的方法，有待今后进一步的研究。

### （二）预防

胃癌的预防措施可分为三级。

一级预防是病因预防：主要是针对致病因子采取的措施，也是预防疾病发生的根本措施。包括：①积极治疗癌前病变。②饮食预防：不吃或少吃熏制、油炸、烟熏、烘烤、霉变食物，避免吃富含硝酸盐和亚硝酸盐的食物，提倡低盐饮食，多吃新鲜蔬菜、水果和蛋白质丰富的食物，饮食规律，不暴饮暴食，少吸或不吸烟，不饮烈性酒。③抗感染治疗：Hp感染是胃癌的重要病因。④化学预防：目前研究主要针对补充微量元素、微营养素及花生四烯酸类对胃癌的预防。由于胃癌的病因还没有完全清楚，故实施针对病因的一级预防还有不少困难。

二级预防即早发现、早诊断、早治疗：目前进行较多的是高危人群的筛选。

三级预防主要为对症治疗：避免复发和防止疾病发展，提高中、晚期胃癌患者的生存率和生活质量。

（马　幸）

# 第七节　胃肠间质瘤

1983年Mazur和Clark首次提出胃肠道间质瘤（gastrointestinal stromal tumors，GIST）概念，它是起源于胃肠道壁内包绕肌丛的间质细胞（intestitial cell of cajal，ICC）的缺乏分化或未定向分化的非上皮性肿瘤，具有多分化潜能的消化道独立的一类间质性肿瘤，亦可发生于肠系膜以及腹膜后组织，以梭形肿瘤细胞CD117免疫组化阳性为特征。GIST不是既往所指的平滑肌肿瘤和神经鞘瘤。

## 一、流行病学

90% GIST好发于40～79岁，中位发病年龄60岁，发病率男性较女性稍高，也有报道认为性别上无差异。由于既往对该病认识不足，故难有准确的发病率统计，在欧洲为1～2/10万，据估计美国每年新发病例为5 000～6 000例。多数GIST为散发型，其中95%的患者为孤立性病灶。偶见家族性GIST

报道中，其病灶为多发性，且伴有胃肠黏膜及皮肤色素的沉着。GIST 多发生于胃（70%），其次为小肠（20% ~25%），较少见于结肠、食管及直肠，偶可见于网膜、肠系膜和腹膜。

## 二、病因和分子生物学

对 GIST 的较早研究表明，60% ~70% 的 GIST 高表达 CD34。CD34 是细胞分化抗原，编码基因位于人染色体 1q32，编码产物蛋白分子量为 105 ~115kD。虽然 CD34 表达谱广，特异性较低，但真正的平滑肌瘤和神经鞘瘤不表达 CD34，以此首先可将消化道平滑肌瘤、神经鞘瘤和 GIST 相鉴别。

1998 年 Hirota 等首次报道 GIST 中存在 c - kit 变异，c - kit 基因位于人染色体 4q11 ~21，编码产物为 CD117，分子量为 145kD，是跨膜酪氨酸激酶受体，其配体为造血干细胞生长因子（SCF），CD117 与配体结合后激活酪氨酸激酶，通过信号转导活化细胞内转录因子从而调节细胞生长、分化、增生。c - kit 基因突变导致酪氨酸激酶非配体激活，使细胞异常生长。目前研究发现 CD117 的功能获得性突变在 GIST 中可达到90%，最常见的是在 c - kit 基因外显子 11 的突变（57% ~71%）。在 4% ~17% 的 GIST 患者中发现外显子 13 和 9 的突变。亦有报道发现外显子 17 的突变。可见 CD117 信号转导异常是 GIST 发病机制的核心环节。c - kit 基因突变预示肿瘤的恶性程度高，预后不佳。最近发现有部分患者存在 PDGFRα 基因的第 18 和 12 外显子突变。此外，不少研究还发现恶性 GIST 的 DNA 拷贝数和高水平扩增大于良性 GIST，14、15、22 号染色体长臂频繁丢失，提示 GIST 涉及多基因病变。

PDGFRα 基因突变的发现是 GIST 病因和发病机制研究上继 c - kit 基因之后的又一重要研究进展。PDGFRα 基因定位于人染色体 4q11 ~21，与 c - kit 基因紧密连锁、结构相似、功能相近。PDGFRα 基因突变常见于外显子 12 和 9，突变率可达 7.1% ~72%。PDGFRα 基因突变可见于野生型无 c - kit 基因突变的 GIST，对 c - kit 野生型 GIST 的发生和发展起着重要作用。因此，GIST 从分子水平上可分三型：c - kit基因突变型、PDGFRα 基因突变型和c - kit/PDGFRα 野生型。

## 三、病理学

### （一）大体标本

大部分肿瘤源于胃肠道壁，表现为膨胀性生长，多显孤立的圆形或椭圆形肿块，境界清楚。其生长方式表现为：①腔内型：肿瘤向消化道腔内突出，显息肉状，表面可有溃疡；②壁内型：在胃肠道壁内显膨胀性生长；③腔外型：肿瘤向消化道腔外突出；④腔内 - 腔外亚铃型：肿瘤既向消化道腔内突出，又向腔外膨胀性生长；⑤胃肠道外肿块型：肿瘤源于肠系膜或大网膜。

### （二）组织学

1. 光镜　GIST 有两种基本的组织学结构，梭型（60% ~70%）和上皮样（30% ~40%）细胞型，两种细胞常出现在一个肿瘤中。上皮细胞型瘤细胞圆形或多边形，嗜酸性，部分细胞体积较大，核深染，形态多样，可见糖原沉积或核周空泡样改变。梭型细胞呈梭形或短梭形，胞质红染，核为杆状，两端稍钝圆，漩涡状，呈束状和栅栏状分布。间质可见以淋巴细胞和浆细胞为主的炎性细胞浸润，间质黏液变性、透明变性、坏死、出血及钙化。不同部位的 GIST 所含的细胞型不同。胃间质瘤有 70% ~80% 为梭形细胞型，20% ~30% 为上皮样细胞型，即以往诊断的上皮样平滑肌瘤或平滑肌母细胞瘤或肉瘤。小肠间质瘤通常为梭形细胞型。食管和直肠的间质瘤多为梭形细胞型，瘤细胞排列结构多样。肝脏是恶性 GIST 最常见的远处转移部位，肿瘤较少转移至区域淋巴结、骨和肺。

2. 超微结构特征　电镜下，GIST 显示出不同的分化特点：有的呈现平滑肌分化的特点，如灶状胞质密度增加伴有致密小体的胞质内微丝、胞饮小泡、扩张的粗面内质网、丰富的高尔基复合体和细胞外基底膜物质灶状沉积，此类肿瘤占绝大部分。有的呈现神经样分化特点，如复杂的细胞质延伸和神经样突起、微管、神经轴突样结构以及致密核心的神经内分泌颗粒等。还有小部分为无特异性分化特点的间叶细胞。

3. 免疫组织化学特征　作为酪氨酸激酶的跨膜型受体，CD117 存在于造血干细胞、肥大细胞、黑色素细胞、Cajal 细胞（interstitial cells of cajal，ICC 是分布在消化道，自主神经末梢与平滑肌细胞之间一类特殊细胞，目前认为 ICC 是胃肠道运动的起搏细胞），被认为是诊断 GIST 的主要标志物之一，几乎所有的 GIST 均阳性表达 CD117，CD117 阴性需要进行 kit 和 PDGFRα（血小板源生长因子）基因突变的检测。另一主要标志物 CD34 是骨髓造血干细胞抗原，功能不明，但特异性较 CD117 差，恶性 GIST 患者 CD34 表达率略低于良性 GIST。故 CD34 常与 CD117 联合使用。另 SMA（α-平滑肌肌动蛋白）、结蛋白、S-100 和 NSE（神经元特异性烯醇化酶）、神经巢蛋白、波形蛋白等在 GIST 中均有较高阳性率，其中 S-100 和 NSE 有助于神经源性肿瘤的辅助鉴别，SMA 和结蛋白有助于肌源性肿瘤的辅助鉴别，波形蛋白可用于肿瘤良恶性程度的判断。随着免疫组化和电镜技术的发展，可将 GIST 分为 4 种类型：①向平滑肌方向分化；②向神经方向分化；③向平滑肌和神经双向分化；④缺乏分化特征。

## 四、临床表现

GIST 可发生于消化道自食管至直肠的任何部位，胃 GIST 最多见（60% ~70%），其次为小肠（20% ~30%），较少见于结肠、食管及直肠，偶可见于网膜、肠系膜和腹膜。

GIST 的临床表现与肿瘤大小、部位、生长方式有关。一般症状隐匿，多在体检或腹腔手术中被发现。常见的临床表现为消化道出血、腹痛和腹部肿块。

### （一）消化道出血

由于肿瘤表面黏膜缺血和溃疡形成，血管破裂所致；其次为肿瘤中心坏死或囊性变向胃或肠腔内破溃的结果。肿瘤多生长在腔内，临床为间歇性出血，出血量不等，可有导致出血性休克者。

### （二）腹痛

出现不同部位的腹痛，为胀痛、隐痛或钝痛性质。由于肿瘤向腔内生长形成溃疡，或腔向外生长并向周围组织浸润，可引起穿孔或破溃而形成急腹症的临床表现，如急性腹膜炎、肠梗阻等，这些并发症的出现往往可为本病的首发症状。

### （三）腹部肿块

以肿瘤向腔外生长多见。

### （四）发生于不同部位的相应临床表现

原发于食管约半数无症状，主要表现有不同程度的胸骨后钝痛，压迫感和间歇性吞咽困难，而吞咽困难的程度与瘤体大小无明显关系。少数可有恶心、呕吐、呃逆和瘤体表面黏膜糜烂、坏死，形成溃疡出血。

胃 GIST 以消化道出血最为常见，表现为黑粪、呕血。其次为疼痛，腹部包块、消瘦、乏力、恶心、呕吐等，腹痛性质与消化性溃疡相似，如肿瘤位于胃窦、幽门部可出现梗阻症状，不少患者无症状。

小肠 GIST 多数为恶性肿瘤，向腔外生长，无症状者多见。以消化道出血为主要症状，表现为呕血、便血或仅隐血试验阳性，尤其是十二指肠肿瘤易形成溃疡，可发生大出血。也可因肿瘤膨胀性生长或肠套叠导致小肠梗阻。少数患者因肿瘤中心坏死，可引起肠穿孔。

结肠、直肠和肛门 GIST 腹痛、腹部包块为主要症状，可有出血、消瘦、便秘等。直肠和肛门处，以排便习惯改变、扪及包块为主要表现，出血也常见。个别直肠 GIST 患者可见尿频、尿少。

胃肠道外 GIST 多因肿瘤发生于网膜、肠系膜或腹膜，主要表现为腹部肿块，可有消瘦、乏力、腹胀等不适。

### （五）其他

本病可伴有食欲缺乏、发热和体重减轻。有报道称个别病例以肿瘤自发性破裂合并弥散性腹膜炎为首发表现。

## 五、辅助检查

### （一）内镜检查

随着消化内镜的普及，内镜检查已成为发现和诊断 GIST 的主要方法，特别是对于腔内生长型 GIST。内镜下可见胃肠壁黏膜下肿块呈球形或半球形隆起，边界清晰，表面光滑，表面黏膜色泽正常，可有顶部中心呈溃疡样凹陷，覆白苔及血痂，触之易出血，基底宽，部分可形成桥形皱襞。用活检钳推碰提示肿块质硬，可见肿块在黏膜下移动。肿块表面有正常黏膜覆盖时，普通活检常难以获得肿瘤组织，此时需借助穿刺活检。对于肿块表面顶部中心有溃疡样凹陷的肿瘤，在溃疡边缘取活检则 GIST 检出的阳性率高。

对于小肠 GIST，目前主要可运用推进式小肠镜、双气囊小肠镜、胶囊内镜作出诊断，超声内镜（EUS）可较准确地判断其性质，并可鉴别黏膜下病变，肠外压迫，血管病变及实质肿瘤。GIST 镜下表现为胃肠壁固有肌层的低回声团块，肌层完整。直径 >4cm 的肿瘤，边界不规则，肿瘤内部囊性间隙，引流区见淋巴结肿大等则是恶性和交界性 GIST 的特点；而良性 GIST 的特点为直径 <3cm、边界规则、回声均匀。EUS 对 GIST 敏感，可检测出直径 <2cm 的肿瘤。由于 GIST 为黏膜下肿块，内镜下活检取材不易取到。目前除了通过手术获得标本以外，还可通过超声内镜指导下的细针抽吸活检（EUS - FNA）取得足够的标本，诊断准确。

### （二）钡剂或钡灌肠双重造影

内生长表现为球形或卵圆形、轮廓光滑的局限性充盈缺损，周围黏膜正常，如肿瘤表面有溃疡，可见龛影；向腔外生长的 GIST 表现为外压性病变或肿瘤的顶端可见溃疡并有窦道与肿瘤相通。胃间质瘤表现为局部黏膜皱襞变平或消失，小肠间质瘤有不同程度的肠黏膜局限性消失、破坏，仅累及一侧肠壁，并沿肠腔长轴发展，造成肠腔偏侧性狭窄。

### （三）CT 和 MRI 检查

影像学技术可发现无症状 GIST，但通常用于对肿瘤的定位、特征、分期和术后监测。无论是原发性还是转移性肿瘤，CT 在检测和描述肿瘤方面较传统的 X 线和钡剂检测更有用。影像学技术通常能在鉴别肿瘤是来自淋巴的间叶细胞组织还是来自胃肠道上皮间叶细胞组织方面提供有价值的信息，但不能用于判断肿瘤的恶性程度。随着针对 GIST 靶向药物治疗的进展，CT 和 MRI 越来越多地用于观察肿瘤对药物的反应和是否复发。PET 也被引进用于检测肿瘤早期肉眼未见改变时的功能性改变。

CT 可直接观察肿瘤的大小、形态、密度、内部结构、边界，对邻近脏器的侵犯也能清楚显示，同时还可以观察其他部位的转移灶。CT 检查可以弥补胃肠造影及内镜对部分小肠肿瘤及向腔外生长的肿瘤诊断的不确定性，无论良恶性均表现为黏膜下、浆膜下或腔内的境界清楚的团块。良性或低度恶性 GIST 主要表现为压迫和推移，偶见钙化，增强扫描为均匀中度或明显强化；恶性或高度恶性 GIST 可表现为浸润和远处转移，可见坏死、囊变形成的多灶性低密度区，与管腔相通后可出现碘水和（或）气体充填影，增强扫描常表现为肿瘤周边实体部分强化明显。肝脏是恶性 GIST 最常见的远处转移部位，肿瘤较少转移至区域淋巴结、骨和肺。

MRI 检查中，GIST 信号表现复杂，良性实体瘤 $T_1$ 加权像的信号与肌肉相似，$T_2$ 加权像呈均匀等信号或稍高信号，这与周围组织分界清晰。恶性者，无论 $T_1$WI 或 $T_2$WI 信号表现均不一致，这主要是因瘤体内坏死、囊变和出血。近年来开展的小肠 CT 检查对于 GIST 的诊断具有一定的价值。

PET 检测是运用一种近似葡萄糖的造影剂 PDF，可观测到肿瘤的功能活动，从而可分辨良性肿瘤还是恶性肿瘤；活动性肿瘤组织还是坏死组织；复发肿瘤还是瘢痕组织。其对小肠肿瘤的敏感性较高，多用于观测药物治疗的效果。PET 可提高对治疗反应的判断率，并为这种新药的临床随访和治疗措施提供了依据。

### （四）超声

腹部超声可描述出原发和转移肿瘤的内部特征，通常显示与胃肠道紧密相连的均匀低回声团块。在大型肿块中不同程度的不均匀密度可能预示着肿块的坏死、囊状改变和出血。良性间质瘤超声表现为黏膜下、肌壁间或浆膜下低回声肿物，多呈球形，也可呈分叶状不规则形，黏膜面、浆膜面较光滑，伴有不同程度的向腔内或壁外突起。但由于 GIST 肿瘤往往较大，超声视野中不能观其全貌，无法获知肿瘤与周围组织的关系。

### （五）选择性血管造影

多数 GIST 具有较丰富的血管，因此，GIST 的血管造影主要表现为血管异常区小血管增粗、纡曲、紊乱，毛细血管相呈结节状、圆形血管团、血管纤细较均匀，中心可见造影剂外溢的出血灶，周围为充盈缺损。瘤内造影剂池明显者常提示恶性。采用肠系膜上动脉造影有助于确定出血部位和早期诊断，故对原因不明的消化道出血的患者，X 线钡剂和内镜检查均为阴性者，是腹腔血管造影的适应证。

### （六）免疫组织化学检测

绝大多数 GIST 显示弥漫强表达 CD117，CD117 阳性率为 85% ~ 100%，因此，GIST 最终仍有赖于 CD117 染色的确诊。GIST 的 CD117 阳性特点是普遍的高表达，一般以胞质染色为主，可显示斑点样的“高尔基体”形式，上皮型 GIST 有膜染色，其他许多 GIST 则有核旁染色，梭形细胞肿瘤则胞质全染色。但是，不是所有的 GIST 均 CD117 阳性，而 CD117 阳性的肿瘤并非都是 GIST。目前多用 CD117 与 GIST 的另一种抗原 CD34 联合检测。CD34 在 GIST 中的阳性率为 60% ~ 70%，平滑肌瘤和神经鞘瘤不表达 CD34。

## 六、诊断

1. 症状　一般症状隐匿，多在体检或腹腔手术中被发现。最常见的症状是腹部隐痛不适，浸润到消化道内表现为溃疡或出血。其他症状有食欲和体重下降、肠梗阻等。

2. 辅助检查　内镜检查是目前发现和诊断 GIST 的主要方法，肿瘤位于黏膜下、肌壁间或浆膜下，内镜下活检如取材表浅，则难以确诊，超声内镜指导下的肿块细针穿刺不失为一种术前提高确诊率的手段，但穿刺的技术水平、组织的多少均影响病理检查结果，同时也存在肿瘤播散的问题。光镜下细胞形态多样，以梭形细胞多见，异型性可大可小。可分为梭形细胞为主型、上皮样细胞为主型以及混合细胞型。电镜下超微结构与 ICC 相似。免疫组化对 GIST 诊断具有重要作用，免疫组化阳性率 CD117（85% ~ 100%）、CD34（50% ~ 80%）、Vim（100%）、S－100（－/灶性＋）。免疫组化 CD117 的意义为大部分 GIST 的 CD117 阳性。但是，不是所有的 GIST 均 CD117 阳性，而 CD117 阳性的肿瘤并非都是 GIST；CD117 阳性的肿瘤适合用酪氨酸激酶抑制药甲磺酸伊马替尼治疗。无论如何，GIST 的确诊仍需组织学与免疫组化检测。

3. 良、恶性判断　主要依据病理学标准：肿瘤的大小、核分裂象数目、肿瘤细胞密集程度、有无邻近器官的侵犯及远处转移、有无出血坏死或黏膜侵犯等。现认为：没有 GIST 是真正良性的，“良性的”和“恶性的”分类应该被描述为“低度恶性”和“高度恶性”更加确切。DNA 复制量的变化是新的基因参数，它也可能提示 GIST 的预后。

GIST 的恶性程度在许多情况下很难评估，目前国际上缺乏共识，众多指标中较经典的是肿瘤大小和有丝分裂指数（MI）。根据这两个指标可将 GIST 恶性度分为四级。①良性：肿瘤直径 < 2cm，MI < 5/50 高倍镜视野（HPF）；②低度恶性：肿瘤直径 > 2 ~ 5cm，MI < 5/50HPF；③中度恶性：肿瘤直径 < 5cm，MI 6 ~ 10/50HPF 或者肿瘤直径 5 ~ 10cm，MI < 5/50HPF；④高度恶性：肿瘤直径 > 5cm，MI > 5/50HPF。

Jewi 等将 GIST 的恶性指标分为肯定恶性和潜在恶性，进而将 GIST 分为良性、潜在恶性和恶性。肯定恶性指标：①远处转移（需组织学证实）；②浸润邻近器官（大肠肿瘤侵犯肠壁肌层）。潜在恶性指标：①胃间质瘤 > 5.5cm，肠间质瘤 > 4cm；②胃间质瘤核分裂象 > 5/50HPF，肠间质瘤见核分裂象；③肿瘤坏死明显；④核异型大；⑤细胞密度大；⑥镜下可见黏膜固有层或血管浸润；⑦上皮样间质瘤中出现腺泡状结构或细胞球结构。良性为无恶性指标，潜在恶性为仅具备一项潜在恶性指标，恶性为具备一项肯定恶性指标或2项以上潜在恶性指标。

Saul suster 提出 GIST 形态学恶性指标：①肿瘤 >5cm 浸润邻近器官；②瘤体内出现坏死；③核浆比增高；④核分裂象 >1/10HPF；⑤肿瘤浸润被覆盖的黏膜。具有两项以上者为恶性，具有一项者为潜在恶性。

估计 GIST 的复发和转移的危险性高低来代替良恶性，肿瘤 >5cm，核分裂象 >2/10HPF，表明有复发和转移的高危险性；而肿瘤 <5cm，核分裂象 <2/10HPF，表明其复发和转移的低危险性；大多数致命的 GIST 常常显示核分裂象 >5/10HPF。总的来说，恶性 GIST 表现为肿瘤大、分裂象易见、细胞密度高、侵犯黏膜及邻近组织和结构、肿瘤内坏死、局部复发和远处转移等。GIST 的预后好坏与肿瘤的大小、有丝分裂指数和完全切除率直接相关。

## 七、鉴别诊断

1. 平滑肌瘤与平滑肌肉瘤　平滑肌肿瘤又分普通型平滑肌瘤、上皮样型、多形性、血管型、黏液型及伴破骨样巨细胞型等多亚型。平滑肌瘤多见于食管、贲门、胃、小肠，结直肠少见。过去诊断为平滑肌肿瘤的，实质上大多数是 GIST。平滑肌瘤组织学形态：瘤细胞稀疏，呈长梭形，胞质明显嗜酸性。平滑肌肉瘤肿瘤细胞形态变化很大，从类似平滑肌细胞的高分化肉瘤到多形性恶性纤维组织细胞瘤的多种形态均可见到。平滑肌瘤及平滑肌肉瘤免疫组化绝大多数都为 CD117、CD34 阴性，SMA、actin、MSA 强阳性，表现为胞质阳性。Desmin 部分阳性。

2. 神经鞘瘤、神经纤维瘤、恶性周围神经鞘瘤　消化道神经源性肿瘤极少见。神经鞘瘤镜下见瘤细胞呈梭形或上皮样，瘤细胞排列成栅栏状，核常有轻度异型，瘤组织内可见一些淋巴细胞、肥大细胞和吞噬脂质细胞，较多的淋巴细胞浸润肿瘤边缘，有时伴生发中心形成。免疫组化 S-100 蛋白、Leu-7 弥漫强阳性，而 CD117、CD34、desmin、SMA 及 actin 均为阴性。

3. 胃肠道自主神经瘤（gastrointestinal autonomic nerve tumor，GANT）　少见。瘤细胞为梭形或上皮样，免疫表型 CD117、CD34、SMA、desmin 和 S-100 均为阴性。

4. 腹腔内纤维瘤病 IAF　该瘤通常发生在肠系膜和腹膜后，偶尔可以从肠壁发生。虽可表现为局部侵袭性，但不发生转移。瘤细胞形态较单一梭形束状排列，不见出血、坏死和黏液样变。免疫表型尽管 CD117 可为阳性，但表现为胞质阳性、膜阴性。CD34 为阴性。

5. 立性纤维瘤 SFT　起源于表达 CD34 抗原的树突状间质细胞肿瘤，间质细胞具有纤维母/肌纤维母细胞性分化。肿瘤由梭形细胞和不等量的胶原纤维组成，细胞异型不明显。可以有黏液变。很少有出血、坏死、钙化。尽管 CD34、bcl-2 阳性，但 CD117 为阴性或灶状阳性。

6. 其他　与良性肿瘤、胃肠道癌、淋巴瘤、异位胰腺和消化道外肿瘤压迫管腔相鉴别。

总之，在诊断与鉴别诊断时，应重点观察瘤细胞的形态及丰富程度、胞质的染色和细胞的排列方式等方面，特别是当细胞团巢形成时，应首先考虑 GIST，并使用免疫组化试剂证明。CD117、CD34 联合使用效果好。

## 八、治疗

处理原则：争取手术彻底切除，或姑息切除原发灶。复发转移不能切除采取甲磺酸伊马替尼（imatinib mesylate，glivec，格列卫）治疗，放化疗几乎无效。

### （一）手术治疗

目前，手术切除仍是 GIST 的首选治疗方法。过去的放化疗方案对 GIST 肿瘤无效果。对肿块体积较小的倾向为良性的 GIST，可考虑行内镜下或腹腔镜下切除，但须考虑到所有 GIST 均具有恶性潜能，切除不充分有复发和转移的危险。

首次完整彻底地切除肿瘤是提高疗效的关键。GIST 的手术切除方案中整体切除比部分切除的治疗效果好，5 年存活率高。De Matte 等报道 200 例 GIST，完全切除的 80 例中，5 年生存率为 54%，中位生存期 66 个月，而不完全切除者术后中位生存期仅 22 个月。因 GIST 极少有淋巴结转移，故手术一般不进行淋巴结的清扫。对倾向为良性的 GIST，通常的手术切缘距肿瘤边缘 2cm 已足够；但对倾向为高度恶性的 GIST，应行根治性切除术，为避免术中肿瘤破裂和术中弥散，应强调术中无瘤操作的重要性。

### （二）药物治疗

完整彻底地切除肿瘤并不能彻底治愈倾向为高度恶性的 GIST，因为其复发和转移相当常见。GIST 对常规放、化疗不敏感。近年来甲磺酸伊马替尼，已成为治疗不可切除或转移的 GIST 患者最佳选择。格列卫是一种小分子复合物，具水溶性，可用于口服，口服后吸收迅速，生物利用度高，血液中半衰期为 13～16h，每日口服 1 次。格列卫可作为酪氨酸激酶的选择性抑制药，能明显抑制 c－kit 酪氨酸激酶的活性，阻断 c－kit 向下信号传导，从而抑制 GIST 细胞增生和促进细胞凋亡和（或）细胞死亡。有报道治疗 147 例进展期 GIST，有效率为 53.7%，疾病稳定占 27.9%。2003 年 5 月 ASCO 会议报道，格列卫现在不仅用于治疗晚期 GIST，而且还用于 GIST 的术前和术后辅助治疗。2002 年 2 月美国 FDA 批准可用于治疗非手术和（或）转移的 c－kit 突变阳性的 GIST，其最佳剂量为 400～800mg/d。尽管它能够有效地治疗 GIST，但仍有部分患者对其耐药或者部分患者不能耐受该药的不良反应（包括水肿、体液潴留、恶心、呕吐、腹泻、肌痛、皮疹、骨髓抑制、肝功能异常等），很少有转移性的晚期患者获得完全缓解。而且，部分患者对该药会在服药 6 个月内发生原发性耐药或 6 个月后继发性耐药。

对格列卫产生原发性耐药或继发性耐药的 GIST 患者，可采用二线小分子多靶点作用药物靶向治疗，如舒尼替尼（Sunitinib）、尼罗替尼（Nilotinib）、索拉非尼（Sorafenib）、达沙替尼（Dasatinib）等。

## 九、预后

GIST 生物学行为难以预测。现已知的与预后有关的因素有：①年龄及性别：年轻患者预后差，男性 GIST 患者预后差；②部位：食管 GIST 预后最好，其次是胃 GIST、肠道 GIST、网膜 GIST、肠系膜 GIST 预后最差；③肿瘤大小与核分裂象：肿瘤越大，核分裂象越多，预后越差；④基因突变：有 c－kit 基因突变的 GIST 比无突变者预后差；⑤免疫组化表达：波形蛋白阳性表达的 GIST 预后较差，血管内皮生长因子、增殖标记 PCNA、IG－67 表达率高者预后差；⑥恶性度：低度恶性的 GIST 有 50% 复发，60% 转移，高度恶性 GIST 有 83% 复发，全部发生转移；⑦DNA 含量与核异型性密切相关并与预后相关：MF 在 1～5 个/10HP 的 5 年生存率在非整倍体 DNA 者为 40%，二倍体 DNA 者达 88%；MF＞5 个/10HP 时 5 年生存率在非整倍体 DNA 者为 17%，二倍体 DNA 者达 33%。

（刘　明）

# 第八节　胃息肉

胃息肉属临床常见病，目前随着高分辨率内镜设备的普及应用，微小胃息肉的检出率已有明显增加。国外资料显示胃息肉的发病率较结肠息肉低，占所有胃良性病变的5%～10%。

根据胃息肉的组织学可分为肿瘤性及非肿瘤性，前者即胃腺瘤性息肉，后者包括增生性息肉、炎性息肉、错构瘤性息肉、异位性息肉等。

1. 腺瘤性息肉　即胃腺瘤，是指发生于胃黏膜上皮细胞，大都由增生的胃黏液腺所组成的良性肿瘤，一般均起始于胃腺体小凹部。腺瘤一词在欧美指代上皮内肿瘤增生成为一个外观独立且突出生长的病变，而在日本则包括所有的肉眼类型，即扁平和凹陷的病变亦可称之为腺瘤。腺瘤性息肉约占全部胃息肉的 10%，多见于 40 岁以上男性患者，好发于胃窦或胃体中下部的肠上皮化生区域。病理学可分为管状腺瘤（最常见）、管状绒毛状和绒毛状腺瘤。可根据病变的细胞及结构异型性将其病理学分为低级别上皮内瘤变与高级别上皮内瘤变。80% 以上的高级别上皮内瘤变可进展为浸润性癌。

内镜下观察，胃腺瘤多呈广基隆起样，亦可为有蒂、平坦甚至凹陷型。胃管状腺瘤常单发，直径通常＜1cm，80% 的病灶＜2cm。表面多光滑；胃绒毛状腺瘤直径较大，多为广基，典型者直径为 2～4cm，头端常充血、分叶，并伴有糜烂及浅溃疡等改变。胃绒毛状腺瘤的恶变率较管状腺瘤为高。管状绒毛状腺瘤大多是管状腺瘤生长演进而来，有蒂或亚蒂多见，无蒂较少见，瘤体表面光滑，有许多较绒毛粗大的乳头状突起，可有纵沟呈分叶状，组织学上呈管状腺瘤基础，混有绒毛状腺瘤成分，一般超过息肉成分的20%，但不到80%，直径大都在2cm以上，可发生恶变。

2. 增生性息肉　较常见，以胃窦部及胃体下部居多，好发于慢性萎缩性胃炎及BillrothⅡ式术后的残胃背景。组织学上由幽门腺及腺窝上皮的增生而来，由于富含黏液分泌细胞，表面可覆盖黏液条纹及白苔样黏液而酷似糜烂。多为单发且较小（<1cm），小者多为广基或半球状，表面多明显发红而光滑；大者可为亚蒂或有蒂，头端可见充血、糜烂等改变。有时可为半球形簇状。增生性息肉不是癌前病变，但发生此类病变的胃黏膜常伴有萎缩、肠上皮化生及上皮内瘤变等，且部分增生性息肉患者可在胃内其他部位同时发生胃癌，应予以重视。通常认为增生性息肉癌变率较低，但若息肉直径超过2cm应行内镜下完整切除。

3. 炎性息肉　胃黏膜炎症可呈结节状改变，凸出胃腔表面而呈现息肉状外观。病理学表现为肉芽组织，而未见腺体成分。胃炎性纤维性息肉是少见的胃息肉类型，好发于胃窦，隆起病灶的顶部缺乏上皮黏膜，其本质为伴有明显炎性细胞浸润的纤维组织增生。炎性息肉因不含腺体成分，无癌变风险，临床随诊观察为主。

4. 错构瘤性息肉　临床中错构瘤性息肉可单独存在，也可与黏膜皮肤色素沉着和胃肠道息肉病（Peutz－Jeghers综合征、Cowden病）共同存在。单独存在的胃错构瘤性息肉局限于胃底腺区域，无蒂，直径通常小于5mm。在Peutz－Jeghers综合征中，息肉较大，而且可带蒂或呈分叶状。组织学上，错构瘤性息肉表现为正常成熟的黏膜成分呈不规则生长，黏液细胞增生，腺窝呈囊性扩张，平滑肌纤维束从黏膜肌层向表层呈放射状分割正常胃腺体。

5. 异位性息肉　主要为异位胰腺及异位Brunner腺。异位胰腺常见于胃窦大弯侧，亦可见于胃体大弯。多为单发，内镜下表现为一孤立的结节，中央时可见凹陷。组织学上胰腺组织最常见于黏膜下层，深挖活检不易取得阳性结果；有时也可出现在黏膜层或固有肌层。如被平滑肌包围时即成为腺肌瘤。Brunner腺瘤多见于十二指肠球部，亦可见于胃窦，其本质为混合了腺泡、导管、纤维肌束和Paneth细胞的增生Brunner腺。

（刘　明）

# 第六章

# 小肠疾病

## 第一节 小肠吸收不良综合征

小肠吸收不良综合征（malabsorption syndrome）是指一种由各种原因所致的小肠营养物质消化和/或吸收功能障碍所引起的临床综合征。包括对脂肪、蛋白质、糖类、维生素、矿物质及其他微量元素的吸收不足，以脂肪吸收障碍表现明显，各种营养物质缺乏可单一或合并存在。临床表现为腹泻、腹胀、体重减轻、贫血、皮肤色素沉着、关节痛等。

### 一、Whipple 病

Whipple 病又称肠源性脂肪代谢障碍综合征（intestinal lipodystrophy），是一种由 T. Whipple 杆菌引起的少见的吸收不良综合征。该病特点为在小肠黏膜和肠系膜淋巴结内有含糖蛋白的巨噬细胞浸润，临床表现为腹痛、腹泻、咳嗽、贫血、体重减轻等消化吸收不良综合征。病变可累及全身各脏器。若无有效治疗，患者可死于继发的严重的营养不良。

#### （一）流行病学

Whipple 于 1907 年首次报道本病，本病极其少见，至今全世界报告仅有 2 000 余例，我国自 1990 年首例报道以来，到目前为止仅报道了 2 例。本病多见于 30～60 岁男子，多为农民或与农产品贸易有关的商人。尚无人与人之间传播的证据。

#### （二）病因和发病机制

发病机制尚不清楚。现已明确本病与感染有关，病原体为 Whipple 杆菌，约 2.0μm 宽，1.5～2.5μm 长，具有革兰阳性细菌的特征。病原体经口侵入，通过淋巴系统进入小肠固有层内繁殖，进而侵犯小肠绒毛及毛细血管，并可侵犯全身各个脏器。经长期抗生素治疗后，患者可得以恢复，细菌亦逐渐消失。

Whipple 杆菌侵入人体组织后可导致大量的巨噬细胞集聚，产生临床症状。Whipple 病患者存在持续或暂时性的免疫缺陷，提示可能与免疫反应有关。

#### （三）临床表现

本病症状无特异性，诊断较困难。多数患者表现为胃肠道症状，以普遍性吸收不良为突出表现，典型症状为腹泻，每日 5～10 次，水样便、量多、色浅，逐渐出现脂肪泻，伴腹痛、腹胀、食欲下降，可引起体重减轻。少数患者出现消化道出血。肠道外症状最常见的是长期的多发的反复发作的关节炎和发热，可先于典型胃肠症状数年发生。还可表现为慢性咳嗽、胸痛、充血性心力衰竭、淋巴结肿大、皮肤色素沉着等，累及中枢神经系统，可出现神经精神症状。

体征主要取决于受累及的器官，腹部可有轻度压痛，可有消瘦、皮肤色素沉着、舌炎、口角炎、杵状指、肢体感觉异常、共济失调、淋巴结肿大等。

### （四）实验室检查及特殊检查

（1）实验室检查：主要与严重的小肠吸收不良有关，如贫血、血沉增快、电解质紊乱、凝血酶原时间延长等。木糖吸收试验提示小肠吸收功能减损，脂肪平衡试验提示脂肪吸收不良。

（2）影像学检查：超声、CT、MRI 及小肠气钡对比造影可见肠黏膜皱襞增厚。中枢神经系统受累时，CT 及 MRI 可见占位性稀疏区。肺部受累时，胸片可显示肺纤维化、纵隔及肺门淋巴结肿大及胸腔积液等。关节检查多无明显异常。

（3）活组织检查：小肠活组织检查是 Whipple 病确诊的最可靠依据。小肠黏膜或其他受侵犯部位活组织检查出现 PAS 染色阳性的巨噬细胞浸润，电镜证实有由 Whipple 杆菌组成的镰状颗粒的存在即可确诊。

### （五）诊断和鉴别诊断

本病症状缺乏特异性。活检发现含有糖蛋白的泡沫状巨噬细胞，PAS 染色阳性，便可确立诊断。

Whipple 病与肠道淋巴瘤、麦胶等引起的肠道疾病鉴别不难。临床上主要与下列疾病相鉴别。

（1）风湿系统疾病：Whipple 病在胃肠道症状出现之前即可有关节症状存在，但多无关节变形，血清学检查阴性，抗生素治疗可能有效，有助于鉴别。

（2）获得性免疫缺陷综合征（AIDS）：伴发鸟型分枝杆菌感染的 AIDS 临床表现与本病相似，Whipple 杆菌抗酸染色阴性是最基本的鉴别方法。

（3）其他疾病：如不明原因的发热、巨球蛋白血症和播散性组织胞质菌病等。

### （六）治疗

（1）一般治疗：加强营养，增强体质，注意营养物质、维生素及矿物质的补充，纠正营养不良和电解质紊乱，必要时可施行全胃肠外营养。

（2）药物治疗：有效的抗生素治疗可挽救患者生命并迅速改善症状。多种抗革兰阳性细菌的抗生素都有疗效，如氯霉素、四环素、青霉素、氨苄西林、柳氮磺氨吡啶等。

目前尚无研究表明什么治疗方案及治疗疗程最好。有一推荐的治疗方案：肌注普鲁卡因青霉素 G120 万 U 及链霉素 1.0g，每日 1 次，共 10 ~ 14 天；继之口服四环素 0.25g，每日 4 次，共 10 ~ 12 个月。可显著改善临床症状，降低复发率。

中枢神经系统病变首次治疗宜选用可通过血脑屏障的药物，且疗程应达到 1 年。有研究发现，脑脊液缺乏溶菌素和调理素活性，可应用抗菌活性高的第 3 代头孢菌素及喹诺酮类药物清除脑组织中的残存活菌。利福平也可取得满意疗效。

抗生素长期应用不良反应较多，合理的疗程设计非常重要。一般来说，临床症状完全消失，病原菌被彻底清除，即可停药。

### （七）其他治疗

伴严重腹泻时，可适当给予止泻药，但减少肠蠕动的止泻药慎用。肾上腺皮质激素仅用于伴发肾上腺皮质功能减退和重症患者。

## 二、麦胶肠病

麦胶肠病（gluten - induced enteropathy），是由于肠道对麸质不能耐受所致的慢性吸收不良性疾病。又称乳糜泻、非热带脂肪泻。通常以多种营养物质的吸收减损、小肠绒毛萎缩及在食物中除去麸质即有临床和组织学上的改善为特征。

### （一）流行病学

麦胶肠病在国外人群发病率为 0.03%，主要集中在北美、欧洲、澳大利亚等地，各地发病率存在差异。男女比为 1 ：（1.3 ~2），任何年龄皆可发病，儿童与青少年多见。在我国本病少见。

### （二）病因和发病机制

本病与进食面食有关，目前已有大量研究表明麦胶（俗称面筋）可能是本病的致病因素。麦胶可被乙醇分解为麦胶蛋白，后者在致病过程中起主要作用。麦胶蛋白的发病机制尚不清楚，目前存在以下几种学说。

(1) 遗传学说：本病有遗传倾向，在亲属中发病率远远高于一般人群，孪生兄弟的发病率为16%，一卵双生达75%，提示可能与遗传有关。

(2) 酶缺乏学说：正常小肠黏膜细胞中有一种多肽水解酶，可将麦胶蛋白分解成更小分子而失去毒性。而在活动性麦胶肠病患者的小肠黏膜细胞，因此酶数量减少或活性不足，不能完全分解麦胶蛋白而致病，但经治疗病情稳定后此酶即恢复正常，故两者之间的因果关系尚有待进一步研究。

(3) 免疫学说：本病的免疫病理研究发现，患者小肠黏膜层上皮淋巴细胞增多，主要是CD8淋巴细胞，这些细胞可分泌细胞毒素损伤黏膜，使绒毛丧失和隐窝细胞增生。此外，在患者的肠腔分泌物、血浆及粪便中可查出抗麦胶蛋白的IgA、IgG抗体增多，近来又有人检出抗网状纤维、抗肌内膜的IgA抗体。研究发现，患者在禁食麦胶食物一段时间后，再进食麦胶时，血中溶血补体及$C_3$明显下降，并可测出免疫复合物。

### （三）临床表现

本病的临床表现差异很大，常见的症状和体征如下。

(1) 腹泻、腹痛：大多数患者表现为腹泻，典型者为脂肪泻，粪便呈油脂状或泡沫样、色淡，常有恶臭。每日从数次到10余次不等。腹泻可引起生长迟缓、身材矮小、疱疹样皮炎或复发性溃疡性口炎。很多成人患者是以贫血、骨质疏松、浮肿、感觉异常等症状出现，并没有典型的消化道表现，常被漏诊。

(2) 乏力、消瘦：几乎所有的患者都存在不同程度的体重减轻、乏力、倦怠，严重者可发生恶病质。主要与脂肪、蛋白质等营养物质吸收障碍及电解质紊乱有关。

(3) 电解质紊乱与维生素缺乏：其症候群主要表现为舌炎、口角炎、脚气病、角膜干燥、夜盲症、出血倾向、感觉异常、骨质疏松、骨痛、贫血等。

(4) 浮肿、发热及夜尿：浮肿主要由严重低蛋白血症发展而来。发热多因继发感染所致。活动期可有夜尿量增多。还可有抑郁、周围神经炎、不育症、自发流产等征象。

### （四）体征

腹部可有轻度压痛。还可出现面色苍白、体重下降、杵状指、水肿、皮肤色素沉着、口角炎、湿疹、贫血及毛发稀少、颜色改变等。

### （五）实验室检查及特殊检查

(1) 实验室检查：可有贫血、低蛋白血症、低钙血症及维生素缺乏。粪便中可见大量脂肪滴。血清中补体$C_3$、$C_4$降低，IgA可正常、升高或减少。抗麦胶蛋白抗体、抗肌内膜抗体可阳性，麦胶白细胞移动抑制试验阳性。

(2) D木糖吸收试验：本试验可测定小肠的吸收功能，阳性者反映小肠吸收不良。

(3) 胃肠钡餐检查：肠腔弥漫性扩张；皱襞肿胀或消失，呈“腊管征”；肠曲分节呈雪花样分布现象；钡剂通过小肠时间延缓等可提示诊断。此检查尚有助于除外其他胃肠道器质性病变引起的继发性吸收不良。

(4) 小肠黏膜活组织检查：典型改变为小肠绒毛变短、增粗、倒伏或消失，腺窝增生，上皮内可见淋巴细胞增多及固有层内浆细胞、淋巴细胞浸润。

### （六）诊断和鉴别诊断

根据长期腹泻、体重下降、贫血等营养不良表现，结合实验室检查、胃肠钡餐检查、小肠黏膜活检可做出初步诊断，而后再经治疗性试验说明与麦胶有关，排除其他吸收不良性疾病，方可做出明确诊断。

### （七）鉴别诊断

(1) 弥漫性小肠淋巴瘤：本病可有腹泻、腹痛、体重减轻等表现，是由于淋巴回流受阻引起的吸收障碍。如同时伴淋巴组织病，应怀疑本病可能，进一步行胃肠钡餐检查及小肠活检，必要时剖腹探查可明确诊断。

（2）Whipple 病：由 Whipple 杆菌引起的吸收不良综合征，抗生素治疗有效，小肠活组织检查有助于鉴别。

（3）小肠细菌过度生长：多发生于老年人，慢性胰腺炎及有腹部手术史的患者，抗生素治疗可改善症状，小肠 X 线摄片及小肠活检可资鉴别。

### （八）治疗

（1）一般治疗：去除病因是关键，避免各种含麦胶的饮食，如大麦、小麦、黑麦、燕麦等。多在 3～6 周症状可改善，维持半年到 1 年。

（2）药物治疗：对于危重患者或对饮食疗法反应欠佳及不能耐受无麦胶饮食者可应用肾上腺皮质激素治疗，改善小肠吸收功能，缓解临床症状。

（3）其他治疗：给予高营养、高热量、富含维生素及易消化饮食。纠正水、电解质紊乱，必要时可输注人体白蛋白或输血。

### （九）预后

本病经严格饮食治疗后，症状改善明显，预后良好。

## 三、热带脂肪泻

热带脂肪泻（tropical sprue），又称热带口炎性腹泻，好发于热带地区，以小肠黏膜的结构和功能改变为特征，是小肠的炎症性病变。临床上表现为腹泻及维生素 $B_{12}$ 等多种营养物质缺乏。

### （一）流行病学

本病主要好发于热带居民及热带旅游者，南美、印度及东南亚各国尤多。任何年龄均可患病，无明显性别差异，成人多见。

### （二）病因和发病机制

病因尚未完全明确，本病具有地区性、流行性、季节性，抗生素治疗有效的特点。现多认为与细菌、病毒或寄生虫感染有关，但粪便、小肠内容物及肠黏膜中均未发现病原体。尚有人认为是大肠杆菌易位所致。

### （三）临床表现

本病常见症状为腹泻、舌痛、体重减轻三联征。可出现吸收不良综合征的所有表现，经过 3 个临床演变期：初期为腹泻吸收不良期，出现腹泻、乏力、腹痛及体重下降，脂肪泻常见；中期为营养缺乏期，表现为舌炎、口角炎、唇裂等；晚期为贫血期，巨幼红细胞贫血多见，其他期临床表现加重。以上三期演变需 2～4 年。

### （四）实验室检查及特殊检查

右旋木糖吸收试验尿排出量减少可见于 90% 以上的病例。24 小时粪脂测定异常，维生素 $B_{12}$、维生素 A 吸收试验亦不正常，经抗生素治疗后，可恢复正常。白蛋白、葡萄糖、氨基酸、钙、铁、叶酸吸收均减低。

胃肠钡餐透视早期可出现空肠结构异常，渐累及整个小肠，表现为吸收不良的非特异性改变。小肠黏膜活检及组织学可见腺窝伸长，绒毛变宽、缩短，腺窝细胞核肥大，上皮细胞呈方形或扁平状，固有层可见淋巴细胞、浆细胞等慢性炎细胞浸润。

### （五）诊断和鉴别诊断

依据热带地区居住史、临床表现，结合实验室检查及小肠活组织检查异常，可做出热带脂肪泻诊断。需与下列疾病鉴别：

（1）麦胶肠病：二者临床表现相似，但麦胶饮食、地区历史及对广谱抗生素的治疗反应不同，麦胶肠病最关键的是饮食治疗，有助于鉴别。

（2）炎症性肠病：溃疡性结肠炎及克罗恩病亦可有营养物质吸收障碍，但其各有特征性X线表现。

（3）肠道寄生虫病：如肠阿米巴病、贾第虫病等，大便虫卵检查及相关寄生虫检查可以鉴别，另外，也可给予米帕林阿的平或甲硝唑进行试验性治疗，或叶酸、维生素 $B_{12}$ 及四环素口服，可资鉴别。

（4）维生素 $B_{12}$ 缺乏：此病也可引起空肠黏膜异常，贫血纠正后吸收功能可恢复。

### （六）治疗

（1）一般治疗：症治疗为主，给予富含营养的饮食，辅以补液，纠正水电解质平衡失调，必要时可行胃肠外营养。腹泻次数过多，可应用止泻药。

（2）药物治疗：维生素 $B_{12}$ 及叶酸治疗需达1年，同时服用广谱抗生素疗效较好，可使病情明显缓解。如四环素250～500mg，4次/日，持续1个月，维持量为250～500mg，3次/日，持续5个月。磺胺药同样有效。

慢性病例对治疗反应很慢，症状改善不明显，治疗应维持半年或更长时间，热带居民在5年内可复发，而旅居热带者经治疗离开后一般将不再发生。

### （七）预后

本病经积极治疗后预后较好，贫血及舌炎可很快恢复，食欲增强，体重增加。肠道黏膜病变减轻，肠黏膜酶活性增加。持续居住在热带的患者仍可复发。

（刘　明）

## 第二节　小肠动力障碍性疾病

小肠动力障碍性疾病是指由于小肠动力低下或失调所致的一种综合征。主要表现为类似机械性肠梗阻的症状和体征，如腹痛、腹胀、腹泻和便秘等，但肠腔通畅而无机械性肠梗阻的证据存在，故又称小肠假性梗阻（intestinal pseudo - obstruction，IPO）。IPO按病程可分为急性和慢性两类；按病因可分为原发性和继发性。原发性又分为家族性和非家族性，病因主要是肠道肌肉神经病变。继发性的病因较多，如血管胶原病、内分泌失调、肌肉浸润性病变、神经系统病变、电解质紊乱等，涉及全身各个系统。

### 一、急性小肠假性梗阻

急性小肠假性梗阻（acute intestinal pseudo - obstruction，AIP）由小肠动力异常引起的急性广泛的小肠扩张、缺血、坏死和穿孔，出现肠梗阻的临床表现和影像学特征，而缺乏机械性肠梗阻的证据，如存在肠内或肠外病变，或有肠腔狭窄或闭塞等。本病病死率较高。

常见的急性小肠假性梗阻相关性疾病见表6-1。

表6-1　常见的急性小肠假性梗阻相关性疾病

| | |
|---|---|
| 感染 | 全身脓毒血症、带状疱疹、腹腔或盆腔脓肿 |
| 创伤 | 大面积烧伤、挤压伤、盆腔创伤、腰椎骨折、股骨骨折 |
| 手术后 | 心脏搭桥术、房室隔缺损修补术、肾移植、剖宫产术、颅骨切开术 |
| 药物 | 阿片类或麻醉药、抗抑郁药、抗帕金森病药、滥用泻药 |
| 心血管系统 | 心肌梗死、充血性心力衰竭、恶性高血压、心脏骤停复苏后 |
| 神经系统 | 脑膜炎、脑膜瘤、脑血管意外、帕金森病、阿尔茨海默病、急性脊髓炎 |
| 消化系统 | 急性胰腺炎、急性胆囊炎、自发性细菌性腹膜炎、消化道出血 |
| 呼吸系统 | 慢性阻塞性肺疾患、发作性睡眠呼吸暂停综合征、急性呼吸窘迫综合征 |
| 泌尿系统 | 急、慢性肾衰竭 |

## （一）流行病学

多见于50岁以上人群，男多于女。目前尚无详细流行病学资料可查。

## （二）病因和发病机制

本病为麻痹性肠梗阻，是一种暂时性或可逆性的综合征。严重的腹腔内感染、手术、创伤，消化系统、呼吸系统、循环系统、泌尿系统、神经系统疾病及药理学、代谢紊乱等均可诱发。本病的发病机制目前尚不清楚。

## （三）临床表现

1. 症状　小肠假性梗阻患者多在住院期间发病，起病急，常继发于手术、外伤、应用抗抑郁药或其他系统疾病后。全腹痛常见，呈持续性阵发性加剧，部位不固定，伴进行性腹胀，持续3～5天。多数患者可有肛门排便、排气减少或消失。其他症状如恶心、呕吐、腹泻及发热等，多轻于机械性肠梗阻的患者。

2. 体征　多有明显的腹部膨隆，全腹膨隆常见。腹部压痛可见于64%无缺血的患者，而有缺血和穿孔的患者上升至87%，气体及肠内容物进入腹腔，出现腹膜刺激征。肠鸣音多可闻及，变化不定，但金属样高调肠鸣音少见。

## （四）实验室检查及特殊检查

（1）实验室检查：可有低钾、低钠、低镁血症、高磷酸盐血症等。血常规一般无明显改变，出现中性粒细胞升高，常提示有穿孔或腹膜炎发生。肌酐、尿素氮亦可有异常。

（2）腹部X线平片：小肠假性梗阻显示小肠内有大量气体，十二指肠尤为明显，远端小肠气体较少。可有或无气液平面。

结肠假性梗阻患者可见回盲部明显扩张及节段性升结肠、横结肠、降结肠扩张，但结肠袋存在，在结肠脾曲、直肠和乙状结肠连接处及肝曲等处，可见肠腔内充盈的气体突然中断，出现特征性的“刀切征”，气液平面少见。测量盲肠的直径具有重要的临床意义。当盲肠直径小于12cm时，一般不会发生穿孔；盲肠直径大于14cm时，穿孔的危险性极大。

出现肠穿孔时，可见横膈下游离气体。若穿孔较小，可迅速闭合，则X线片上难以显示。

（3）其他检查：结肠镜检查和泛影葡胺灌肠有助于排除机械性肠梗阻，但在穿孔或腹膜炎已经明确的情况下，这两种检查则不宜进行。当与机械性肠梗阻区分困难时，可考虑剖腹探查。

## （五）鉴别诊断

依据典型的病史、症状、体征，结合腹部X线检查，排除机械性肠梗阻可以做出诊断。本病主要需与下列疾病相鉴别：

（1）急性机械性肠梗阻：急性机械性肠梗阻与小肠假性梗阻的症状和体征非常相似，但二者的治疗原则不同，故其鉴别诊断十分重要。机械性肠梗阻存在器质性病变，常能找到梗阻的证据，如肠内或肠外病变压迫致肠腔狭窄或闭塞等；起病急，临床表现为腹部剧烈绞痛，呈阵发性，其他症状还有呕吐、腹胀、恶心及肛门排气、排便停止等；腹部膨隆，可见胃肠型及蠕动波，腹部有压痛、反跳痛及肌紧张，可闻及肠鸣音亢进，呈高调金属音；腹部平片可见较多气液平面；保守治疗无效，宜早期手术。

（2）急性血运性肠梗阻：常是由于肠系膜血管栓塞或血栓形成所致的肠壁血运循环障碍，引发肠麻痹而使肠内容物不能正常运行。本病发病急，呈渐进性发展，初期腹部绞痛明显，腹胀、腹泻少见，腹部平片可见肠管明显扩张。选择性动脉造影可以明确栓塞部位，有助于诊断。

（3）急性麻痹性肠梗阻：常由于急性弥漫性腹膜炎、腹膜后血肿或感染、腹部大手术、脓毒血症或全身性代谢紊乱等引起，为肠道运动障碍性疾病。主要表现为高度的肠胀气，腹部绞痛少见。腹部平片可见肠管扩张，肠壁变薄。该病若能去除病因，可较快恢复，预后较好。

## （六）治疗

急性小肠假性梗阻的治疗原则是解除梗阻病因，恢复肠道动力，使肠内容物正常运行；积极补液，纠正水、电解质失衡；应用抗生素防治各种感染。应根据病情选择具体的治疗方案。

1. 一般治疗　对于诊断明确而无严重并发症者通常采用内科保守治疗，包括胃肠减压、禁饮食、补充有效循环血量、纠正水电解质平衡紊乱、营养支持及治疗原发病。停用能引起或加重本病的药物，如麻醉剂、泻药、三环类抗抑郁药、抗胆碱类药等。可指导患者不断更换体位，定期采取俯卧位，以利于肠内气体排出。

2. 药物治疗　目前应用的治疗小肠假性梗阻的药物疗效尚缺乏循证医学证实。主要的几种药物包括胆碱酯酶抑制剂、5 - 羟色胺受体激动剂、胃动素受体激动剂、毒蕈碱受体激动剂、亲神经物质、一氧化氮合成酶抑制剂和生长抑素类似物。急性小肠假性梗阻的患者，因长期低营养状态，致机体抵抗力较低，肠内的细菌繁殖过度，发生细菌移位，引起菌群失调。可应用抗生素防治感染。

3. 其他治疗　如下所述。

（1）结肠镜减压治疗：结肠镜减压是一种安全而有效的治疗方法。但应首先排除炎症性肠病所致的中毒性巨结肠，并由有经验的医师进行。治疗前可先用生理盐水谨慎灌肠，以便于肠腔的观察和吸引减压。治疗后应立即行腹部立位和侧卧位平片检查，了解有无肠穿孔发生。

（2）手术治疗：剖腹探查的指征包括：①内科保守及结肠镜减压治疗无效；②临床体征提示即将或已经发生肠穿孔（出现腹膜炎体征或盲肠直径 > 12cm 或腹腔内出现游离气体）。若术中确诊有肠管坏死或穿孔，可行肠切除术。

（3）硬膜外麻醉：如已有肠穿孔征象，则不宜再使用此法。

### （七）预后

本病死亡率为 25% ~ 30%，若发生肠穿孔，则死亡率更高。

## 二、慢性小肠假性梗阻

慢性小肠假性梗阻（chronic intestinal pseudo - obstruction，CIP）是指一组以慢性肠梗阻为主要表现，但无机械性肠梗阻的证据的临床综合征，它是由于胃肠道缺乏有效的推动力所致，属胃肠道神经肌肉病。

### （一）流行病学

CIP 可出现在任何年龄，女性多于男性。内脏异常可发生于任何年龄，与病因有关。如同时侵犯泌尿系统，出现泌尿道的症状；发育异常多见于婴儿或儿童；而退行性病变则出现较晚。

### （二）病因和发病机制

Weiss 于 1939 年首先报告在一个家族内发现了本病。CIP 病变可累及整个胃肠道和其他脏器肌肉，如膀胱，但主要是小肠。CIP 的病变基础在于肠道平滑肌发育不全或衰退和（或）自主神经功能障碍，使小肠动力低下或紊乱，引起慢性肠管扩张而无内分泌系统异常。CIP 可分为原发性和继发性两组。

1. 慢性原发性小肠假性梗阻　通常无明显诱因，起病突然，病因尚不明确，常有内脏肌病和内脏神经病变。原发性 CIP 具有明显的遗传倾向，分为家族性和非家族性两类。前者约占 3%，多为常染色体隐性或显性遗传。后者多为散发。

2. 慢性继发性小肠假性梗阻　继发性 CIP 多见，其病因达数十种，常继发于其他疾患。

（1）内脏平滑肌病：进行性系统性硬化、系统性红斑狼疮、皮肌炎、进行性肌萎缩、肌营养不良、线粒体肌病、淀粉样变、弥漫性淋巴滤泡样浸润、放射性损伤、Ehlers - Danlos 综合征等可引发继发性小肠平滑肌病变。其组织学特征为小肠固有层肌肉的退行性变和纤维化，而空泡样变性少见。

（2）神经系统疾病：帕金森病、脊髓横断、脑干肿瘤、神经元核内包涵体病、多发性硬化症等可致肠道及肠外神经系统中的胆碱能神经功能紊乱，引起 CIP。

（3）小肠憩室病：小肠多发、弥漫性憩室常伴有肠道肌肉和神经病变，引起慢性小肠假性梗阻。

（4）其他疾病：内分泌病（甲状腺功能亢进或甲状腺功能减退、糖尿病、嗜铬细胞瘤）、结缔组织病（进行性系统性硬化症早期、淀粉样变性）、药物（抗帕金森病药、酚噻嗪、三环类抗抑郁药、麻醉药、长春新碱等)、恶性肿瘤、手术后等。

## (三) 临床表现

(1) 症状：慢性小肠假性梗阻主要表现为腹痛、腹泻、呕吐、便秘和腹泻等肠梗阻症状，有的表现为腹泻与便秘交替发生，多为反复发作性或持续发作性。腹部疼痛可能与肠腔胀气及平滑肌痉挛或内脏高敏性有关，程度轻重不等。腹胀程度差异很大，主要取决于病变的性质、部位和程度，重度腹胀者常难以忍受，腹部明显膨隆。

CIP 主要在小肠者多发生细菌过度生长及停滞襻综合征，引起脂肪痢和腹泻。侵犯结肠时，则结肠明显扩张，发生顽固性便秘。十二指肠、胃及食管亦可累及，产生胃轻瘫、吞咽困难、胸痛等症状。

由于病程较长，且常反复发作，长期腹胀、便秘等可致水、电解质及酸碱平衡紊乱、营养吸收障碍，出现食欲下降、体重减轻、营养不良等。

(2) 体征：体检常见有恶病质和腹胀。腹部膨隆，小肠受侵为主者，通常在中腹有振水音，胃受累者则多在左上腹部。叩诊呈高度鼓音。听诊肠鸣音低下或消失，偶有肠鸣音亢进，但无气过水声及金属样高调肠鸣音。

## (四) 实验室检查及特殊检查

(1) 实验室检查：实验室检查异常多反映吸收不良和营养不良的严重程度。腹泻患者可发生脂肪泻，继发小肠细菌过度增殖。有的患者存在维生素 $B_{12}$ 吸收不良，可做小肠活检，明确有无黏膜损害。

(2) 影像学检查：本病影像学表现类似麻痹性或机械性肠梗阻。当疑及肠梗阻时，可行全消化道钡餐透视，检查胃肠道有无机械性肠梗阻的证据，如能确认多个部位异常，更有利于本病的诊断。对于便秘的患者，应在清肠后，根据情况选择适当的检查方法，以免导致粪便嵌塞。CIP 的影像学表现与病变受累的部位相关，且可能对病变的性质有提示作用。内脏肌病主要特征是结肠增宽增长，缺少结肠袋；内脏神经病的特点是平滑肌收缩不协调，转运迟缓。

(3) 肠道动力学检查：小肠动力学检查显示小肠动力低下或紊乱。

(4) 其他检查：内镜检查、病理学检查有助于诊断。

## (五) 诊断和鉴别诊断

CIP 诊断较困难。对于有肠梗阻的临床表现、辅助检查，并排除机械性肠梗阻者方能诊断。

CIP 主要与机械性肠梗阻相鉴别。

(1) 机械性肠梗阻：因 CIP 与机械性肠梗阻两者临床表现及腹部 X 线检查相似，但二者的治疗方法完全不同，故必须排除机械性肠梗阻。机械性肠梗阻多能找到梗阻的病因，如肿瘤、寄生虫、外压等。

(2) 麻痹性肠梗阻：根据临床症状、体征、辅助检查及病情变化可以鉴别。

(3) 血运性肠梗阻：多是由肠系膜上动脉血栓形成或来自心脏的栓子所致。起病急，发展快，初期腹部绞痛明显，腹部平片及选择性动脉造影有助于诊断。

## (六) 治疗

CIP 的诊断确定后，应区分原发性和继发性，对于继发性 CIP 应明确病因，治疗原发病。一般以对症支持治疗为主，辅以促胃肠动力药，恢复肠动力。

1. 一般治疗　急性发作期，应禁饮食、静脉输液支持，纠正水电解质失衡；非急性期，可进低糖、低脂、低纤维饮食，此外还需补充维生素、微量元素。对于重症患者，可行胃肠造瘘饲管或全胃肠外营养。

2. 药物治疗　如下所述。

(1) 促胃肠动力药：在排除机械性肠梗阻的情况下，可应用促胃肠动力药，改善肠道动力。

西沙必利：其作用机制在于选择性地作用于胃肠道 5 – HT 受体，使肌间神经末梢释放乙酰胆碱，加强肠壁收缩力，提高传输速度。近年发现西沙必利存在心脏不良反应，其广泛应用受到限制。

莫沙必利：是新一代 5 – HT 受体激动剂，克服了西沙必利在心血管系统的不良反应，且不受进食的影响，目前临床上应用较多。

替加色罗：是5－HT受体部分激动剂，与西沙必利类似，具有促进胃排空和增加消化道动力作用，但没有心脏毒性。对于肠易激综合征亦有效。

红霉素：最新的研究表明，低于抗感染剂量的红霉素具有胃动素样作用，直接作用于胃肠道平滑肌，从而产生收缩效应，促进胃肠蠕动。

（2）抗生素：CIP多伴有肠道内细菌过度生长，可适当给予抗生素抑制细菌生长，减轻腹胀、腹泻，如环丙沙星，甲硝唑等。但对有严重梗阻症状或便秘的患者抗生素应禁用。调节肠道菌群的制剂亦可应用，如思连康、整肠生等。

（3）生长抑素：大剂量生长抑素类似物可减轻腹泻，而小剂量则能引发MMC，促进肠蠕动，同时抑制细菌生长。因其抑制胆囊排空，故不宜长期应用。

3. 其他治疗　食管受累患者如症状似贲门失弛缓症，可行球囊扩张治疗；腹胀明显者，可予结肠镜减压治疗，减压后应行腹部立位平位片，防止发生肠穿孔。其他方法还有硬膜外麻醉等。必要时采用手术治疗。

### （七）预后

原发性CIP因目前缺乏有效的治疗方法，预后差，死亡率较高。继发性CIP明确病因后，通过病因治疗及支持对症治疗后，症状可明显减轻或消失，预后较好。儿童CIP死亡率高，预后极差。

（刘　明）

## 第三节　小肠菌群紊乱

## 一、小肠菌群过度生长综合征

小肠菌群过度生长综合征（enteric bacterial over－growth syndrome，EBOS）是指由于近端小肠内细菌数目增加而引起消化吸收障碍的一种疾病。因本病多发生于空肠憩室、狭窄及外科所致的盲袢，过去亦称盲袢综合征、小肠瘀滞综合征或淤积袢综合征。临床主要表现为慢性腹泻和小肠吸收不良。

### （一）流行病学

目前本病尚缺乏完整的流行病学资料。

### （二）病因和发病机制

正常人的小肠近端常是无菌的，这是因为胃及小肠内存在调控正常菌群分布的机制，如胃酸、胆汁和胰液的杀菌作用、胃肠黏膜的正常保护机制、肠内细菌之间的生存竞争机制及回盲瓣的解剖学作用等均可抑制细菌过度生长。如果上述因素发生改变，则可导致小肠内细菌过度生长。小肠憩室、小肠远端狭窄及小肠结肠瘘等小肠结构异常亦是小肠菌群过度生长的原因之一。某些引起小肠动力障碍的疾病也可引起小肠细菌过度生长，如假性肠梗阻、糖尿病、系统性硬化症、淀粉样变性等。

### （三）临床表现

临床上多以腹泻、吸收不良、低蛋白血症为首发症状。腹泻可为脂肪泻或水样泻，多伴腹胀、腹痛。其他症状还有消瘦、水肿、贫血、毛发脱落、夜盲、黏膜出血及低钙血症等。

### （四）实验室检查及特殊检查

（1）实验室检查：血常规可有贫血，多为巨细胞性贫血。人血白蛋白、胆固醇、三酰甘油、微量元素及矿物质等均可降低。口服柳氮磺胺吡啶或多巴胺，经肠内细菌分解为磺胺吡啶或间羟苯乙酸，尿中可查见这两种物质增多。

（2）呼气试验：患者口服某种药物后，该物质可在肠道内由细菌分解，其产物由口中呼出。通过测定分解产物的含量可间接判断肠内细菌的数量。

(3) 小肠液检查：该检查是小肠菌群过度生长综合征的最直接、最可靠的一种诊断方法，可明确细胞内感染的情况，通过小肠插管从肠管中吸出小肠液进行细菌学检查，并可测定间接胆汁酸和挥发性脂肪酸，有助于小肠菌群过度生长的判断。

(4) 其他检查：消化道钡餐透视及小肠活组织检查亦有助于诊断。

### (五) 诊断和鉴别诊断

对于有胃肠手术史、胃酸缺乏、糖尿病、硬皮病等病史的患者，如出现脂肪泻、吸收不良、贫血、低蛋白血症、体重减轻等症状时即应怀疑本病。进一步行相关辅助检查，可做出初步诊断。本病需与菌群失调、小肠吸收不良综合征、短肠综合征等相鉴别。

### (六) 治疗

小肠细菌过度生长综合征的治疗原则：①积极消除病因，纠正可能存在的结构或生理异常；②纠正营养缺乏；③应用抗生素抑制细菌过度生长。

1. 一般治疗　存在小肠结构异常者，如肠瘘、小肠憩室可行手术治疗，恢复小肠正常功能。饮食上以高蛋白、高热量、低脂肪食物为宜，少量多餐，同时注意维生素、微量元素及矿物质的补充。必要时可行全胃肠外营养（TPN）。

2. 药物治疗　如下所述。

(1) 抗菌药物：对小肠内过度生长的细菌，原则上选用敏感性高、不良反应小、抗菌谱广、对需氧菌和厌氧菌都有效的抗生素，如头孢菌素、青霉素、甲硝唑、左氧氟沙星等。疗程为7~10d。

(2) 促胃肠动力药：促胃肠动力药可有助于肠道细菌的清除，如甲氧氯普胺、莫沙必利等。对于常规的促胃肠动力药物效果不明显时，可应用奥曲肽及其类似物，50μg，睡前注射，每天1次。

(3) 微生态制剂：微生态制剂是一类活的细菌制剂，对肠道菌群失调引起的腹泻有较好疗效，如金双歧、培菲康、整肠生、米雅BM等。一般不宜与抗生素同时服用。

### (七) 预后

本病经有效抗生素治疗后，预后较好。

## 二、抗生素相关性小肠炎

抗生素相关性小肠炎，亦称假膜性肠炎（pseuc - omembranous colonitis 或 enteronitis），是一种主要发生于结肠、小肠，也可累及的急性肠黏膜纤维素渗出性炎症，黏膜表面有假膜形成。临床上常发生于应用抗生素治疗之后。现已有证据表明，抗生素相关性小肠炎的病原体是艰难梭菌。

### (一) 流行病学

本病尚无详细流行病学资料可查。

### (二) 病因和发病机制

本病的致病菌是艰难梭菌，该菌为革兰阳性菌，其产生的肠毒素是主要的致病因子，引起局部肠黏膜血管通透性增加，炎性细胞浸润、出血和坏死，黏液分泌增加。

随着近年来抗生素应用越来越广泛，抗生素相关性肠炎的发生也相应增加，其机制可能为：①对肠道黏膜的直接刺激和损害：引起肠黏膜充血、水肿、糜烂、出血和坏死，发生的部位主要在十二指肠；②抗生素：如林可霉素、阿莫西林、第3代头孢菌素等的不合理应用，使肠道正常微生物的生长受到抑制，而使另一些微生物，特别是艰难梭菌过度增殖，最终导致肠道菌群失调。艰难梭菌产生肠毒素，引起一系列的病理生理改变而致病；③抗生素尚可引起血管和凝血功能的改变，继而造成肠道黏膜异常。

### (三) 临床表现

一般发生于50岁以上人群，女性多于男性。发病急，患者多有胃肠手术或其他严重疾患病史，并有长期或近期应用抗生素史。

本病最主要的症状是腹泻，90%~95%为水样便，程度和次数不等，多者10~20次/日，少者可

1~2次/日。轻者可于停用抗生素后自愈，重者粪便中可见斑片状或管状假膜排出。多有下腹部疼痛，可为顿痛、绞痛或胀痛，伴腹胀、恶心等。腹部可有压痛、反跳痛和腹肌紧张，易误诊为急腹症。部分患者可出现毒血症症状，如发热、谵妄、低血压、休克，年老体弱者常常发生脱水、电解质酸碱平衡紊乱等。

### （四）实验室检查及特殊检查

（1）实验室检查：血常规显示周围血白细胞升高，多在 $20\times10^9$ 以上，以中性粒细胞为主。大便常规可见脓细胞和白细胞，潜血实验呈阳性，但肉眼血便少见。疑诊病例应至少送两份大便标本，进行艰难梭菌的培养，毒素鉴定为致病菌可确诊。

（2）内镜检查：内镜检查能直接明确病变的性质、范围和程度。急性期内镜检查应注意预防肠黏膜出血和穿孔，动作应轻柔、谨慎小心。抗生素相关性肠炎内镜下表现为肠壁充血水肿、糜烂，黏膜表面坏死、斑点状或地图状假膜形成，不易脱落，部分假膜脱落后可形成浅表溃疡。

（3）活组织检查：可见肠黏膜上黏液附着，炎症区有炎性细胞浸润、出血和坏死。伪膜由纤维素样物质、坏死细胞、多核白细胞及细菌菌落组成。血管腔内可见血栓形成。

（4）影像学检查：腹部平片可见无特殊发现，部分可见肠扩张、积气，由于结肠增厚水肿，可出现广泛而显著的指印征。气钡灌肠双重对比造影有助于诊断，但可加重病情，有发生肠穿孔的危险，故一般不主张施行。

### （五）诊断和鉴别诊断

根据胃肠手术及抗生素应用的病史，临床上出现腹泻、腹痛、发热等症状，结合实验室和辅助检查，可做出初步诊断。本病需与溃疡性结肠炎、克罗恩病、艾滋病性肠炎及真菌性肠炎等相鉴别。

### （六）治疗

抗生素相关性肠炎的治疗包括停用相关抗生素，给予支持对症治疗，促进肠道正常菌群生长，应用抗艰难梭菌药物治疗。

1. 一般治疗　立即停用相关抗菌药物，同时避免应用抑制肠蠕动的药物，减少毒素的吸收。加强支持对症治疗，给予静脉营养支持，纠正水电解质失衡。

2. 药物治疗　对于中、重度病例，应给予抗艰难梭菌抗生素治疗。本病首选万古霉素或甲硝唑。万古霉素或去甲万古霉素，1.0~2.0g/d，口服。甲硝唑每次0.25~0.5g，每日3~4次，口服，疗程均为7~10d，大多数患者治疗反应良好。杆菌肽，亦可用于本病，25 000U，4次/天，口服7~10d。应用微生态制剂可恢复肠道正常菌群，如金双歧、乳酸杆菌片、培菲康等。

3. 其他治疗　对于内科保守治疗无效或出现严重并发症，如肠梗阻、中毒性巨结肠、肠穿孔时，应考虑行手术治疗。

### （七）预后

大多数病例经治疗后可获痊愈，轻症病例在停用相关抗生素后，有的可自愈，个别患者经治疗后仍可再度发生腹泻。重症病例，如出现严重并发症如肠梗阻、肠穿孔时，病死率可达16%~22%。

（李　欣）

## 第四节　急性坏死性小肠炎

急性坏死性小肠炎（acute necrotizing enteritis）是一种病因尚未完全明确的急性节段性肠道炎症，病变主要累及空肠和回肠，病理改变以肠壁出血、坏死为特征，故又被称为急性出血坏死性肠炎。其主要临床表现为腹痛、腹泻、便血、腹胀、呕吐及发热等中毒症状。本病发展快，重者可出现败血症、休克、肠麻痹、肠穿孔等，严重威胁患者生命。

## 一、流行病学

本病呈散发和流行趋势。急性坏死性小肠炎的爆发常因进食未煮熟或变质的肉类引起，如发生于第2次世界大战后的德国和1963年巴布亚新几内亚的两次流行。本病曾是巴布亚新几内亚高原儿童生病和死亡的主要原因，乌干达、泰国、印度、新加坡和斯里兰卡等国亦有病例报道。我国四川、云南、贵州、甘肃、湖北、浙江、山东等省有散在报道，而以辽宁和广东两省报道的病例最多。农村发病率显著高于城市。本病全年皆可发生，以夏秋季多见。任何年龄均可发病，但儿童、青少年为主要发病对象，男女之比约为1.7 ：1。

## 二、病因和发病机制

病因尚未完全阐明，现多认为其发病与感染产生B毒素的C型产气荚膜梭状杆菌（Welchii杆菌）有关，一些不良饮食习惯可为促发因素。

C型产气荚膜梭状杆菌是专性厌氧耐热细菌，产生的β毒素可致肠道组织坏死，产生坏死性肠炎。从患者的肠道组织、粪便和可疑食物中可分离出产气荚膜梭状杆菌，针对β毒素的免疫可使急性坏死性小肠炎发病明显减少。β毒素是一种蛋白质，对蛋白溶解酶极为敏感，一些饮食习惯或疾病可以使肠腔中蛋白酶含量或活性降低，β毒素破坏减少，机体易于发生急性坏死性小肠炎，例如在发病率颇高的巴布亚新几内亚高原地区，当地居民肠腔内蛋白酶浓度低下，这和低蛋白饮食及当地作为主食的甘薯中所含的耐热性胰蛋白酶抑制因子有关。动物实验证实，给动物口服或胃内灌注Welchii杆菌菌液并不致病，但如同时灌注含有蛋白酶抑制因子的甘薯或大豆粉，则可致小肠坏死，而含有胰蛋白酶的胰提取液可防止和减轻本病的发生发展。

急性坏死性小肠炎主要病理改变为肠壁小动脉血管壁纤维素样坏死，血栓形成而致小肠出血、坏死。病变以空肠与回肠多见且严重，其次为十二指肠，偶可累及结肠和胃，甚至全胃肠道。病变常呈节段性，一段或多段，常始于黏膜，表现为肿胀、广泛性出血，可有片状坏死和散在溃疡，坏死黏膜表面覆以假膜，与正常黏膜分界清楚。病变可延伸至黏膜肌层，甚至累及浆膜，腹腔内可见浑浊渗液。受累肠壁明显增厚、变硬，严重者可致肠溃疡和穿孔。显微镜下可见黏膜或肠壁的凝固性坏死，肠壁间有大量的炎性细胞浸润和炎性渗出液，黏膜往往与下层组织分离。

除肠道病变外，还可有肠系膜淋巴结肿大、软化；肝脂肪变性、急性脾炎、间质性肺炎、肺水肿和出血；个别病例有灶性肾上腺坏死。

## 三、临床表现

（1）发病情况：起病急，发病前多有摄入变质肉类或暴饮暴食史。受冷、劳累、肠道蛔虫感染及营养不良为诱发因素。可有头痛、乏力、全身痛及食欲缺乏等前驱症状。

（2）腹痛腹泻：腹痛常是首发症状，病初常表现为逐渐加剧的脐周或中上腹阵发性绞痛，其后逐渐转为全腹持续性痛伴阵发性加剧。儿童常以突然腹痛起病，多为全腹痛。腹痛之后即可有腹泻。腹泻和便血为本病特征之一。粪便初为糊状而带粪质，其后渐为黄水样，1～2日后转为血便，出血量从数毫升至数百毫升不等，根据出血量不同呈棕褐色、赤豆汤样或果酱样粪便，甚至可呈鲜血状或暗红色血块，粪质少而有特殊腥臭味。无里急后重感。腹泻严重者可出现脱水和代谢性酸中毒等。

（3）恶心呕吐：常与腹痛、腹泻同时发生，儿童呕吐发生率较高。呕吐物多为胃内容物，还可含有胆汁或咖啡样物。

（4）全身症状：由于肠壁坏死和毒素吸收，起病即可出现全身不适、软弱和发热等症状。体温一般为38～39℃，少数可达40℃以上。发热多于4～7d渐退，持续2周以上者少见。

（5）腹部体征：相对较少。可有腹部膨隆，有时见肠型，可扪及充血水肿增厚的肠袢所形成的包块。压痛多在脐周和上腹部，腹膜炎时腹肌紧张，压痛、反跳痛明显。肠鸣音早期可亢进，而后可减弱或消失。

（6）病程：一般腹泻便血持续2～6d，长者可达1个月以上，且可呈间歇发作或反复多次发作，腹痛在血便消失后减轻，一般血便停止后3～5d消失，但饮食不当可使腹痛加重，或致病情复发。发热时间与血便时间长短相一致。

临床上可以分为以下几型。

（1）胃肠炎型：见于疾病早期，腹痛、腹泻较轻，可伴恶心、呕吐，大便为水样或糊状，全身症状轻或无。

（2）肠出血型：以血水样或暗红色血便为主，量可多达1～2L，出现明显贫血和脱水。

（3）肠梗阻型：腹痛、呕吐频繁、腹胀、排便排气停止，肠鸣音消失，可见肠型。此型较少见。

（4）腹膜炎型：较为常见，腹痛明显、恶心呕吐、腹胀，呈局限性或弥漫性腹膜炎表现。受累肠壁坏死或穿孔，腹腔内有血性渗出液。

（5）中毒性休克型：小儿多见，起病急，或由其他类型发展而成。以周围循环衰竭为突出症状，死亡率高。

## 四、实验室检查及特殊检查

（1）血液检查：周围血白细胞中度以上增高，可是核左移及中毒颗粒，甚至出现类白血病样反应。红细胞及血红蛋白不同程度下降。血沉多增快。中重症患者有不同程度的电解质、酸碱紊乱。

（2）粪便检查：外观呈暗红或鲜红色，或潜血试验强阳性，镜下见大量红细胞，可见少量或中等量脓细胞，偶见脱落的肠黏膜。大便培养可能发现C型产气荚膜杆菌。

（3）X线检查：腹部平片可显示小肠扩张或肠麻痹。钡灌肠检查可见肠壁增厚，显著水肿，结肠袋消失，但急性期禁做钡餐和钡灌肠检查，以免诱发肠穿孔。部分病例可见肠痉挛、狭窄和肠壁囊样积气现象。部分病例尚可见肠壁间积气，为部分肠壁坏死，结肠细菌侵入所致；门静脉周围积气的表现为肝门向肝内呈树枝状的透亮区，提示肠坏死；或可见到溃疡、息肉样病变和僵直。

## 五、诊断和鉴别诊断

诊断主要根据临床表现，腹部X线片对诊断有一定帮助。患者突然腹痛、腹泻、血便、呕吐及存在中毒症状时，应考虑本病可能。本病误诊率高，需与中毒性菌痢、阿米巴肠病、肠套叠、绞窄性肠梗阻、腹型过敏性紫癜、急性Crohn病、急性阑尾炎等鉴别。

## 六、治疗

本病治疗以非手术疗法为主，约50%患者经过内科治疗可获得痊愈。

1. 内科治疗　基本原则为积极支持疗法，纠正水、电解质、酸碱平衡紊乱，解除中毒症状，防治休克等并发症。

（1）一般治疗：休息、禁食，腹痛、便血和发热期应卧床休息和禁食。通常轻症患者禁食1周左右，重症者需连续禁食2～3周，待腹胀消失、腹痛减轻，腹部体征基本消失，大便潜血转阴，临床一般情况明显好转，可逐渐恢复饮食。禁食期间应静脉输注高营养液。

（2）抗休克：迅速补足有效循环血量。除补充晶体溶液外，应适当输注白蛋白、血浆或新鲜全血等，以保持血压稳定及提高胶体渗透压，在此基础上还可应用血管活性药物。

（3）抗菌药物：控制肠道感染是减轻临床症状的重要环节，常用抗生素有氨苄西林、卡那霉素、甲硝唑、庆大霉素及头孢菌素等，一般选两种联合应用，疗程为7～15天。

（4）肾上腺糖皮质激素：可减轻中毒症状，抗过敏和抗休克，在高热、中毒性休克时可以使用。成人静脉滴注地塞米松5～20mg/d或氢化可的松200～300mg/d，儿童用氢化可的松4～8mg/（kg·d）或地塞米松1～2.5mg/d，3～5天逐渐减量停用，以免肠出血及肠穿孔。

（5）支持治疗：本病失水、失钠、失钾者多见，根据病情酌定输液量及成分。一般儿童补液量为80～100mL/（kg·d），成人为2 000～3 000mL/d，成分以5%～10%葡萄糖液为主，占2/3～3/4，生理盐水占1/3～1/4，并注意补充电解质，纠正酸中毒。对重症患者及严重贫血、营养不良者，可施以全胃肠外营养。治疗期间多次少量输血，对改善全身症状、缩短病程十分有利。

（6）对症治疗：一般腹痛可用阿托品、山莨菪碱等解痉剂，此类药物尚能改善肠壁毛细血管痉挛，继而减轻肠壁坏死及出血的发生，腹痛严重者可酌情给予哌替啶。腹胀和呕吐严重者可予胃肠减压。出血者可试用酚磺乙胺、氨甲苯酸、巴曲酶等止血药。高热、烦躁者可给予吸氧、解热药、镇静剂或物理降温甚至冬眠疗法。

（7）其他：蛋白酶可水解β毒素，减少其吸收。常用0.6～0.9g口服，每日3次。有人用C型产气荚膜梭菌的抗毒血清静滴，取得良效。肠蛔虫感染者在出血停止、全身状况改善后应施以驱虫治疗。

2. 外科治疗　下列情况可考虑手术治疗：①因肠坏死或穿孔而出现腹膜刺激征象；②反复大量肠出血，内科治疗无法控制；③在内科治疗下，肠梗阻表现逐渐严重或局部体征加重，全身中毒症状明显，有休克倾向；④不能排除其他需手术治疗的急腹症。

## 七、预后

本病重在预防。注意饮食卫生，避免进食不洁蔬菜水果、变质的肉类及隔夜宿食。加强营养也很重要。

### 附：新生儿坏死性肠炎

新生儿坏死性肠炎（neonatal necrotizing enterocolitis，NEC）是常见的新生儿胃肠急症，病理改变与急性坏死性小肠炎相似，表现为小肠和结肠不同范围、程度的溃疡和坏死，主要发生于早产儿和低体重儿。近年来NEC发病率明显升高，其严重程度、病死率与患儿出生体重和孕周呈负相关。

## 一、流行病学

新生儿坏死性肠炎可散发或流行，多发生于卫生和食品条件较差的地区，死亡率可达20%～40%。

## 二、病因和发病机制

一般认为本病是多因素相互影响、共同作用的结果。新生儿尤其早产儿，特异和非特异免疫防御不足，肠道屏障尚未成熟；新生儿窒息、心肺疾病、低血压和休克、严重败血症、喂养过量等造成肠道缺血，肠黏膜易于损伤；喂养、治疗不当使肠道细菌过度繁殖，人工喂养过浓奶液等均可直接损伤肠黏膜。黏膜损伤后，细菌及其副产品侵入破坏黏膜，触发炎性介质的级联反应，进一步损伤黏膜和肠壁，最终可致全层坏死和肠穿孔。

## 三、临床表现

婴儿常在出生后3天到3周开始喂养后得病。但NEC很少见于母乳喂养者，可能母乳喂养有利于肠道正常菌群的建立及母乳中含有抗体等成分具肠道保护作用。患儿早期为非特异的表现如呼吸暂停、心动过缓、体温不稳定、昏睡。腹胀常见，多伴有呕吐，呕吐物含有胆汁，不能耐受喂养。腹泻开始为稀水便，数日后出现血便或大便潜血。病情恶化时出现尿量减少、低灌注表现。晚期发生腹膜炎时出现腹壁水肿、红斑、压痛、肌卫，腹腔可有积液。腹部包块提示肠穿孔或梗阻。如发生肠穿孔可有气腹。早产儿临床表现更为严重，病情发展迅速，可出现代谢性酸中毒、中毒性休克和DIC。

## 四、实验室检查及特殊检查

（1）实验室检查：血液化验见白细胞升高，疾病进展后如出现中性粒细胞减少提示预后差，常有血小板减少和代谢性酸中毒。粪便镜检可见多量红细胞、白细胞，潜血试验阳性，细菌培养多阳性，以大肠杆菌、克雷白杆菌、梭形芽孢肠杆菌等多见。

（2）X线检查：对诊断有重要意义，对可疑患儿应6～8小时拍片1次。腹部平片可见肠梗阻表现。

如患儿出现胃肠出血症状，X 线检查可见典型表现：肠管扩张、肠腔内可见多个液气平，呈阶梯样改变；可见肠壁囊样积气症、门静脉积气症及肠管固定、扩张僵直；患儿出现败血症性休克或肠穿孔时，X 线可以发现气腹症。

（3）超声检查：发现门静脉积气症的敏感度比 X 线高，也可用于评价腹水，确定腹腔穿刺点，多普勒超声观察肠系膜上动脉的血流，可能对诊断有一定帮助。

## 五、诊断和鉴别诊断

诊断根据临床表现、X 线和超声检查。凡新生儿特别是早产儿和低体重儿，有围产期窒息或缺氧史，一旦出现腹胀、腹泻及血便，均应考虑本病的可能：NEC 早期腹部平片表现为小肠大肠普遍胀气，应与先天性巨结肠相鉴别，后者以腹胀、排便困难为主，无便血，动态观察腹部平片可以鉴别。出现气腹时应与自发性胃穿孔、肠壁肌肉缺陷、伴有或无旋转不良的肠扭转、地塞米松诱导的肠穿孔相鉴别，NEC 不仅有气腹还有肠壁积气或肠管积气。NEC 与败血症等有关时，应和中毒性肠麻痹区分开，后者无便血、腹部 X 线片上无肠壁积气。

## 六、治疗

20% ~40% 患儿需要外科手术治疗，当诊断可疑或明确时，没有肠坏死或穿孔时主要依靠非手术治疗，包括加强护理、监护、禁食、胃肠减压、静脉补液、应用广谱抗生素、防止休克等。禁食时间一般为 10 ~14 天或更长，待腹胀消失、大便潜血转阴、一般情况好转，可恢复饮食。应先喂开水，逐渐过渡到 5% 糖水、稀释奶、正常新生儿饮食。禁食期间静脉输注高营养液，补液 120 ~150mL/（kg·d），同时必须供给一定电解质。抗生素疗程一般为 2 周，针对肠道杆菌可用氨苄西林、羧苄西林或头孢三代药物，或根据药物敏感试验来选择。可输入全血、血浆及清蛋白进行支持疗法。发生休克时应迅速扩容，保持有效循环血量，改善微循环，及时应用血管扩张药物。另外消毒隔离、防止交叉感染也很重要。

患儿出现肠穿孔是绝对手术指征，相对指征是严重的酸中毒或血小板减少、休克、少尿、腹块。有人建议 12 条标准提示肠穿孔：①临床恶化；②持续腹部压痛；③腹壁出现红斑；④腹部肿块；⑤大量的消化道出血；⑥气腹；⑦X 线片上持续的扩张肠曲；⑧摄片证明有腹水；⑨严重的血小板减少；⑩腹腔穿刺阳性；⑪严重的肠壁囊样积气；⑫门静脉积气。最佳指征是气腹、门脉积气、腹穿阳性，其次为固定的肠曲、腹壁红斑、腹部肿块。

## 七、预后

本病死亡率与败血症、DIC、腹水、极低体重儿有关，一般为 20% ~40%。过去认为曾患 NEC 的婴儿进入儿童期后，智能发育不受影响，但是最近的研究显示有可能会出现智力发育落后现象。

（李　欣）

# 第五节　肠结核

肠结核（intestinal tuberculosis）是结核杆菌引起的肠道慢性特异性炎症。

## 一、流行病学

可见于任何年龄，而以 20 ~40 岁最多，女性多于男性。我国属于结核病流行区，因艾滋病病毒的流行及人口流动，近年来肺结核发病有上升趋势，故临床上应对本病加以重视。

## 二、病因和发病机制

肠结核主要由人型结核杆菌引起，少数系由牛型结核杆菌所致。感染结核杆菌仅是致病条件，只有当入侵的结核杆菌数量较多、毒力较强，而人体免疫功能低下、肠道局部抵抗力削弱时，才会发病。肠结核主要经胃肠道传播，绝大多数患者继发于肠外结核灶，尤其是排菌性肺结核，患者常因吞咽含结核菌的痰液而致病。经常和开放性肺结核患者共餐而忽视餐具消毒隔离，或饮用未经消毒的带菌牛奶也可致病。肠外结核病变经血行播散或邻近器官的病灶直接蔓延至肠道，也可引起肠结核。

肠结核的最常见部位是回盲部，其次为升结肠、空肠、横结肠、降结肠、阑尾、十二指肠、乙状结肠和直肠。由于机体对结核杆菌的免疫力和结核菌侵入的数量和毒力有所不同，病理表现为溃疡型、增生型和混合型肠结核。机体免疫力低、菌量多且致病力强，表现为溃疡型；反之，则表现为增生型；兼有这两型病理特点的即称为混合型肠结核。

（1）溃疡型肠结核：占大多数。病变始于肠壁的集合淋巴组织和孤立淋巴滤泡，呈充血、水肿及炎症渗出性病变，进一步发展为干酪样坏死，肠黏膜因坏死脱落形成溃疡。溃疡可逐渐融合增大，边缘不整，深浅不一，可深达肌层或浆膜层，可累及周围腹膜或邻近肠系膜淋巴结，引起局限性结核性腹膜炎或肠系膜淋巴结结核。因溃疡周围血管多有闭塞性动脉内膜炎，故引起大出血者少见。由于溃疡常沿肠壁淋巴管走行呈环形，故病变修复时可形成环形肠腔狭窄。肠结核病变发展缓慢，常与周围组织粘连，故溃疡急性穿孔较少见，但可发生慢性肠穿孔而致局部脓肿或肠瘘。

（2）增生型肠结核：病变多局限于盲肠，有时可累及升结肠近段或回肠远段。病变急性期充血、水肿和淋巴管扩张，慢性期大量结核性肉芽肿和纤维组织增生，使局部肠壁增厚、变硬，肠壁狭窄而致肠梗阻。黏膜层可伴有浅表性小溃疡及炎性息肉形成。

## 三、临床表现

肠结核大多起病缓慢，缺乏特异性症状和体征，主要临床表现如下。

（1）腹痛：疼痛部位因病变所在部位不同而异，多位于右下腹部，反映肠结核好发于回盲部，有时可引起脐周或上腹部牵涉痛。一般为隐痛或钝痛，若合并肠梗阻，急性穿孔或阑尾受侵，则疼痛较剧烈。因进食能引起胃回肠反射或胃结肠反射而使病变肠段痉挛，故可诱发腹痛，排便可使之缓解。

（2）腹泻和便秘：腹泻常见于溃疡型肠结核，粪便每日数次至十数次，呈糊状或水样状，一般无黏液或脓血，不伴里急后重感。左半结肠受累时可有黏液脓血便，量多，常有恶臭味。有时患者出现腹泻与便秘交替，这是肠功能紊乱的一种表现。便秘者多见于增生型肠结核。

（3）腹块：多位于右下腹，质地中等，表面不平，有压痛，比较固定。腹块主要见于增生型肠结核，也可见于溃疡型肠结核合并有局限性腹膜炎，肠管与周围组织粘连，或同时有肠系膜淋巴结结核。

（4）全身症状：结核中毒症状多见于溃疡型肠结核，表现为不同热型的发热、盗汗、乏力等症状。患者逐渐出现消瘦、贫血、维生素缺乏等营养不良表现，可同时有肠外结核特别是活动性肺结核的表现。增生型肠结核病程较长，全身情况一般较好，多不伴肠外结核表现。

（5）并发症：见于晚期患者。肠梗阻最常见，多见于增殖型肠结核，一般为慢性不全性肠梗阻。肠穿孔多为慢性，在腹腔形成局限性脓肿、肠瘘，可有瘘管形成。消化道出血少见，多见于十二指肠结核。尚可合并腹膜炎、肠粘连、肠套叠等疾病。

## 四、实验室检查及特殊检查

（1）血液检查：白细胞计数多正常或升高，淋巴细胞增高，轻中度贫血多见，血沉多增快，可作为估计结核病活动程度的指标。部分患者可有血清蛋白降低。

（2）粪便检查：一般无肉眼黏液或脓血，但显微镜下可减少量脓细胞和红细胞。粪便浓缩查抗酸杆菌和粪便结核菌培养，阳性率均不高。

（3）结核菌素试验：现用纯结核蛋白衍化物（PPD）试验，若为强阳性有助于本病诊断。

（4）X线检查：腹部平片若发现腹腔淋巴结钙化或胸片有肺结核病变，对诊断有帮助。钡餐造影和钡灌肠检查对肠结核有较高诊断价值，但有肠梗阻表现时，钡餐检查应慎重。常见X线造影征象有：①溃疡型肠结核：常见肠激惹征象，又称为跳跃征象（stierlin sign），病变肠段钡剂排空很快，充盈不良，而病变上肠段、下肠段钡剂充盈良好。病变部位黏膜皱襞粗乱，可见肠壁溃疡、边缘不整，有时呈锯齿状。②增殖型肠结核：常出现盲肠或附近肠段的肠壁增厚僵硬，肠腔狭窄，黏膜呈结节状改变。③晚期多见肠腔狭窄，可伴有近端肠腔扩张或见肠段缩短变形，肠管移位、回肠盲肠正常角度消失等。

（5）结肠镜检查：肠结核病变主要在回盲部，结肠镜可以对全结肠和回肠末段进行直接观察，有重要诊断价值。内镜下见病变肠黏膜充血、水肿、溃疡形成（常呈环形溃疡，边缘呈鼠咬状），大小及形态各异的炎性息肉、肠腔狭窄等。活检如能找到干酪样坏死性肉芽肿或结核杆菌具有确诊意义。

## 五、诊断和鉴别诊断

如有下列情况应考虑肠结核：①青壮年患者有肠外结核，尤其是开放性肺结核。②临床表现有腹痛、腹泻、右下腹压痛，也可有腹块，原因不明的肠梗阻，伴有结核毒血症状。③结核菌素试验呈强阳性。④X 线钡餐检查发现回盲部有激惹、肠腔狭窄、肠段缩短变形等征象。

对高度怀疑肠结核的病例，如抗结核治疗 2～6 周有效，可做出肠结核的临床诊断。如病变在回肠末段及结肠者，结肠镜检查及活检有助诊断和鉴别诊断。对诊断有困难者，主要是增殖型肠结核，有时需剖腹探查才能确诊。

肠结核需与下列疾病相鉴别：

（1）克罗恩病：本病与肠结核鉴别要点有：①无肠外结核证据；②病程一般更长，有缓解和复发趋势；③肠梗阻、瘘管等并发症更为常见，可有肛门直肠周围病变；④X 线检查病变以回肠末段为主，可有其他肠段受累，并呈节段性分布；⑤结肠镜下溃疡多为纵行、裂隙状，病变之间黏膜正常；⑥抗结核药物治疗无效；⑦Crohn 病为非干酪样肉芽肿。

（2）右侧结肠癌：本病的特点有：①发病年龄较大，常在 40 岁以上；②病程进行性发展；③一般无发热、盗汗等结核中毒症状；④肠梗阻较常见，且出现较早，粪便潜血试验常持续阳性；⑤X 线检查可见病变范围局限，不累及回肠，主要表现为充盈缺损；⑥结肠镜检查及活检可确定结肠癌诊断。

（3）阿米巴性或血吸虫性肉芽肿：既往有相应感染史。脓血便常见。粪便常规或孵化检查发现致病原体。结肠镜检查多有助于鉴别诊断。相应特效治疗有效。

（4）其他：尚需与肠恶性淋巴瘤、慢性细菌性痢疾、溃疡性结肠炎合并逆行性回肠炎、耶尔森菌肠炎及一些少见的感染性肠病，如非典型分枝杆菌、性病性淋巴肉芽肿、梅毒侵犯肠道等疾病相鉴别。

## 六、治疗

治疗目的是消除症状，改善全身情况，促使病灶愈合及防治并发症。肠结核早期病变是可逆的，故强调早期治疗。

1. 一般治疗　休息和营养可加强患者的抵抗力，是治疗的基础。活动性肠结核须卧床休息。应给予营养丰富、易消化、少渣、无刺激性饮食，必要时可经静脉高营养治疗。

2. 抗结核化学药物治疗　是本病治疗的关键，与肺结核的治疗方案相同，一般选用三联治疗方案，用药时间 1 年以上。

3. 对症治疗　腹痛可用抗胆碱能药物；摄入不足或腹泻严重者应注意纠正水、电解质与酸碱平衡紊乱；有贫血及营养不良者可输血，静脉补充氨基酸或脂肪乳；有肠梗阻者应禁食及行胃肠减压。

4. 手术治疗　适应证包括：①完全性肠梗阻；②急性肠穿孔，或慢性肠穿孔瘘管形成经内科治疗而未能闭合者；③肠道大量出血，经内科治疗无效；④诊断困难需剖腹探查者。

## 七、预后

早期诊断和及时治疗对肠结核的预后起决定性作用。另外，合理选用抗结核药物，足剂量和足疗程，也是预后的关键。

（李　欣）

# 第六节 肠梗阻

肠梗阻（intestinal obstruction）指肠内容物在肠道中通过受阻，是常见急腹症，可由多种因素引起。

## 一、流行病学

目前缺乏完善的流行病学资料。

## 二、病因和发病机制

肠梗阻有多种病因，发病机制不同，其临床表现及预后相差很大，故肠梗阻依据病因和发病机制的不同进行以下临床分型：

1. 按梗阻原因分　如下所述。

（1）机械性肠梗阻：最常见，由机械因素造成肠腔变狭或闭塞，使肠内容物通过障碍。原因有：①肠外因素：如粘连、肠扭转、嵌顿疝、肠外肿块压迫等。②肠壁病变：如肠道先天性病变、套叠、炎症、肿瘤等导致狭窄。③肠内因素：如粪块、蛔虫团、异物、胆石等堵塞肠腔。

（2）动力性肠梗阻：肠腔无器质性狭窄，是因肠壁肌肉舒缩紊乱而致肠内容物不能正常运行。分为：①麻痹性肠梗阻：多见，因腹部手术、感染中毒、低血钾、脊髓炎等影响肠道神经功能或平滑肌收缩，使肠蠕动丧失。②痉挛性肠梗阻：少见且多短暂出现，是由于肠肌持续过度收缩所致，可见于慢性铅中毒，急性肠炎等并发的肠梗阻。

（3）血运性肠梗阻：肠系膜血管血栓形成或栓塞，肠管血液循环障碍，导致肠麻痹，而使肠内容物不能运行。

2. 按肠壁血运情况分　如下所述。

（1）单纯性肠梗阻：肠壁血运正常，只是肠内容物通过受阻。

（2）绞窄性肠梗阻：梗阻并伴有肠壁血运障碍者，可因肠扭转、肠套叠、嵌顿疝等使肠系膜血管受压或肠系膜血管血栓形成或栓塞引起。

3. 按梗阻部位分　如下所述。

（1）高位小肠梗阻：主要指发生于十二指肠或空肠的梗阻。

（2）低位小肠梗阻：主要指回肠远段的梗阻。

（3）结肠梗阻：多发生于左侧结肠，尤其在乙状结肠或乙状结肠与直肠交界处。

4. 按梗阻程度分　分为部分性与完全性肠梗阻。

5. 按发病缓急分　分为急性与慢性肠梗阻。

值得指出的是，上述各型肠梗阻既相互关联，又可随病理过程演变而转化。例如：单纯性与慢性肠梗阻多为部分性肠梗阻，而一定条件下，单纯性可变为绞窄性，部分性可转成完全性，慢性亦可变为急性肠梗阻。

肠梗阻的主要病理生理变化包括肠膨胀、体液和电解质丢失、感染和毒素吸收三大方面。

（1）肠膨胀：肠梗阻后梗阻以上的肠腔因积气积液而膨胀，梗阻部位越低，时间越长，则肠膨胀越明显。肠腔积气主要来自咽下的空气，其余是由血液弥散或肠内容物腐败、发酵产生的气体。积聚的液体主要是消化液，正常时绝大部分被小肠黏膜吸收，而梗阻后肠膨胀、肠内压增高，既抑制肠黏膜吸收，又刺激其分泌增多，结果肠内液体越积越多。肠内压增高到一定程度，可使肠壁血运障碍，单纯性肠梗阻变为绞窄性肠梗阻。早期主要是静脉回流障碍，肠壁充血、水肿，呈暗红色；继而动脉血流受阻、血栓形成，肠管因缺血而坏死，呈紫黑色，最后可自行破裂。严重的肠膨胀可使膈肌升高，影响患者的呼吸、循环功能。

（2）水电解质、酸碱平衡紊乱：正常成人每日胃肠道分泌液的总量约为 8L，绝大部分被再吸收，以保持体液平衡。高位肠梗阻患者频繁呕吐，大量水分及电解质被排出体外；低位肠梗阻时呕吐虽较少，但梗阻以上肠腔中大量积液，造成体液内丢失。如有肠绞窄存在，更会丢失大量血液。这些变化导致机体严重缺水、血液浓缩，以及电解质、酸碱平衡失调。但其变化也因梗阻部位的不同而有差别。如为十二指肠第1段梗阻，可因丢失大量胃酸而产生低氯低钾性碱中毒。一般小肠梗阻，丧失的体液多为碱性或中性，钠离子、钾离子的丢失较氯离子为多，以及在低血容量和缺氧情况下酸性代谢物剧增，加之缺水，少尿可引起严重的代谢性酸中毒。严重的缺钾可加重肠膨胀，并可引起肌肉无力和心律失常。

（3）感染和中毒：正常人小肠内仅有极少数细菌，肠梗阻时内容物滞留，梗阻以上肠腔内细菌大量繁殖，产生许多毒素及其他毒性产物。肠膨胀、肠壁变薄，黏膜屏障破坏，尤其肠管绞窄时，毒素和细菌可通过肠壁引起腹腔感染，并经腹膜吸收产生全身中毒。

肠梗阻的病理生理变化程度随着梗阻的性质、部位而有所差异。如单纯性肠梗阻，以体液丧失和肠膨胀为主。如发生绞窄性肠梗阻，开始时肠壁静脉回流受阻，小静脉和毛细血管瘀血、通透性增强，大量血浆、血液渗入肠腔和腹腔，同时动脉继续向绞窄肠袢供血，使血容量迅速减少。继而动脉血流被阻断，肠管缺血性坏死，当肠坏死、穿孔，发生腹膜炎时，全身中毒尤为严重。最后可因急性肾功能及循环、呼吸功能衰竭而死亡。

## 三、临床表现

腹痛、呕吐、腹胀和无肛门排气排便是肠梗阻的典型症状，但在各型肠梗阻中表现并不一致。

（1）腹痛：机械性肠梗阻时肠段的最先反应是梗阻以上部位增强蠕动，导致阵发性绞痛，多位于腹中部，也可偏于梗阻所在部位。绞痛的程度和间歇期的长短与梗阻部位的高低和病情的缓急有关，急性空肠梗阻时绞痛较剧烈，结肠梗阻者腹痛一般不如小肠梗阻明显。麻痹性肠梗阻一般无腹绞痛，但可因肠管高度膨胀引起持续性胀痛。

（2）呕吐：很快即可发生，早期为反射性的，呕吐物多为胃内容物，晚期则为反流性呕吐，梗阻部位越高，呕吐越严重。结肠梗阻时因回盲瓣作用，晚期才出现呕吐，呕吐物可含粪汁。如呕吐物呈棕褐色或血性，应考虑绞窄性梗阻。麻痹性肠梗阻时，呕吐多为溢出性。

（3）腹胀：较迟出现，程度与梗阻部位有关，低位肠梗阻及麻痹性肠梗阻常有显著全腹膨胀。结肠梗阻时如回盲瓣关闭良好，梗阻以上结肠可形成闭袢，则腹周高度膨胀且往往不对称。腹胀不均匀对称，是肠扭转等闭袢性肠梗阻的特点。

（4）停止排便排气：完全性肠梗阻后，患者多停止排便排气，但在早期，尤其高位梗阻者，梗阻以下肠内残留的气体和粪便仍可排出，所以不能因此否定完全性肠梗阻诊断。某些绞窄性肠梗阻尚可排出血性液体或果酱样便。

（5）全身症状：单纯性肠梗阻早期，患者全身情况多无明显变化。梗阻晚期或绞窄性肠梗阻，患者可出现严重脱水，电解质、酸碱紊乱表现及感染、毒血症状和休克征象。

（6）腹部体征：视诊：机械性肠梗阻常可见肠型和蠕动波，在慢性梗阻和腹壁较薄者尤为明显。触诊：单纯性肠梗阻因肠管膨胀，可有轻度压痛。绞窄性肠梗阻，可有固定压痛和腹膜刺激征。蛔虫团、肠套叠或结肠癌等导致的梗阻，可触及相应的腹块。叩诊：腹腔有渗液时，可出现移动性浊音。听诊：机械性肠梗阻早期，肠鸣音亢进，有气过水声或金属音。麻痹性肠梗阻或机械性肠梗阻并发腹膜炎时，肠鸣音则减弱或消失。

## 四、实验室检查及特殊检查

（1）实验室检查：单纯性肠梗阻早期无明显变化，随着病情发展，因缺水、血液浓缩，血常规可有血红蛋白及血细胞比容升高。白细胞和中性粒细胞计数明显增加。血生化可出现血钾、血氯、血钠降低。代谢性酸中毒时，二氧化碳结合力可降低。

（2）X线片：一般在肠梗阻发生4～6h，X线即可出现变化。取直立位或左侧卧位摄片，可见到阶梯状的液平面和充气的肠袢。由于梗阻部位不同，X线表现不一，如空肠黏膜的环状皱襞呈“鱼骨刺”样。结肠胀气时显示结肠袋形，位于腹部周边。

## 五、诊断和鉴别诊断

在诊断过程中必须明确以下几个问题。

1. 是否肠梗阻　典型肠梗阻具有以下特点。

（1）有腹痛、呕吐、腹胀、停止自肛门排气排便这四大症状。

（2）腹部检查可见肠型或蠕动波、腹部压痛、肠鸣音亢进或消失等体征。

（3）腹部X线透视或拍片可见气胀肠袢及多个液平面。

但某些病例并不完全具备这些典型表现，特别是某些绞窄性梗阻早期，可能与急性坏死性胰腺炎、输尿管结石、卵巢囊肿蒂扭转等疾病混淆，甚至误诊为一般肠痉挛，尤应注意。肠梗阻的原因需根据年龄、病史、症状、体征、X线检查等综合分析而做出判断，新生儿肠梗阻以先天性肠道畸形多见；3岁以下幼儿，则肠套叠多见；儿童可有蛔虫性肠梗阻；青中年患者的常见原因是肠粘连、嵌顿性疝、肠扭转；老年人则以结肠癌或粪块堵塞多见。临床上粘连性肠梗阻最常见，多发生于有腹部手术、外伤或感染史者；而有心脏病者，应考虑肠系膜血管栓塞。

2. 单纯性肠梗阻和绞窄性肠梗阻的鉴别　绞窄性肠梗阻预后严重，必须及早手术治疗，应首先明确或排除。有下列表现者应怀疑为绞窄性肠梗阻。

（1）腹痛发作急骤，起始即呈持续性剧痛，可有阵发性加重，或由阵发性绞痛转为持续性腹痛，或出现腰背痛。

（2）呕吐出现早且频繁，呕吐物为血性或肛门排出血性液体或腹腔穿刺抽出血性液体。

（3）腹胀不对称，可触及压痛的肠袢或有腹膜刺激征，肠鸣音可不亢进。

（4）全身情况急剧恶化，毒血症表现明显，早期出现休克。

（5）X线检查见孤立、固定胀大的肠袢，可见扩张的肠管充满液体状若肿瘤或显示肠间隙增宽，提示有腹水。

（6）经积极非手术治疗而症状、体征无明显改善。

3. 机械性肠梗阻和动力性肠梗阻的鉴别　前者多须手术，后者常不必手术，故鉴别十分重要。首先分析病史有无机械性肠梗阻因素或引起肠动力紊乱的原发病。机械性肠梗阻的特点是阵发性腹绞痛，腹胀早期可不显著，肠鸣音亢进，X线检查见胀气限于梗阻以上的肠管，即使晚期并发肠麻痹和绞窄，结肠也不会全部胀气。麻痹性肠梗阻特征为无绞痛、肠鸣音减弱或消失、腹胀显著，X线检查见全部小肠和结肠都均匀胀气。痉挛性肠梗阻时腹痛突然发作和消失，间歇不规则，肠鸣音减弱而不消失，无腹胀，X线检查肠亦无明显胀气。

4. 高位肠梗阻和低位肠梗阻的鉴别　高位小肠梗阻，呕吐出现早而频繁，腹胀不明显；低位小肠梗阻和结肠梗阻则反之。后两者可通过X线检查鉴别：低位小肠梗阻，扩张的肠管多在腹中部，液平较多，而结肠内无积气。结肠梗阻时扩张的肠管分布在腹周围，胀气的结肠在梗阻处突然中断，小肠内积气则不明显。

5. 完全性肠梗阻和部分性肠梗阻的鉴别　完全性梗阻多为急性发作，症状体征明显且典型。部分性梗阻多为慢性梗阻，症状不明显，可反复发作，可有排气排便。X线检查完全性梗阻者肠袢充气、扩张明显，梗阻以下结肠内无气体；部分性梗阻则否。

## 六、治疗

治疗原则是纠正因肠梗阻所引起的全身生理紊乱和解除梗阻，包括非手术和手术治疗两方面。

1. 非手术治疗　是被首先采用的治疗措施，手术治疗必须在此基础上进行。多数动力性肠梗阻只需非手术治疗。对单纯性机械性肠梗阻，尤其早期部分性肠梗阻，如粘连或蛔虫、粪块阻塞所致的肠梗阻，通过非手术治疗可使症状解除；早期肠套叠、肠扭转引起的肠梗阻亦可在严密观察下先行此法使患者免于手术。但在治疗期间必须严密观察，如症状体征不见好转或反有加重，即应手术治疗。非手术治疗具体包括以下措施。

（1）禁食、胃肠减压：怀疑有肠梗阻存在，应严格禁食，超过2天即应给予营养治疗。有效的胃肠减压能减少肠腔内积液积气及细菌和毒素量，减轻腹胀，降低肠腔内压，改善肠壁血液循环及因腹胀引起的循环和呼吸窘迫症状。少数轻型单纯性肠梗阻经有效的减压后可恢复畅通。对需手术治疗者，胃肠减压可减少手术操作困难，增加安全性。

高位小肠梗阻一般采用较短的 Levin 管；低位小肠梗阻和麻痹性肠梗阻，用较长的 Miller - Abbott 管并能放置至梗阻部位，则效果较好；结肠梗阻发生肠膨胀时，插管减压多无效，常需手术减压。

（2）纠正水、电解质和酸碱平衡紊乱：是极重要的措施。输液的种类和量要根据患者呕吐情况、脱水类型及程度、尿量及尿比重、血液浓缩程度、血电解质及肌酐测定、血气分析及中心静脉压监测情况综合分析计算。不但要补充因呕吐、胃肠减压等外丢失量，还要充分考虑到渗至肠腔、腹腔等的内丢失量。要注重酸中毒的纠正及钾的补充。绞窄性肠梗阻和机械性肠梗阻晚期尚应注意血浆或全血等的补给。

（3）防止感染和中毒：适时合理应用抗生素可防止因梗阻时间过长或发生绞窄时继发的多种细菌感染。一般选用以抗革兰阴性杆菌及厌氧菌为主的广谱抗生素。

（4）恢复肠道功能：可试用口服或胃肠灌注油类、中医中药、针灸等方法解除梗阻。麻痹性肠梗阻如无外科情况可用新斯的明注射、腹部芒硝热敷等治疗。肠套叠可用空气钡灌肠法，乙状结肠扭转可用结肠镜，使之复位解除梗阻。

此外，适当应用镇静剂、解痉剂等进行对症处理，麻醉性止痛剂只能在确定手术治疗后使用。

2. 手术治疗　各种类型绞窄性肠梗阻、绝大多数机械性肠梗阻，以及非手术治疗无效的患者，需做手术治疗。由于急性肠梗阻患者的全身情况常较严重，所以手术的原则和目的是：在最短手术时间内，以最简单的方法解除梗阻和恢复肠腔的通畅。具体手术方法要根据梗阻的病因、性质、部位及全身情况而定。手术的主要内容为：①松解粘连或嵌顿性疝，整复套叠或扭转的肠管等，以消除梗阻的局部原因；②切除坏死或有肿瘤的肠段，引流脓肿等，以清除局部病变；③行肠造瘘术以解除肠膨胀，肠吻合术以绕过病变肠段等，恢复肠道功能。

### 七、预后

绞窄性肠梗阻的预后不良，死亡率高，达10% ~20%。而单纯性肠梗阻相对较好，死亡率约3%。

（李　欣）

## 第七节　小肠肿瘤

### 一、小肠肿瘤

#### （一）概述

小肠肿瘤（small intestine tumor，SIT）是指发生于小肠的肿物，可发生于小肠各种组织，种类繁多，临床表现缺乏特异性，复杂多样，缺乏有效诊断方法，漏诊或误诊率高，而小肠肿瘤手术切除较容易，早期治愈率较高。因此，早期诊断是提高小肠肿瘤诊治水平的关键。临床医师必须熟悉小肠肿瘤的流行病学及临床表现，对有反复腹痛、腹部包块、不全性肠梗阻及不明原因发热或消化道出血等临床表现的患者应将小肠肿瘤作为主要鉴别诊断之一，对于小肠疾病的各种检查手段宜合理选择、联合应用、互为补充，对于检查阴性而症状反复者须注意定期随访。

#### （二）流行病学

小肠占胃肠道全长的70% ~80%，其黏膜面积占消化道总面积的90%，但小肠肿瘤少见。目前缺乏详细的流行病学资料，但依据现有的临床资料，认为小肠肿瘤占全胃肠道肿瘤的1% ~5%，小肠原发性恶性肿瘤占全胃肠道恶性肿瘤的1% ~3.6%。好发部位依次为回肠、空肠、十二指肠，以恶性肿瘤居多，约占75%，良性者约占25%。发病年龄多在40岁以上，男性多见，男∶女=1.64∶1。

### （三）病因和发病机制

小肠肿瘤的发病与遗传因素、环境因素、免疫因素、胆盐衍生物及病毒感染等因素有关。

（1）遗传因素：研究表明，某些遗传性综合征的患者患小肠癌的发病率明显高于一般人群，占1%~5%，家族性腺瘤性息肉病危险性最高。遗传性非息肉病性结肠癌综合征的患者可发生多源发性癌，常见于结肠、胃、子宫及卵巢。发生于小肠的Peutz-Jeghers综合征常引起肠梗阻。

（2）环境因素：临床研究发现，回肠造瘘术的患者发生造瘘术内腺癌的发生率高，可能由于术后回肠造瘘部的菌群与结肠相似，接触的致癌物多于正常回肠。另外，克罗恩病发生癌变的部位多位于炎症活动的病变区，故考虑与慢性炎症刺激及黏膜的内分泌细胞异常增殖有关。

（3）免疫因素：各种原因引起的免疫功能低下者的小肠肿瘤发病率高于一般人群。艾滋病者以Kaposi肉瘤和淋巴瘤较常见。

（4）胆盐及其衍生物：研究发现胆盐在细菌的作用下可转变成致癌物质，后者在小肠肿瘤的形成过程中起一定的作用。脂肪摄入与小肠肿瘤的发生明显相关。

## 二、小肠良性肿瘤

小肠良性肿瘤（benign tumor of the small intestine）发病年龄以40~60岁多见，男女发病率相近。肿瘤通常根据组织来源分类，其中腺瘤、平滑肌瘤、脂肪瘤、血管瘤相对常见，而纤维瘤、神经纤维瘤、淋巴管瘤较罕见。

### （一）临床病理

（1）腺瘤：好发于十二指肠，可以是单个或多个，也可成串累及整个小肠段。由增生的黏膜腺上皮构成，常呈息肉状。根据其组织学结构可分为4种类型，其中管状腺瘤是十二指肠内最常见的良性肿瘤，绒毛状腺瘤和管状绒毛状腺瘤容易发生癌变，Brunner腺瘤罕见，极少恶变。

（2）平滑肌瘤：好发于空肠和回肠，多单发，由梭形平滑肌细胞组成，边界清楚，但无包膜，外观灰色，呈分叶状。肿瘤大小不一，生长方式多种，以腔内生长多见。15%~20%的平滑肌瘤可发生恶性变。

（3）脂肪瘤：为起源于黏膜下层、界限明显的脂肪组织肿块，好发于回肠末端，多见于老年男性。

（4）血管瘤：多见于空肠，分为毛细血管瘤、海绵状血管瘤、混合型血管瘤3种类型，无被膜，界限不清。

（5）纤维瘤及神经纤维瘤：均少见。纤维瘤由致密的胶原囊及多少不等的成纤维细胞组成，可累及黏膜下、肌层或浆膜层。神经纤维瘤由增生的神经膜细胞和成纤维细胞构成，多发生在终末回肠、盲肠部和升结肠及其相关的肠系膜，常为多发性而称为神经纤维瘤病。

（6）错构瘤样病变：最常见的是Peutz-Jeghers综合征，有家族史。错构瘤不属于癌前病变，是肠道息肉而不是真性肿瘤。典型的临床表现是界限清晰的黑色素斑，直径1~2mm，分布在面部、唇颊黏膜、前臂、手掌、足底、指（趾）和肛周区。息肉数目很多，大小不等，多在空肠和回肠。

### （二）临床表现

小肠良性肿瘤多无症状，而在手术、体检或尸检时发现，少数患者以急腹症或腹部肿块就诊。其临床表现与肿瘤类型、瘤体大小、部位、生长方式等有关，一般认为腹痛、消化道出血、腹部肿块、肠梗阻为主要表现，但对确定肿瘤性质无鉴定意义。如腺瘤、平滑肌瘤、脂肪瘤均可使表面黏膜糜烂、溃疡而发生肠道出血，亦都能引起肠套叠、肠腔狭窄、肠扭转导致肠梗阻。血管瘤和错构瘤样病变均主要表现为反复消化道出血。

### （三）实验室检查及特殊检查

（1）实验室检查：血常规可有血红蛋白减少，白细胞升高。

（2）X线钡餐检查：应作为常规和首选，主要的X线表现包括充盈缺损、肠襻推移、龛影及肠套叠或梗阻。

（3）内镜检查：胃镜及结肠镜检查可发现十二指肠和回肠末端的肿瘤，对怀疑小肠肿瘤者具有重要的鉴别意义。小肠镜对本病的诊断有重要作用，但因这种方法费时长、技术高，临床尚未普及。胶囊内镜的应用可提高小肠肿瘤的检出率，其缺点是不能取活检。超声内镜对小肠肿瘤的诊断亦有重要价值。

（4）其他：腹部CT、B超、放射性核素扫描及选择性肠系膜上动脉造影有助于小肠肿瘤的诊断。对于疑诊者，必要时可行腹腔镜检或剖腹探查。

### （四）诊断和鉴别诊断

小肠肿瘤的诊断较为困难，近年来，随着影像、腹腔镜、小肠镜以及胶囊内镜等诊疗技术的提高和应用，其检出率明显提高。对有以下临床表现者需警惕小肠肿瘤可能性：①原因不明的小肠梗阻，或反复发作的不完全性小肠梗阻，并可以除外术后肠粘连及腹壁疝的患者。②原因不明的多次消化道出血，或伴有贫血表现而无胃及结肠病变的患者。③原因不明的下腹部或脐周肿块患者，宜进一步做X线或内镜检查等方法加以明确，必要时可考虑剖腹探查。

### （五）治疗

手术是首选方法，由于小肠良性肿瘤可引起严重并发症，并有恶变可能，因此一旦诊断明确即应积极切除。近年来，由于内镜和腹腔镜技术发展，一些病例可采用内镜、腹腔镜治疗。

### （六）预后

一般经手术切除或内镜下治疗者预后良好，少数可发生癌变。

## 三、原发性小肠恶性肿瘤

原发性小肠恶性肿瘤（primary malignant tumor of the small intestine）占全消化道恶性肿瘤的1%～3%，60～70岁较多，男性多于女性。小肠恶性肿瘤以腺癌、恶性淋巴瘤多见，平滑肌肉瘤及类癌较少见，其他少见的尚有脂肪肉瘤、纤维肉瘤、血管肉瘤和恶性神经鞘瘤等。

### （一）临床病理

（1）腺癌：好发于十二指肠和空肠上段，尤以十二指肠降部最多见。组织学分为腺癌、黏液腺癌及未分化癌，以分化较好的腺癌多见。腺癌呈息肉样肿块或浸润型增生，容易转移至区域淋巴结，晚期穿透浆膜侵犯邻近脏器，并可转移到肝、肺、肾和肾上腺等处。小肠腺癌有时可同时有两个原发病灶，另一个癌灶可位于结肠、乳房、胰腺、肾脏等器官。

（2）平滑肌肉瘤：占各型小肠肉瘤的90%以上，可发生于小肠各段，以空肠最多，十二指肠最少。小肠平滑肌肉瘤与平滑肌瘤往往较难区别，肿瘤细胞异型性、凝固性坏死和核分裂象多少对平滑肌肉瘤诊断及其恶性程度判断很重要，一般认为10个高倍镜视野下>5个核分裂象是诊断平滑肌肉瘤的依据。肉瘤可直接浸润周围组织或通过血道转移，常见的是肝、肺和骨转移，也可通过腹膜种植转移。

（3）类癌：是一组源于嗜铬细胞，能产生小分子多肽或肽类激素的肿瘤，即APUD细胞瘤。90%以上的类癌发生于胃肠道，主要见于阑尾、小肠和直肠。小肠类癌发病年龄平均60岁左右，男性较多。多见于末端回肠，常为黏膜下多发性小肿瘤，发生转移者远多于阑尾和直肠类癌，转移主要和肿瘤大小有关。

（4）恶性淋巴瘤。

### （二）临床表现

早期常无典型临床表现，甚至无症状，中晚期出现症状亦表现多样复杂且无规律。主要临床表现有：

（1）腹痛：最常见，轻重不一，隐匿无规律，呈慢性过程，也有急性起病呈急腹症。腹痛可因肠梗阻、肿瘤牵拉、肠管蠕动失调及继发肠管炎症、溃疡、穿孔所致。

（2）消化道出血：以腺癌最常见，平滑肌肉瘤和淋巴瘤次之。可表现为间歇性，反复小量出血，亦可表现为急性消化道大出血。

（3）肠梗阻：多为不完全性梗阻，如肿瘤带动肠扭转，可导致绞窄性肠梗阻。

（4）腹块：恶性肿瘤腹部肿块多于良性肿瘤，肉瘤多于腺癌。

（5）肠穿孔：恶性肿瘤穿孔发生率明显高于良性肿瘤，常由于肠壁发生溃疡、坏死、感染引起，可导致腹膜炎，死亡率高。

（6）其他：常可出现腹泻、发热、腹胀、乏力、贫血、消瘦等症状，位于十二指肠的肿瘤，特别是十二指肠乳头及其附近可出现黄疸。肿瘤广泛浸润可压迫淋巴管引起乳糜泻、小肠吸收不良、低蛋白血症、水肿、恶病质、腹水及远处转移等症状。此外，类癌由于能分泌 5－羟色胺、缓激肽、组胺等生物活性因子，可引起血管运动障碍、胃肠症状、心肺病变等，称为类癌综合征。

## （三）实验室检查及特殊检查

各种检查手段运用应遵循合理顺序。腹部平片可显示小肠梗阻的典型征象。怀疑患者小肠肿瘤，常先行胃、十二指肠镜和结肠镜检查，能发现十二指肠和回肠末端病变。如无病变，可通过导管插入将稀钡注入小肠行低张气钡双重对比 X 线检查。如已有梗阻，则禁用稀钡灌肠造影，可先插管吸引减压，梗阻缓解后再用30%泛影葡胺溶液经管缓注造影，也有助于小肠肿瘤诊断。X 线主要表现为病变部肠管僵硬、黏膜破坏、充盈缺损、龛影或不规则狭窄，伴有近侧的扩张及组织阴影等。若上述 X 线造影检查阴性，并不能排除肿瘤存在可能性，应进一步采用选择性肠系膜上动脉造影，对血管瘤和血管丰富的平滑肌肿瘤、腺癌等具有较高诊断率。放射性核素扫描能显示胃肠道出血部位，与血管造影联合应用可提高诊断率，并可作为血管造影的预先检查方法。近年来，内镜技术发展，可望提高小肠肿瘤早期检出率。双气囊小肠镜能观察全部小肠的病变并能进行组织活检，超声内镜对十二指肠肿瘤的诊断和鉴别诊断具有重要的价值，胶囊内镜亦应用于临床，患者耐受良好。至于 B 超、CT 及 MRI，对肿瘤早期诊断价值不大，但对中晚期肿瘤性质鉴别、生长和浸润转移情况、指导肿瘤分期、穿刺活检以及治疗方案有意义。总的来说，虽然小肠肿瘤的检查方法很多，但各有其局限性，应注意联合应用。如经各种检查仍不能确诊，应考虑行腹腔镜检查或剖腹探查术。

## （四）诊断和鉴别诊断

小肠恶性肿瘤早期症状多缺乏或不典型，极易漏诊误诊，而且从症状出现到明确诊断往往经历较长时间，一经确诊，多属于晚期。因此对出现下列情况应做进一步检查，及早确诊：①近期食欲减退、消瘦、腹痛、不明原因的反复消化道出血或持续大便隐血阳性，而经食管、胃、结肠等部位各种检查未发现病变者；②无痛性黄疸、慢性腹泻或不完全性肠梗阻，成人反复肠套叠或腹部有肿块者；③不明原因的贫血，伴有粪便隐血反复阳性或有慢性小肠穿孔及腹部包块伴压痛者。

## （五）治疗

手术仍为首选的治疗方法，应尽可能行根治手术。多数小肠恶性肿瘤对化、放疗不敏感，化疗需根据病理分类选用药物，以联合用药较好，肝转移者还可行供瘤动脉栓塞化疗。但小肠淋巴瘤术后应辅以化疗和/或放疗，能明显减少术后复发和提高治愈率。化疗也可提高腺癌术后疗效，但类癌一般对化疗不敏感，类癌患者还应注意防治类癌综合征。

## （六）预后

在小肠恶性肿瘤中，5 年生存率腺癌最低，20%～28%，预后最差。

# 四、小肠恶性淋巴瘤

小肠恶性淋巴瘤（malignant lymphoma of the small intestine）起源于肠道黏膜下淋巴组织，在小肠恶性肿瘤中占较大比例，发病年龄多在40～50岁，男性多于女性，发病部位以回肠最多，其次为空肠。

## （一）临床病理

根据组织病理学，淋巴瘤可分为霍奇金淋巴瘤（Hodgkin lymphoma，HL）和非霍奇金淋巴瘤（non

Hodgkin lymphoma，NHL）两大类。2001 年 WHO 的分型方案将淋巴组织肿瘤分为三大类：B 细胞肿瘤、T 和 NK 细胞肿瘤和 HL。NHL 大部分为 B 细胞性，常有侵袭性，发展迅速，早期即易远处扩散。小肠恶性淋巴瘤多为成熟 B 细胞肿瘤，T 细胞淋巴瘤和 HL 很少见。常见的淋巴瘤亚型有：

（1）弥散性大 B 细胞淋巴瘤：最常见的侵袭性 NHL，呈弥散生长，常有 BCl－2 或 BCl－6 基因过表达。

（2）伯基特淋巴瘤（Burkitt lymphoma，BL）：多见于感染 EB 病毒的儿童和青少年，多累及末端回肠，是严重的侵袭性 NHL。BL 由形态一致的小无裂细胞组成，表达表面 IgM 和泛 B 细胞标志，伴 t（8；14），与 MYC 基因表达有关。

（3）结外边缘区 B 细胞淋巴瘤：是发生在结外淋巴组织淋巴滤泡及滤泡外套之间区域的淋巴瘤，亦称为黏膜相关性淋巴样组织（MALJT）淋巴瘤。细胞表达分泌型免疫球蛋白，B 细胞相关抗原，常出现 3 号染色体三体，cylin $D_1$（－）。临床预后较好，但也可能向高度恶性转化。

（4）套细胞淋巴瘤：由淋巴小结外套区的 B 淋巴细胞发生，常在肠黏膜下形成多个结节，肉眼观察似息肉，称淋巴瘤息肉病。细胞常同时表达 sIgM、IgD、泛 B 细胞抗原 CD19、CD20、CD22 和 T 细胞相关抗原 CD5，常有 t（11；14），表达 cylin $D_1$。本病多见于老年男性，发展迅速，化疗完全缓解率低。

（5）滤泡淋巴瘤：发生于生发中心的淋巴瘤，细胞表达泛 B 细胞标志和 BCl－2 蛋白，伴 t（14；18）。肿瘤属低度恶性 B 细胞淋巴瘤，但不易治愈，病程长，反复复发或转成侵袭性。

（6）T 细胞淋巴瘤：原发性于肠道者少见，包括肠病型 T 细胞淋巴瘤和无肠病表现的 T 细胞淋巴瘤，以前者常见，来源于肠道黏膜 T 淋巴细胞群。细胞表达全 T 细胞抗原（$CD3^+$、$CD7^+$），也表达 CD8 和黏膜淋巴抗原 CD103，常存在 TCRβ 基因的克隆性重排。本病多见于有麸质过敏性肠病病史的成年男性，病变常见于空肠，呈单个或多发的黏膜溃疡，为穿孔性，伴或不伴相关性包块。病情进展快，预后差。

### （二）临床表现

小肠恶性淋巴瘤病程较短，症状较明显。主要表现为腹痛，呈隐痛、钝痛或胀痛，当有梗阻时，出现阵发性绞痛。其次为恶心、呕吐、食欲减退、体重下降、乏力、腹泻、便秘、间歇性黑便、吸收不良综合征等症状。常有发热，易并发肠穿孔，也可发生肠套叠。体检时可扪及腹部包块，质地较硬，呈结节状，有时尚可触及肿大淋巴结。

### （三）诊断和鉴别诊断

诊断要排除继发性小肠恶性肿瘤，可参考 Dawson 原发性胃肠淋巴瘤诊断标准：①无浅表淋巴结肿大；②无肝脾肿大；③胸片无纵隔淋巴结肿大；④周围血白细胞总数及分类正常；⑤手术证实病变局限于小肠及引流区域淋巴结。

怀疑小肠恶性淋巴瘤，应进一步做影像、内镜等检查。X 线钡剂造影可显示小肠呈现不规则边缘，多发性结节状隆起或溃疡形成。B 超、CT 可显示肠壁局限或不规则增厚，腹腔淋巴结肿大等，超声内镜有助于判断病变深度和分期，对疑难病例应尽早手术，内镜下活检及术后组织病理学检查是最可靠的确诊方法。在组织学诊断基础上，应尽量采用单克隆抗体、细胞遗传学和分子生物学技术，按 WHO 的淋巴组织肿瘤分型标准进行分类分型诊断。

明确淋巴瘤的诊断后，还需根据其分布范围进行临床分期，可参考表 6－2。

**表 6－2 原发性小肠 NHL 分期**

| 分期 | 分布 |
|---|---|
| Ⅰ期 | 累及小肠局部肠段，无淋巴结转移 |
| Ⅱ期 | 累及小肠局部肠段，伴局部淋巴结转移 |
| Ⅲ期 | 累及小肠和膈上、下淋巴结，脾脏 |
| Ⅳ期 | 广泛累及器官和组织，无论其有无淋巴结受累 |

## （四）治疗

应采取手术，放、化疗等相结合的综合治疗。手术可以切除病灶，解除肿瘤所致的肠梗阻，还可预防出血和穿孔。对肿瘤局限于某一肠段，无或仅有区域淋巴结转移或肠道梗阻有明显外科体征者，首选手术治疗。但除局限于黏膜层的孤立病灶外，其余术后需辅加放疗或化疗，对有残存病变者可先给予放疗。

如病变广泛则根据肿瘤范围和恶性程度，进行以化疗为主的放、化疗结合的综合治疗。滤泡淋巴瘤、边缘区淋巴瘤等低度恶性 NHL，放疗、化疗有效，但不易缓解。单药可给予苯丁酸氮芥或环磷酰胺，联合化疗可用 COP 方案（环磷酰胺、长春新碱、泼尼松）。临床资料表明无论单药或联合化疗，强烈化疗效果差，不能改善生存。新药氟达拉宾、2－氯去氧腺苷等有报道能提高缓解率。高度恶性 NHL，如大 B 细胞淋巴瘤、套细胞淋巴瘤、周围性 T 细胞淋巴瘤等，不论分期均应以化疗为主，常用的化疗方案为 CHOP（环磷酰胺、阿霉素、长春新碱、泼尼松），BACOP（博莱霉素、阿霉素、环磷酰胺、长春新碱、泼尼松）等，伯基特淋巴瘤等增生极快，应采用强烈的化疗方案予以治疗。小肠 HL 非常少见，其化疗方案同其他部位的 HL，一般首选 ABVD 方案（阿霉素、博莱霉素、长春碱、达卡巴嗪）。

近年来，生物辅助治疗淋巴瘤取得可喜进展：①单克隆抗体：凡 CD20 阳性的 B 细胞淋巴瘤，均可用 CD20 单抗治疗，与化疗合用疗效更好。②干扰素 α：用作低度恶性淋巴瘤化疗后的维持治疗，可延长患者的无病生存期。③BCl－2 的反义寡核苷酸可减少BCl－2基因的表达，促使表达 BCl－2 的淋巴瘤细胞凋亡，靶向治疗淋巴瘤。

中度、高度恶性 NHL 患者，如常规治疗只取得部分缓解或复发，应及时做自体骨髓移植治疗。对某些高危型如伯基特淋巴瘤，如不为化疗和放疗所缓解，宜考虑行异基因骨髓移植。

## （五）预后

恶性淋巴瘤预后较差，仅次于腺癌，5 年生存率约 35%，与年龄、性别、组织病理类型及原发肿瘤大小等因素有关。

（张　冰）

# 第七章

# 大肠疾病

## 第一节　克罗恩病

1904 年波兰外科医生 Antoni Lesniowski 首次描述了以腹痛、腹泻和肠梗阻为主要临床症状、病变主要累及末端回肠的终末回肠炎（ileitis terminalis）。1932 年美国胃肠病学家 Burrill Bernard Crohn 描述了 32 例类似病例，并命名为末端回肠炎（terminal ileitis），后改为局部性回肠炎（regional ileitis）。1973 年世界卫生组织（WHO）将该病正式定名为克罗恩病（Crohn disease，CD）。CD 的中文名称曾为克罗恩病，2002 年中华医学会正式定名为克罗恩病。由于 CD 和溃疡性结肠炎（ulcerative colitis，UC）均以肠道炎症性病变为主，CD 和 UC 也被合称为炎症性肠病（inflammatory bowel disease，IBD）。本病迄今尚无彻底治愈的方法，外科切除病变肠段后也可能复发。因此，本病为终身性、致残性疾病。

### 一、流行病学

CD 是全球性疾病，但其流行病学特征在不同地域、不同人群中有较大的差异。在欧美地区最为多见，欧洲平均年患病率为 24.3/10 万，北美地区的平均年发病率为 20.2/10 万。近年来，随着地区的工业化及生活方式的西方化，CD 在亚洲与拉丁美洲中的发病率有明显的上升。发达国家研究认为 CD 发病率呈双峰分布，在 20 岁左右为第一个高峰，在 60 岁左右出现第二个较小的高峰，女性发病率较高，男女比例 1 ：（1.46 ~ 1.6）。亚洲地区的研究发现男性 CD 发病率较高，男女之比为（1.4 ~ 2.9）：1。

虽然我国 CD 发病率明显低于欧美国家，也低于韩国、日本等亚洲国家，但近年发病率呈明显的逐年升高趋势，目前已成为消化系统常见疾病。据我国资料统计，近 55 年来我国 CD 总体发病率及患病率分别为 0.848/10 万和 2.29/10 万，大多数分布在我国的北部、东部、南部等经济较发达地区，发病高峰年龄为 18 ~ 35 岁，男性略多于女性（男：女约为 1.5 ：1）。最新的资料显示，近 10 年来我国 CD 的发病率已高达 5/10 万，而且主要分布在我国东南经济发达地区。

### 二、病因学

目前，CD 的病因尚不清楚，普遍认为是基因易感性和环境因素相互作用所致。高危环境因素作用于基因易感人群，诱导消化道免疫系统以及机体免疫系统产生过激免疫应答，导致消化道损伤及肠外病变。其中，环境因素在 CD 的发生中可能起更重要的作用。

关于 CD 发病机制，大量的研究发现，无论何种诱因，CD 发生的共同通道是机体免疫过激，损伤肠道黏膜屏障。肠道黏膜屏障的破坏使肠道免疫系统长期暴露在大量抗原中，导致肠道免疫系统的过度反应，进一步激活机体产生过激的免疫应答，最终导致肠道损伤的进一步加重，出现 CD 的病理生理变化和临床表现。其中，Th1 淋巴细胞在 CD 患者产生过激免疫应答中起重要作用。

#### (一) 基因易感性

CD 的基因易感性是指具有某些基因或基因组的人群发生 CD 的可能性较大。迄今已发现 100 多个基因及基因组与CD相关，其中NOD2是影响CD发病的一个显著基因。与CD发病相关的NOD2基因变体有Arg702Trp、Gly908Arg及Leu1007fsinsC，这些NOD2变体在西方种群的白种人和犹太人体内常见，但在东亚人群中并未发现该现象。尽管CD的发生具有基因易感性，但目前认为CD不是遗传性疾病。

### （二）环境因素

CD的环境因素包括吸烟、食物、药物、精神心理异常和环境污染。

1. 吸烟　与CD的发生和发展关系密切。吸烟者CD发生率比正常人高2倍；吸烟导致CD病情恶化；吸烟有利于CD复发，而戒烟有利于CD病情的缓解。吸烟参与CD发生和发展的具体机制目前仍不清楚，可能与下列因素相关：氧化应激增强；调节细胞免疫和炎症因子表达；调节肠黏膜黏液分泌；改变肠黏膜微循环。

2. 饮食　在CD的发生中有重要作用。高糖高脂肪高蛋白饮食含有较多的抗原，易于诱导变态反应；高糖高脂肪高蛋白饮食减少肠黏液的产生，破坏黏膜屏障；高糖高脂肪高蛋白饮食有利于致病性较强的类杆菌生长，导致肠道菌群失调。

3. 肠道菌群失调　是CD发病的重要原因，也是当前CD发生机制和临床治疗研究的热点。肠道菌群失调与饮食习惯、抗生素的应用及地理环境密切相关。肠道菌群失调可损伤肠黏膜屏障，提高肠道免疫系统对肠道菌群及食物蛋白的敏感性，进一步激活肠道及全身免疫系统，产生过激的免疫应答。

4. 药物　多种药物史与CD发生相关。

（1）NSAID：长期大剂量服用NSAID患者IBD发生率增加，尤其是CD（升高6倍），其机制可能是增加肠道黏膜通透性及减少前列腺素合成。

（2）抗生素：出生后1年内使用过抗生素的儿童CD发生率升高；接受两种以上抗生素治疗2年以上的成人CD发生率升高，机制是改变肠道菌群。

（3）激素：口服避孕药女性CD和UC发生率均升高；以雌激素进行替代治疗女性CD和UC发生率均升高，其机制可能是增强体液免疫功能，促进巨噬细胞增生。

5. 维生素D　研究发现CD患者维生素D水平较低，维生素D水平与CD发生率呈正相关，补充维生素D对CD有治疗作用，提示维生素D参与了CD的发生，其机制可能是维生素D调节Tr和NK细胞免疫活性。

6. 精神心理因素　近年的研究发现，CD的发生与脑-肠轴异常有关：紧张、精神压力能激活交感神经系统和肥大细胞，抑制迷走神经，调节前额叶-杏仁核复合体活性，增强外周肾上腺皮质激素系统活性，抑制抗炎因子产生及活性，促进致炎因子产生及活性，从而诱发肠道免疫系统产生一系列过激免疫应答，参与CD的发生和发展。

7. 环境污染　CD的发生和空气等环境污染相关，尤其是与空气中$NO_2$浓度相关。多种环境污染均导致肿瘤坏死因子α（TNF-α）等致炎因子高表达，诱发CD。

此外，CD的发生与卫生状况、消化道感染性疾病及阑尾手术史也具有相关性。

## 三、病理生理学

虽然CD病变主要发生于回盲部，但可波及全消化道，导致消化道一系列结构和功能紊乱，包括肠道炎症致消化道狭窄、梗阻以及瘘管的形成，可导致食物摄入障碍；肠道黏膜损伤以及肠道瘘管的形成，可导致食物消化、吸收障碍，以及大量营养物质丢失，可产生不同程度的营养不良；由于CD的发生本身与精神心理因素相关，也由于长期疾病状态的不良刺激，患者还可能有不同程度的精神心理障碍，甚至抑郁症。

## 四、病理学

CD可累及自口腔到肛门的消化道任何部位，多呈节段性、局灶性、非对称性分布，其中最常见的病变部位为回肠末段和右半结肠，其次见于小肠（主要在回肠，少数见于空肠），直肠常不受累。CD病变在纵轴上表现为跳跃性或节段性，在横轴上表现为偏心或不对称。

### （一）CD 的大体形态特点

（1）病灶呈节段性，病灶间被正常黏膜分隔。

（2）最早、最明显的病损表现为细小而边界清楚的黏膜溃疡，称为“阿弗他”溃疡或鹅口疮样，随着溃疡不断扩展融合，形成匐形状或裂隙状，将肠黏膜分割，呈现出鹅卵石样外观。

（3）病变累及全肠壁各层，炎症浸润、纤维组织增生使肠壁增厚变硬，形成铅管样肠腔狭窄。

### （二）CD 的组织学特点

（1）非干酪样肉芽肿，是 CD 较具特征性的病理改变，由类上皮细胞和多核巨细胞构成，可以发生于肠壁各层，也可见于附近的淋巴结、肠系膜以及肝。

（2）裂隙样溃疡，呈缝隙状，见于约 30% CD 患者，可深达黏膜下层甚至肌层，是 CD 穿孔和瘘管的病理基础。

（3）肠壁各层均有炎症病变是 CD 普遍的组织学改变，即从肠黏膜至浆膜层均有炎症反应。早期表现为局部组织坏死和溃疡形成，随着炎症的发展，黏膜下慢性炎细胞浸润，最后肠壁各层受累，表现为水肿、淋巴管扩张、淋巴组织增生和纤维组织增生。中性粒细胞则易侵犯隐窝，常导致隐窝炎和隐窝脓肿，是活动性病变的标志。

## 五、临床表现

CD 好发于青少年，常起病隐匿、进展缓慢，病情复杂，可累及消化道多个部位，从发病至确诊往往需数月至数年。此外，在 50 岁左右也有一个较小的高发期。本病病程漫长，有长短不等的活动期与缓解期交替以及终生复发倾向。少数急性起病，可表现为急腹症，酷似急性阑尾炎，或以肠穿孔或肠梗阻为首发。

### （一）消化系统表现

1. 腹痛　为本病最常见临床症状。多位于右下腹或脐周，常为间歇性、痉挛性阵痛，伴腹鸣。常有进餐后加重，排便或肛门排气后缓解。腹痛的发生可能与肠内容物通过炎症、狭窄肠段，引起局部肠痉挛有关，亦可由部分或完全性肠梗阻引起。若出现持续性腹痛和明显压痛，提示炎症波及腹膜或腹腔内脓肿形成。突发的全腹剧痛和腹膜刺激征，可能系病变肠段急性穿孔诱发急性腹膜炎所致。

2. 腹泻　亦为本病常见临床症状之一，主要由病变肠段炎症渗出、蠕动增加及继发性吸收不良引起。腹泻先是间歇发作，病程后期可转为持续性。粪便多为糊状，一般无肉眼脓血。病变涉及下段结肠或肛门直肠者，可有黏液脓血便及里急后重。

3. 腹部包块　多位于右下腹与脐周。见于 10% ~20% 患者，由于肠粘连、肠壁增厚、肠系膜淋巴结肿大、内瘘或局部脓肿形成所致。固定的腹块提示有粘连，多已有肠外瘘或腹腔脓肿形成。

4. 瘘管形成　因透壁性炎性病变穿透肠壁全层至肠外组织或器官而成。瘘管形成是 CD 的临床特征之一，往往作为与溃疡性结肠炎鉴别的依据。瘘分内瘘和外瘘，前者可通向其他肠段、肠系膜、膀胱、输尿管、阴道、腹膜后等处，后者通向腹壁或肛周皮肤。肠段之间内瘘形成可致腹泻加重及营养不良。肠瘘通向的组织与器官因粪便污染可致继发性感染。外瘘或通向膀胱、阴道的内瘘均可见粪便与气体排出。

5. 肛门周围病变　包括肛门直肠周围脓肿、窦道、瘘管及肛裂等病变，见于部分患者，有结肠受累者较多见。有时这些病变可为本病的首发或突出的临床表现。

### （二）全身表现

本病全身表现较多且较明显，其中发热及营养不良最常见。

1. 发热　为常见的全身表现之一，与肠道炎症活动及继发感染有关。间歇性低热或中度热常见，偶有呈弛张高热伴毒血症。少数患者以发热为主要临床症状，甚至较长时间不明原因发热之后才出现消化道临床症状。

2. 营养障碍　由慢性腹泻、食欲减退、慢性消耗及消化吸收不良等因素所致。表现为消瘦、贫血、低蛋白血症和维生素缺乏等。青春期前起病常有生长发育障碍。

3. 肠外表现　本病可有全身多个系统损害，因而伴有一系列肠外表现，包括杵状指（趾）、关节炎、结节性红斑、坏疽性脓皮病、口腔黏膜溃疡、虹膜睫状体炎、葡萄膜炎、小胆管周围炎、硬化性胆管炎、慢性活动性肝炎等，淀粉样变性或血管栓塞性疾病亦偶有所见。

## 六、并发症

CD 的并发症发生率较高，多与疾病活动性相关，并与病变部位、临床类型等有关。常见的并发症包括肠梗阻、肠穿孔、消化道大出血。CD 并发症的出现常预示病情严重，预后差。

### （一）肠梗阻

可由活动性炎症或由纤维增生以及肠粘连导致肠腔狭窄引起。前者可随炎症消退而缓解，后者通常需要内镜下治疗或外科治疗。

### （二）肠穿孔

由于 CD 的病变波及肠道管壁全层，当炎症严重时，可自发肠穿孔，也可由肠道清洁及肠镜检查所致。多为慢性，若发生急性穿孔，可导致急性腹膜炎。

### （三）消化道大出血

当炎症损伤较大的血管时，可引起消化道大出血。

此外，脂肪肝也较常见，可能与营养不良及毒素作用相关。可能因胆盐的吸收障碍肠内草酸盐吸收过多，胆结石和尿路结石也不少见。病程较长时，可有肠道癌变。

## 七、辅助检查

### （一）实验室检查

虽然 CD 的实验室检查手段较以往明显增多，但是尚未找到一个同时拥有高敏感性及特异性的实验室诊断方法。

1. 血常规　大部分患者有不同程度的贫血、血小板升高和白细胞异常。贫血与营养不良、失血、骨髓抑制以及铁、叶酸和维生素 $B_{12}$ 等吸收减少有关。白细胞异常则与病变活动性、药物治疗及继发感染相关。血小板升高则原因不明。

2. 粪便常规　可见红、白细胞，潜血试验常阳性。

3. 血生化　黏蛋白增加，白蛋白降低，血清钾、钠、钙、镁等可下降。

4. 炎症指标　降钙素原、C－反应蛋白（CRP）及红细胞沉降率（ESR）等炎症活动性指标可有不同程度升高，并与炎症活动性呈正相关。

5. 血清学抗体

（1）抗中性粒细胞胞浆抗体（anti－neutrophil cyto plasmic antibodies，ANCA）：CD 患者可出现一种斑点状的 ANCA（sANCA），溃疡性结肠炎（UC）患者的 ANCA 则表现为核周的染色（pANCA）。

（2）抗胰腺腺泡抗体（PAB）：20 世纪 60 年代，人们发现 CD 和急性胰腺炎之间可能存在相关性。有资料表明，有 27%～39% 的 CD 患者血清中存在 PAB，而只有 5% 的 UC 患者血清中存在 PAB。虽然 PAB 对 CD 的特异性可能较高，但因为其敏感性太低，临床上单独应用价值有限。

（3）抗酿酒酵母抗体（anti－saccharomyces cerevisiae antibodies，ASCA）：是一种针对真菌菌属的抗体。ASCA 被认为是 CD 理想的血清标志物之一，具有较高的特异性，联用 ASCA 和 pANCA 在 CD 和 UC 的鉴别诊断中具有较高的准确性。

（4）抗鸟型分枝杆菌结核抗原抗体（mycobacterium avium subspecies paratuberculosis，MAP）。

（5）细菌相关抗原：肠道菌群失调被认为是 IBD 的发病机制中的重要因素，所以对于部分细菌抗原的检测，可以提示肠道炎症性疾病的状况。

（6）粪中性粒细胞衍生蛋白：包括乳铁蛋白（lactoferrin，LF）、钙卫蛋白（calprotectin，CaD）、多形核中性粒细胞弹力蛋白酶（polymorphonuclear neutrophil elastase，PMN－e）等实验室指标用于CD的诊断及病情评估、预后具有很大的潜在价值。

### （二）影像学检查

胃肠钡餐造影、钡灌肠造影检查是诊断本病的重要手段，气钡双重对比造影有助于发现早期病变。小肠病变宜行胃肠钡剂造影，结肠病变可行钡剂灌肠检查。X线表现上，可见黏膜皱襞粗乱、纵行性溃疡或裂沟、鹅卵石征、假息肉、多发性狭窄或肠壁僵硬、瘘管形成等X线征象，病变呈节段性分布。由于肠壁增厚，可见填充钡剂的肠襻分离。

腹部超声、CT、MRI可显示肠壁增厚、腹腔或盆腔脓肿、包块等。

同位素炎症定位显像有助于早期诊断UC与CD，特别是能够判断疾病的活动度，评价其对治疗的反应。

### （三）内镜检查

任何疑诊CD的患者，都必须在全消化道内镜检查的基础上完成诊断与鉴别诊断。

1. 结肠镜检查　结肠镜是CD最敏感的检查方法，结肠镜检查（包括染色、放大及超声技术）不但可以直接观察肠道病变，而且可以进行黏膜活检。结肠镜检查应达末段回肠，行多段多点活检，包括病变部位和非病变部位。内镜下最具特征的内镜表现包括黏膜水肿糜烂、沟槽样纵行溃疡、鹅卵石样改变、假息肉及肠腔狭窄、回肠末端受侵等。本病变多呈节段性、非对称性分布。肠道狭窄为最常见的内镜表现。因为CD病变累及范围广，为肠壁全层性炎症，故其诊断往往需要X线与结肠镜检查的相互配合。结肠镜检查直视下观察病变，对该病的早期识别、病变特征的判断、病变范围及严重程度的估计较为准确，且可取活检，但只能观察至回肠末段，遇肠腔狭窄或肠粘连时观察范围会进一步受限。X线检查可观察全胃肠道，显示肠壁及肠壁外病变，故可与结肠镜互补，特别是在小肠病变的性质、部位和范围的确定上仍然是目前最为常用的方法。

2. 小肠胶囊内镜检查　是通过具有摄影及无线传输功能的胶囊观察小肠的新技术，其可观察传统胃肠镜检查无法企及、放射学检查可能遗漏的小肠病变，SBCE操作方便，痛苦少，对发现小肠黏膜敏感较好，但对一些轻微病变的诊断缺乏特异性，且有发生滞留的危险。主要适用于疑诊CD但结肠镜和小肠放射影像学检查阴性者。SBCE检查阴性，倾向于排除CD；阳性结果需综合分析和进一步检查证实。SBCE检查的禁忌证包括胃肠道梗阻、狭窄或瘘管、装有起搏器或其他电子医疗器械、吞咽功能异常患者。

3. 小肠镜检查　目前我国常用的小肠镜检查是气囊辅助式小肠镜（BAE），如双气囊肠镜（DBE）。该检查可直视观察病变、取活检和进行内镜下治疗，但为有创性检查，有一定并发症的风险。BAE主要适用于其他检查（如SBCE或放射影像学）发现小肠病变或尽管上述检查阴性而临床高度怀疑小肠病变需进行确认和鉴别者，或已确诊CD需BAE检查以指导或进行治疗者。小肠镜下CD病变特征与结肠镜所见相同。DBE与SBCE相比最主要的优势是可以取活检和在检查过程中可以行一些治疗措施。DBE比放射学检查在发现小肠病变具有更高的敏感性。然而，完整的小肠评估在近端炎症病变严重时受限，风险比SBCE要高。DBE在需取组织做病理检查及治疗操作时是必需的。

4. 胃镜检查　部分CD病变可累及食管、胃和十二指肠，但一般很少单独累及。原则上胃镜检查应列为CD的常规检查，尤其是有上消化道临床症状者。

### （四）活组织检查

临床上无论CD内镜表现是否具有特征性，均应行黏膜活检及病理学检查，活检对诊断与鉴别诊断有重要价值。本病的典型病理组织学改变是非干酪性肉芽肿，大多表现为淋巴细胞聚集，极少数可见纵行溃疡及非干酪样坏死性肉芽肿。还可见裂隙状溃疡、固有膜底部和黏膜下层淋巴细胞聚集、黏膜下层增宽、淋巴管扩张及神经节炎等。

虽然目前国内外的指南均主张为明确诊断与鉴别诊断，结肠镜检查时应行多段多点活检，包括病变部位和非病变部位，但这种活检具有盲目性，损伤大，易漏诊和误诊。随着内镜下染色（包括化学染色和电子染色）、放大以及超声技术的逐渐普及，有越来越多的学者主张在内镜下染色、放大以及超声技术的全程指导下在可疑病变部位行定点活检。定点活检能够确保活检阳性率高，诊断准确，损伤小。

由于取材的局限性，CD 活检标本的病理学检查常不能反映肠道病变的全貌，因而诊断价值明显低于手术切除标本病理学诊断价值。

### （五）其他检查

肠吸收功能试验因小肠病变而作广泛肠切除或伴有吸收不良者，可做肠吸收功能试验。

## 八、诊断与鉴别诊断

CD 诊断无金标准，需要结合病史、临床表现、内镜、病理组织学、影像学和临床生物化学检查综合分析。基因检测对 CD 的诊断和病情评价可能具有积极意义，但尚未常规应用于临床。

详细的病史应该包括关于临床症状初发时各项细节问题，包括近期的旅行、食物不耐受、用药史（包括抗生素和非甾体类抗炎药）。同时还应高度关注吸烟史、CD 家族史、阑尾手术史及近期胃肠炎感染史等 CD 发病的高危因素。详细的病史还应包括夜间症状、肠外表现（包括口、皮肤、眼睛、关节、肛周皮肤或肛裂）。详细的病史对 CD 的诊断与鉴别诊断有重要参考价值。

一般检查包括一般情况、脉搏、血压、体温、腹部压痛或腹胀、可触及的包块、会阴和口腔的检查以及直肠指检。应常规测量体重及计算体质指数，同时进行营养评估。

部分患者早期无明显的临床表现，或无特异。当有典型且明确的临床表现时，提示病变已导致消化道结构和功能障碍。

无论是否已波及全消化道，全消化道的内镜及组织病理学和影像学检查是必要的。内镜下的染色、放大及超声检查对诊断与鉴别诊断有重要价值。

临床血液、生化及免疫学检查对 CD 的诊断、鉴别诊断和病情评估有重要意义。

### （一）诊断要点

在排除其他疾病基础上，可按下列要点诊断：

（1）具备上述临床表现者可临床疑诊，应进一步检查，尤其是全消化道内镜检查。

（2）同时具备上述结肠镜或小肠镜（病变局限在小肠者）特征以及影像学（小肠造影 CTE 或 MR 肠动描记法 MRE，无条件者采用小肠钡剂造影）特征者，可临床拟诊。

（3）如再加上活检提示 CD 的特征性改变，且能排除肠结核和淋巴瘤，可做出临床诊断。

（4）如有手术切除标本（包括切除肠段和病变附近淋巴结），可根据标准做出病理确诊和临床诊断。

（5）对无病理确诊的初诊病例，随访 6～12 个月以上，可予对症处理，根据对治疗的反应和病情变化，符合 CD 自然病程者，可作出临床确诊。

（6）如与肠结核混淆不清，但倾向于肠结核者，应按肠结核进行诊断性治疗 8～12 周，再行鉴别。

世界卫生组织（WHO）曾提出 6 个诊断要点的 CD 病理诊断标准（表 7－1），该标准最近再次被 2010 世界胃肠病学组织（WGO）推荐，可供参考。

**表 7－1　2010 世界胃肠病学组织推荐世界卫生组织推荐的 CD 诊断要点**

| 项目 | 临床 | X 线片 | 内镜 | 活检 | 切除标本 |
|---|---|---|---|---|---|
| ①非连续性或节段性改变 | | + | + | | + |
| ②鹅卵石样表现或纵行溃疡 | | + | + | | + |
| ③全壁性炎性反应改变 | +（腹块） | +（狭窄） | +（狭窄） | | + |
| ④非干酪性肉芽肿 | | | | + | + |
| ⑤裂沟、瘘管 | + | + | | | + |
| ⑥肛门部病变 | + | | | + | + |

注：具有①、②、③者为疑诊，再加上④、⑤、⑥三者之一可确诊；具备第④项者，只要加上①、②、③三者之二亦可确诊；应用现代技术 CTE 或 MRE 检查多可清楚显示全壁炎而不必仅局限于发现狭窄。

## （二）诊断流程

1. 确立诊断　对于疑诊 CD 的患者，回肠结肠镜检查并活检末端回肠及各结肠段寻找 CD 的镜下证据，是建立诊断的第一步。

不管回肠末端的内镜检查结果如何，需进一步检查上消化道及小肠，了解 CD 病变的位置及范围。

怀疑重症 CD 的患者，腹部 X 线片在早期诊断中是很有价值的，可发现小肠或结肠膨胀、骶髂关节炎、韧带骨刺等，以及右髂窝可见大块压迹，可辅助 CD 的诊断。

2. 明确病变程度、病变范围和并发症　内镜及放射学检查相结合可确定病变的部位和累及范围，以此为依据才能制订出最佳的治疗方案。

（1）MR 肠成像（MRE）和 CT 肠成像（CTE）：是一种诊断 CD 肠内受累及渗透性病变具有高度精确性的成像技术。MRE 和 CTE 检查小肠需要经口服造影剂对比来获得足够的扩张。灌肠比口服能更好地使小肠扩张，肠腔对比更好。选择技术时需考虑辐射，因为钡剂造影敏感性低。

（2）腹部超声：是一种有用的评估肠道炎症的辅助技术。可透过腹部的超声代表另一种非离子技术，也许可发现疾病的活动，特别适用局限于回肠的 CD。

（3）小肠胶囊内镜（SBCE）：在诊断小肠病变时比 MR 或 CT 的敏感性要高，特别是发现黏膜表面的病变。对于怀疑炎症性肠病所致肠梗阻的患者，能自溶的 SBCE 可作为一线检查；临床高度可疑但回肠结肠镜检查及放射学检查阴性的患者，SBCE 可作为二线检查。

（4）双气囊肠镜（DBE）：比放射学检查在发现小肠病变方面具有更高的敏感性。然而，完整的小肠评估在近端炎症病变严重时受限，风险比 SBCE 要高。DBE 在需取组织做病理检查及治疗操作时是必需的。

3. 狭窄性病变　包括炎症性及纤维增生性狭窄。区分炎症性及纤维增生性狭窄对治疗的选择是重要的，前者可通过内科治疗缓解，而后者必须通过内镜治疗或外科治疗。

对于狭窄性病变最可靠的标准是局部的、持久性的狭窄，可通过狭窄前肠道扩张来排除功能性病变。

检查结肠及末端回肠狭窄首选结肠镜，可以取组织做病理诊断。当病变处内镜不能通过时，辅助的放射学检查在排除额外的狭窄病变是必要的。简单的放射成像可以确定小肠梗阻但是不能描述病因，另行 MR 或 CT 诊断试验是必要的。

超声有利于发现小肠狭窄前的扩张的严重病例。如果结肠镜因为狭窄不能使用，MR 或 CT 结肠成像（CT）可用来评估内镜未能发现的检查炎症病变的肠段。

4. 肠壁外并发症　CD 肠壁外腹腔并发症包括腹腔脓肿、窦道和瘘管。尽管腹部 MR 和 CT 对该类并发症的诊断具有高度精确性．但 US 仍是最简单易行的诊断方法。

5. 肛周病变　CD 的肛周病变包括肛周脓肿、窦道和瘘管。盆腔 MR 是该类并发症最有效的诊断技术，超声（包括体表超声和腔内超声）也有重要诊断价值。

## （三）疾病评估

1. 临床类型　2005 年蒙特利尔修订的维也纳分型为目前 CD 分型的国际标准（表 7－2）。

**表 7－2　CD 临床类型**

| 确诊年龄（A） | | 病变部位（L） | | | 疾病行为（B） | | |
|---|---|---|---|---|---|---|---|
| A1 | ≤16 岁 | L1 | 回肠末端 | L1＋L4[b] | B1[a] | 非狭窄非穿透 | B1p[c] |
| A2 | 17～40 岁 | L2 | 结肠 | L2＋L4[b] | B2 | 狭窄 | B2p[c] |
| A3 | ＞40 岁 | L3 | 回结肠 | L3＋L4[b] | B3 | 穿透 | B3p[c] |
| | | L4 | 上消化道 | | | | |

注：B1[a] 可发展为 B2 或 B3；L4[b] 可与 L1、L2、L3 同时存在；p[c] 为肛周病变，可与 B1、B2、B3 同时存在。

2. 疾病活动度　患者 CD 活动指数（CDAI）＞150 定义为活动性病变（表 7－3）。现在更倾向于 CDAI 联合 CRP＞10mg/L 来评价 CD 的活动度。疾病缓解的标准为 CDAI＜150，生物学指数 Brignola＜

100 也是必需条件，这一指标的优点是更具客观性，对 CD 缓解期维持的评估研究应持续至少 12 个月。

**表 7－3　Best CDAI 计算法**

| 变量 | 权重 |
|---|---|
| 稀便次数（1 周） | 2 |
| 腹痛程度（1 周总评，0～3 分） | 5 |
| 一般情况（1 周总评，0～4 分） | 7 |
| 肠外表现与并发症（1 项 1 分） | 20 |
| 阿片类止泻药（0、1 分） | 30 |
| 腹部包块（可疑 2 分；肯定 5 分） | 10 |
| 血细胞比容降低值（正常值[a]：男 0.40，女 0.37） | 6 |
| 100×（1－体重÷标准体重） | 1 |
| 总分＝各项分值之和 | |

注：血细胞比容正常值按我国标准；CDAI＜150 分为缓解期，CDAI≥150 分为活动期，150～220 分为轻度，221～450 分为中度，＞450 分为重度。

CD 的临床疾病活动度分为轻度、中度和重度（表 7－4）。

**表 7－4　CD 活动度分级**

| 轻度 | 中度 | 重度 |
|---|---|---|
| CDAI 在 150～220 | CDAI 在 220～450 | CDAI＞450 |
| 例如，可步行和日常饮食，体重减轻＜10%。没有肠梗阻，发热，脱水，腹部包块或触痛。CRP 通常高于正常值上限 | 例如，间歇性呕吐，或体重减轻＞10%。按轻度治疗无效，或有触痛的包块。没有明显梗阻。CRP 高于正常上限 | 例如，恶病质（BMI＜18），有梗阻或脓肿。经强化治疗后临床症状持续。CRP 升高 |

3. 应答　CD 对治疗的应答定义为 CDAI 下降幅度≥100。

4. 复发　确诊为 CD 的患者在经过内科治疗取得临床缓解或自发缓解后，出现临床症状复燃。复发需经实验室、影像学或内镜检查证实，同时 CDAI＞150，且比基线升高≥100 点。

5. 早期复发　经治疗取得缓解后 3 个月内出现复发称为早期复发。

6. 复发的方式　包括不频发型（≤1 次/年）；频发型（≥2 次/年）；持续发作型（活动性 CD 患者临床症状持续发作，无缓解期）。

7. 激素抵抗　泼尼松龙用量达到 0.75mg/（kg·d），超过 4 周，疾病仍然活动者。

8. 激素依赖　符合下列两项中一项即为激素依赖。

（1）在保证没有疾病活动复发的情况下，自开始使用激素起 3 个月内不能将激素用量减少到相当于泼尼松龙 10mg/d（或布地奈德 3mg/d）的剂量。

（2）停用激素后 3 个月内复发者。

在确定激素抵抗或激素依赖前，应仔细排除疾病是否存在并发症。

9. 再发　CD 患者外科手术后再次出现病变（以上提到的复发是指临床症状的再次出现）。

10. 形态学再发　手术彻底切除肉眼可见的病变后再次出现的 CD 病变。通常出现在“新”回肠末端和（或）吻合口，可通过内镜、影像学检查及外科手术发现。

镜下再发：目前根据 Rutgeerts 标准评估和分级。

0 级：没有病损。

1 级：阿弗他病损，少于 5 处。

2 级：阿弗他病损，多于 5 处，病损间黏膜正常；或跳过较大的病变区域，或病损局限于回结肠吻合口黏膜（＜1cm）。

3 级：弥散性阿弗他回肠炎，伴有弥漫的黏膜炎症。

4 级：弥散性回肠炎合并较大的溃疡、结节样病变或狭窄。单纯的充血水肿被认为是再发的标志。

11. 预后　CD病程总的趋势是进行性的，病情会逐渐加重，但CD是慢性疾病，尤其是在合理而优化的抗CD治疗基础上，CD患者可维持长期的缓解，能像正常人一样工作和生活。

但是，具有下列情形的CD患者，通常预后不良。

（1）有肛周病变。

（2）回结肠受累。

（3）病变范围超过100cm。

（4）上消化道受累。

（5）青少年期发病。

（6）初始即需要激素治疗。

预后不良的主要表现为肠梗阻、腹腔脓肿、肠瘘、肠穿孔、消化道大出血、复杂肛瘘、肠切除手术和死亡等发生率均较高。

## （四）鉴别诊断

1. 肠结核　与CD鉴别最困难的疾病是肠结核（intestinal tuberculosis，IT）。近年来CD与IT的发病率均呈上升趋势，两者的临床、内镜、病理和影像学均相似，因此，两者的鉴别十分困难。在临床表现上，IT在消化系统也有腹痛、大便性状改变、腹部肿块、肠梗阻和瘘管的形成，但若出现肠道内外瘘和肛门直肠周围病变则是CD较为特征性表现。内镜表现结肠镜检查在CD与IT的诊断与鉴别具有重要的作用。CD内镜下见病变多累及末端回肠与邻近右半结肠，呈节段性与不对称性分布，可见纵行或阿弗他溃疡，溃疡周围黏膜正常或增生呈鹅卵石样。IT内镜下可见病变多位于回盲部，溃疡多呈环形且较深，边缘呈鼠咬状，可见回盲瓣溃疡或功能受损。内镜下组织及病理学检查在CD和IT的鉴别中起着关键作用，CD以非干酪性肉芽肿、淋巴细胞聚集、全层炎症等病理特征，IT则以干酪性坏死性肉芽肿为主要病理特征

如有潮热、盗汗等结核中毒临床症状，以及TB－spot、PPD阳性，同时胸部CT见肺部（尤其是上肺）及胸膜病变，应高度怀疑肠道溃疡为肠结核，同时行诊断性抗结核治疗8～12周，并适时内镜复查有助于诊断与鉴别诊断。若结核证据不充分，但不能完全除外肠结核，或合并肠外结核时，应在CD规范化治疗的同时，予预防性抗结核治疗。

2. 肠型淋巴瘤　可单独存在或为全身淋巴瘤的一部分，常有腹痛及大便次数增多及性状改变，伴不明原因发热，甚至高热，但一般情况尚好。血常规多正常，或有淋巴细胞增多，ESR常明显增高，免疫球蛋白常增高。内镜下见溃疡多发于回盲部，溃疡常孤立而深大，表面常覆污苔，周边增生反应明显。超声内镜可见肠管壁结构破坏或层次消失，并呈较低回声。病理学见淋巴瘤细胞浸润。PET－CT检查有助于肠型淋巴瘤诊断。需要警惕的是，目前已有报道CD患者长期联合应用免疫抑制剂可诱发淋巴瘤。

3. 消化道白塞病　是一种全身性、慢性、血管炎症性疾病，主要临床表现为复发性口腔溃疡、生殖器溃疡、眼炎及皮肤损害，也可累及血管、神经系统、消化道、关节、肺、肾、附睾等器官。针刺试验常阳性。诊断主要依靠内镜和钡灌肠检查。内镜见到肠管黏膜特别在回盲部有边缘清楚的圆形或近似圆形的单个或多个溃疡，为其特征性改变。溃疡底部大多覆以黄白苔，X线检查常在回盲部发现黏膜集中的溃疡龛影。系统表现不典型者鉴别亦会相当困难。

4. UC　CD与UC同属IBD，两者的鉴别诊断根据病史、临床表现影像、内镜、病理组织及实验室检查等多方面综合分析常易区分。全消化道内镜检查机CTE和MRE检查对两者的鉴别诊断是必要的。

5. 其他疾病　其他需要鉴别的疾病还包括感染性肠炎、缺血性结肠炎、放射性肠炎、药物性（如NSAID）肠病、嗜酸性粒细胞性肠炎以及以肠道病变为突出表现的风湿性疾病（如系统性红斑狼疮、原发性血管炎等）、憩室炎等。根据临床表现、内镜和组织病理学特征不难鉴别。

## 九、治疗

### （一）一般治疗

1. 戒烟　继续吸烟会明显降低药物疗效、增加手术率和术后复发率，戒烟则有利于CD缓解及延长缓解期。因此，无论是活动期还是缓解期，CD患者都应该戒烟。

2. 营养支持　CD患者常有不同程度的营养不良，而且中重度营养不良常见。因此，应在及时评估患者营养状况基础上，高度重视营养支持治疗。尤其是儿童及青少年CD患者，由于营养不良会导致生长发育障碍。营养支持治疗是CD治疗的重要内容，其疗效至少等同于药物治疗。营养支持治疗包括患者日常饮食以及肠内外营养。日常饮食中应注重低脂肪、低糖、适量蛋白、高膳食纤维和高维生素饮食，确保易于消化吸收。另外，由于CD患者肠道功能消化及代谢功能低下，常见铁、钙以及维生素（特别是维生素D、维生素B）等物质的缺乏，应及时补充，必要时予要素饮食来补充叶酸、维生素及钙、铁、镁等微量元素。要素饮食具有补充营养、调节肠道菌群、抑制炎症反应、修复黏膜屏障等作用。部分CD患者对要素饮食有不同程度的不耐受，可予生态制剂、消化酶及解痉剂治疗。当患者营养状况极差或有进食及消化和吸收功能明显障碍时，应予胃肠外营养或同时行胃肠内和胃肠外营养。

3. 适度休息、清淡饮食、有规律的生活　CD患者处于活动期时，常有一系列临床症状，这些临床症状会降低患者的食欲、精神及体力，影响日常生活。因此，CD患者需要适度的休息。在缓解期，CD患者通常无临床症状，基本上可以像正常人一样生活和工作，但是有规律的工作和生活是必要的，避免过度劳累和生活无节制。饮食以清淡易消化的食物为主，避免辛辣及其他对胃肠道有强烈刺激性的食物，避免海鲜及牛奶制品，尤其是在活动期，禁食生海鲜及牛奶。

### （二）药物治疗

1. 药物治疗的基本原则

（1）制订CD患者的治疗方案之前应全面考虑其病程、活动性、病变累及部位及发作类型，并需要与患者讨论各种治疗方案的利弊，制定出兼具规范化和个性化的治疗方案。

对于活动期CD的诱导缓解治疗，尽管有学者倾向于升阶梯（step－up）治疗方案，但主流观念主张行降阶梯（top－down）治疗（图7－1），尤其是具有不良预后倾向的中至重度活动期CD。降阶梯治疗方案能让患者获益更多，从整个病程来看，性价比也更高。

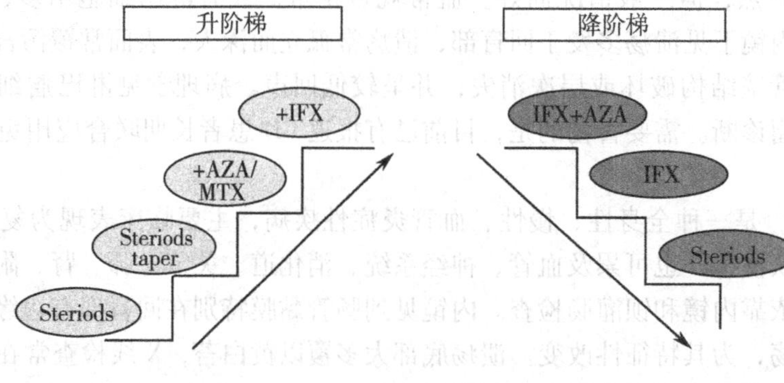


**图7－1　降阶梯和升阶梯治疗方案示意图**

Steroids：激素；AZA：乙酰唑胺；MTX：甲氨蝶呤；IFX：英夫利昔

降阶梯治疗方案是指在活动期CD的早期即以生物制剂为主，可联合应用嘌呤类药物，多能及时控制临床症状，使患者由活动期迅速进入深度缓解期，最终达到阻止和（或）减缓疾病进展，改变CD的自然病程，避免肠道结构的损害和致残，维持肠道正常功能。若上述治疗无应答或应答不理想，再考虑改用激素行诱导缓解治疗。

升阶梯治疗方案是指活动期CD首先以激素行诱导缓解治疗，若无应答或应答不理想，再依次以嘌呤类药物及生物制剂行诱导缓解治疗，确保CD由活动期进入缓解期。

（2）CD 的治疗应强调早期干预，即在 CD 病程早期即进行治疗。早期干预的最佳时间窗口是起病后 1 年内，此阶段疾病以肠道炎症病变为主，无狭窄性、穿透性病变等并发症，无肠道结构损害和功能丧失。因此，应在及时明确诊断的基础上，在出现并发症前早期干预。对于具有不良预后倾向的 CD 患者，尤其应进行早期干预。早期干预对于深度缓解病情、延缓患者肠道结构和功能丧失的进程、减少并发症以及降低手术率和死亡率均具有重要意义。

（3）药物的合理选择受以下因素影响：药效及潜在不良反应之间的平衡；以前对治疗的反应（特别是治疗后复发、糖皮质激素依赖或无效的病例）；肠外表现或并发症；药物的性价比。

（4）药物治疗的目的是诱导缓解和维持无激素的长期缓解，防治并发症，改善生存质量。改善生活质量是抗 CD 治疗的终极目的，包括缓解患者临床症状、消除精神及心理障碍、享受正常的工作和生活。

（5）维持缓解治疗和诱导缓解治疗同样重要。

2. 诱导缓解治疗

（1）初诊 CD 患者的治疗

1）轻度活动性局限性回盲部 CD：治疗首选布地奈德 9mg/d。美沙拉嗪的作用有限。不推荐使用抗生素。不必予糖皮质激素治疗。

2）中度活动性局限性回盲肠 CD：首选布地奈德 9mg/d，或全身使用糖皮质激素。也可选用嘌呤类药物或甲氨蝶呤（MTX）联合糖皮质激素。对于既往有激素依赖、激素抵抗或不耐受患者，可考虑 TNF 单抗治疗。

3）重度活动性局限性回盲肠 CD：首选全身使用皮质激素。对于复发病例，适合使用抗治疗坏死因子 - α（TNF - α，目前国内唯一在临床上应用的是 infliximab，IFX）治疗，可联合或不联合免疫调节剂治疗。对于那些不常复发的病例可再次使用糖皮质激素联合免疫调节剂治疗。手术治疗也是一种选择，但要权衡利弊。

4）结肠病变：轻度活动期结肠 CD 可使用柳氮磺吡啶或全身使用糖皮质激素。中重度活动结肠 CD，可使用 IFX 加用或不加用免疫调节剂。对于不常复发的患者可重新使用激素加用免疫调节剂治疗。在首次使用免疫调节剂或 IFX 治疗前应考虑手术治疗的可能性。

5）广泛性小肠病变：应该使用全身性糖皮质激素治疗联合应用嘌呤类药物或 MTX。对于复发病例，如果存在中重度疾病活动的客观依据，IFX 治疗联合或不联合嘌呤类药物是合适的选择。宜予营养支持治疗。外科治疗也应在疾病的早期阶段进行考虑和讨论。对于临床症状提示预后较差的病例应早期使用嘌呤类药物、MTX 和（或）IFX 治疗。

6）食管和胃、十二指肠病变：应予质子泵抑制剂治疗，必要时加用全身糖皮质激素治疗和嘌呤类药物或 MTX。对于严重或难治性病例可考虑选择 IFX 治疗。出现梗阻临床症状可行扩张或外科治疗。

（2）复发 CD 患者的治疗

1）早期复发：任何发生早期复发的患者（<3 个月）都应该使用免疫调节剂以减少再次复发的风险。应根据既往的疗效和目前的病情综合考虑是否使用与过去诱导缓解相同的治疗方案或使用新的诱导治疗方案。同时应重新评估病变的范围和疾病活动性。对于存在中重度活动性的复发病例，应该考虑 IFX 治疗，因为早期（<2 年）、未治疗过的 CD 患者使用 IFX 疗效优于嘌呤类药物，两者联合使用疗效更明显。所有的早期抗 TNF 治疗都能获得较好的疗效。

2）反复复发 CD 患者的治疗：是指病情反复发作，但不是早期复发。对于反复复发的 CD 患者，应在检讨患者对过去治疗方案的依从性、详细评估患者病情（包括并发症及机会性感染）以及患者生活习惯和生活环境基础上，及时优化原治疗方案。在与患者及其家属以及外科等相关临床科室充分沟通的基础上及时转换治疗方案是必要的。

（3）激素抵抗或激素依赖性 CD 患者的治疗：存在活动性病变客观依据且对糖皮质激素抵抗或依赖的 CD 患者，应该使用 IFX 治疗（联合或不联合嘌呤类药物或 MTX），外科手术治疗也应在早期考虑和讨论。

（4）难治性 CD 患者的治疗：难治性 CD 是指根据患者的病情合理制订的规范化治疗方案无效。对于这类患者，应在检讨患者对过去治疗方案的依从性、再次详细评估患者病情（包括并发症及机会性感染）以及患者生活习惯和生活环境基础上，及时优化原治疗方案。同时，还应在与患者及其家属以及外科等相关临床科室充分沟通的基础上，及时转换治疗方案，包括外科治疗。

3. 维持缓解治疗　CD 诱导缓解治疗的目的使 CD 尽快由活动期进入缓解期。活动期 CD 患者通常经过 2 个月左右的规范化治疗后进入缓解期。一旦进入缓解期应立即开始维持缓解治疗。

判断 CD 患者是否进入缓解期的评估是综合性的，除了患者临床症状、体征完全消失，内镜下肠道黏膜在形态和组织病理学上完全愈合是最可靠的证据。因此，内镜检查是评估 CD 是否进入缓解期的必须检查内容。

无论 CD 患者接受何种诱导缓解治疗方案，维持缓解治疗药物首选嘌呤类药物，用法同诱导缓解治疗，时间至少 1 年以上，通常为 2～3 年。接受抗 IFX 诱导缓解治疗的 CD 患者，进入缓解期后仍可以 IFX 维持缓解治疗，剂量同诱导缓解治疗，每 8 周一次，时间至少 1 年以上，通常为 2～3 年。复发的 CD 患者，再次进入缓解期后，可参考原维持治疗方案。

无论是成人还是少年儿童 CD 患者，激素均不能用于维持缓解治疗，尤其是禁用于生长期儿童 CD 患者的维持缓解治疗。无论何种剂型，氨基水杨酸类药物对 CD 患者维持缓解治疗均无明确疗效，因而不能用于 CD 的维持治疗。

4. 主要治疗药物

（1）氨基水杨酸制剂：过去认为氨基水杨酸制剂对 CD 有治疗作用，但近期的一系列多中心临床试验结果表明，无论何种剂型，氨基水杨酸制剂对 CD 均无明确疗效，尤其是对小肠型 CD 无效。因此，氨基水杨酸制剂不宜用于 CD 治疗。

（2）糖皮质激素：糖皮质激素（以下简称激素）对 CD 有诱导缓解作用。泼尼松用法为 0.75～1mg/（kg·d）（其他类型全身作用激素的剂量按相当于上述泼尼松剂量折算），再增加剂量对提高疗效不会有多大帮助，反而会增加不良反应。达到临床症状及内镜下完全缓解时应及时开始逐步减量，每周减 5mg，减至 20mg/d 时，其后每周减 2.5mg 至停用。快速减量会导致早期复发。布地奈德肠溶片用法为每次 3mg，每日 3 次口服，一般在 8～12 周临床缓解后改为每次 3mg，每日 2 次。延长疗程可提高疗效，但超过 6～9 个月则再无维持作用。布地奈德肠溶片适用于轻重度活动性回肠和回结肠 CD。该药为局部作用激素，全身不良反应显著少于全身作用激素。

应用激素时要注意药物相关不良反应，并及时做相应处理。激素治疗时间超过 12 周，宜同时补充钙剂和维生素 D。

糖皮质激素的不良反应大体分为三大类：①为诱导缓解而使用超过生理剂量的激素产生的早期不良反应包括外貌（痤疮、满月脸、水肿和皮肤紫纹）、睡眠和情绪紊乱、精神异常、消化不良及糖耐量异常。②长期应用（通常 >12 周，有时更少）的不良反应包括白内障、骨质疏松、股骨头坏死、肌病及易发生感染。糖皮质激素联合其他免疫抑制剂可增加严重感染的风险。③撤药反应，包括急性肾上腺功能不全（由于突然停药）和假风湿综合征（肌痛、全身不适和关节疼痛这些类似 CD 复发的临床症状），或颅内压增高。早期加用 AZA、IFX，辅以营养治疗或及时外科手术有助于完全停用激素。

布地奈德的不良反应轻于泼尼松，但主要不良反应相似，只是发生率稍低或相仿。

激素不能用于 CD 的维持缓解治疗，尤其是禁用于青少年 CD 患者的维持缓解治疗。

（3）嘌呤类药物：作为嘌呤代谢阻断剂可以阻断核苷酸合成，其免疫调节机制之一是通过调节细胞信号通路（Rac 1 通路）诱导 T 细胞凋亡。硫唑嘌呤（AZA）在体内先代谢成巯嘌呤，再代谢成 6－巯基嘌呤（6－MP）。由于嘌呤类药物起效慢，因此不能单独用于活动性病变的治疗，主要用于缓解期维持治疗，维持长期无激素缓解。也可与激素或生物制剂合用于活动期的诱导缓解治疗。

1）AZA：AZA 用药剂量及疗程要足。但该药不良反应常见，且可发生严重不良反应，应在严密监测下应用。

AZA 合适目标剂量目前尚不确定。ECCO 推荐的目标剂量范围是 1.5～2.5mg/（kg·d）。我国多数学者主张目标剂量范围为 1 ~ 2mg/（kg · d）。AZA 存在量效关系，剂量不足会影响疗效，剂量过大不良反应风险又太高。

AZA 在治疗过程中应根据疗效和不良反应进行剂量调整。目前临床上比较常用的剂量调整方案是，按照当地的推荐，一开始即给予目标剂量，用药过程进行剂量调整。另有逐步增量方案，即从低剂量开始，每 4 周逐步增量，至有效或外周血白细胞下降至临界值或达到当地推荐的目标剂量。该方案判断药物疗效需时较长，但可能减少剂量依赖不良反应。

使用 AZA 维持撤离激素缓解有效的患者，疗程一般为 4 年。如继续使用，其获益与风险应与患者商讨。大多数研究认为，使用 AZA 的获益超过发生淋巴瘤的风险。

AZA 的常见不良反应为骨髓抑制，应严密监测。不良反应以服药后 3 个月内常见，尤其是 1 个月内最常见。但是，骨髓抑制可迟发，甚至可发生在 1 年后及以上者。因此，用药期间应全程监测，定期随诊。第 1 个月内每周复查 1 次血常规，重点监测全血细胞，第 2 ~ 3 个月内每 2 周复查 1 次血常规，之后每月复查血常规，半年后血常规检查间隔时间可视情况适当延长，但不能停止。前 3 个月每月复查肝功能，之后视情况复查。

欧美学者推荐在使用 AZA 前检查硫嘌呤甲基转移酶（TPMT）基因型，对基因突变者避免使用或严密监测下减量使用。TPMT 基因型检查预测骨髓抑制的特异性很高，但敏感性低（尤其在汉族人群），应用时要充分认识此局限性。

2）6 - MP：欧美学者推荐的目标剂量为 0.75 ~ 1.5mg/（kg · d）。使用方法和注意事项与 AZA 相同。

（4）甲氨蝶呤（MTX）：MTX 发挥抗炎作用的主要机制不是因为其代谢产物聚谷氨酸可抑制二氢叶酸还原酶，而是抑制细胞因子和类花生酸的合成，并调节腺苷水平。MTX 能够诱导缓解并有利于撤除激素。MTX 使用指征同嘌呤类药物，但 MTX 目前主要用于对嘌呤类药物或抗 TNF 药物抵抗或不耐受的活动或复发 CD 患者。

与类风湿关节炎治疗不一样，甲氨蝶呤的剂量若小于每周 15mg，对活动期 CD 治疗无效，标准诱导剂量应为每周 25mg，肌内或皮下注射。12 周达到临床缓解后，可改为每周 15mg，肌内或皮下注射，亦可改口服，但疗效可能降低。疗程可持续 1 年，更长疗程的疗效和安全性目前尚无共识。MTX 治疗期间应密切监测临床治疗应答，同时补充叶酸。

MTX 的早期毒性作用是胃肠道反应（恶心、呕吐、腹泻、口腔炎），MTX 治疗后 2 ~ 3 日服用叶酸（5mg/d）可以缓解胃肠道反应。10% ~ 18% 的患者因药物不良反应中断治疗。妊娠是 MTX 使用的禁忌证，用药期间及停药后数月（通常 6 个月）内应避免怀孕，已怀孕患者应终止妊娠。MTX 的主要远期不良反应是肝毒性和肺炎，开始治疗前和治疗后前 4 周应每周行全血细胞和肝功能检查，4 周后再每月监测 1 次。

（5）其他免疫调节剂：包括环孢素（CsA）和他克莫司钙蛋白神经素抑制剂对 CD 疗效有限。作用机制可能是通过阻断转录因子 NFAT 的核转位，从而阻止下游 T 细胞相关细胞因子的转录激活。但其是否可用于诱导缓解尚存在较大争议。

（6）生物制剂：CD 发生的一个重要机制是免疫过激，其主要临床表现为一系列细胞因子和化学因子或免疫细胞表面免疫活性分子过度表达。因此，针对上述机制目前已研发出一系列生物制剂来治疗 CD，尤其是针对 CD 患者普遍高表达的 TNF - α，目前已成功开发出多种抗 TNF - α 单克隆抗体，包括英夫利昔（IFX）、阿达木（ADA）和赛妥珠单抗。上述三种药物在欧美已批准应用于临床治疗 CD。在我国已经上市的是英夫利昔（IFX），即将上市的是阿达木（ADA）。

IFX 为人鼠杂合型抗 TNF - α 单抗，ADA 为全人源型抗 TNF - α 单抗。但 IFX 和 ADA 均是 IgG1 型 TNF - α 单抗，具有强大的抗炎效应，其机制是通过中和 TNF - α，抑制 TNF - α 的免疫学活性，并诱导炎性细胞凋亡。赛妥珠单抗是聚乙二醇化抗 TNF - α Fab 片段单抗。虽然没有促凋亡效应，但已证实具有临床疗效。

这些抗 TNF - α 单抗药物对活动性 CD 诱导缓解治疗和缓解期 CD 的维持缓解治疗具有良好的治疗

效果，总有效率在60%～70%。

IFX的给药途径为静脉滴注，使用方法为5mg/kg，静脉滴注，在第0、2、6周给予作为诱导缓解；随后每隔8周给予相同剂量作长程维持缓解治疗。阿达木单抗、赛妥珠单抗为皮下注射，剂量分别为40mg和400mg（或200mg）。给药途径会影响给药频率和药物相关不良反应。静脉给药可导致速发性和迟发性输注反应，皮下注射会导致注射部位的疼痛反应。给药途径是药物选择的决定因素之一，因此用药前应同患者沟通。在使用抗TNF－α药物之前，应仔细筛查患者体内有无急性感染或隐匿性结核等感染性疾病。

在使用IFX前，正在接受激素治疗的CD患者应继续原来激素治疗，在取得临床完全缓解后再将激素逐步减量至停用。对原先已使用免疫抑制剂无效者无必要继续合用免疫抑制剂；但对IFX治疗前未接受过免疫抑制剂治疗者，IFX与AZA合用可提高撤离激素缓解率及黏膜愈合率。对某一种抗TNF－α单抗不耐受的患者，尤其是严重不耐受时，可选用其他的抗TNF－α单抗药物。

IFX维持治疗期间复发者，应查找原因。如为剂量不足，可增加剂量或缩短给药间隔时间；如为抗体产生所致，可换用其他生物制剂（目前我国未批准）；如有机会性感染等并发症，应及时予以相关治疗。

目前尚无足够资料提出何时可以停用IFX。对IFX维持治疗达1年，保持撤离激素缓解伴黏膜愈合及CRP正常者，可以考虑停用IFX，继以免疫抑制剂维持治疗。对停用IFX后复发者，再次使用IFX可能仍然有效。

各种抗TNF－α单抗治疗CD时均有可能出现不良反应，最常见的是过敏反应、机会性感染。近期已有报道应用抗TNF－α单抗治疗的CD患者中出现骨髓抑制、淋巴瘤及风湿病。大多数抗TNF－α药物相关的不良反应在CD患者中都能进行分类，按适应证使用抗TNF－α药物是相对安全的。

IFX输注反应（输注2小时内或输注后短期内）罕见，可通过减慢输注速度或使用抗组胺药、解热镇痛药或糖皮质激素进行处理。曾有过敏反应的报道，也可出现关节痛和强直、发热、肌痛和全身不适等迟发型反应，尤其多见于两次输注间隔时间＞1年时。此时，可在生物治疗前给予氢化可的松预防，但随时间延长，氢化可的松易丧失疗效。

感染，包括继发的机会性感染和潜伏的感染复燃，是CD患者使用抗TNF药物时应考虑到的主要问题。应用IFX前应明确是否为感染性疾病，尤其是结核和病毒性肝炎。若存在感染性疾病，在综合评估后可在抗感染治疗的同时予IFX治疗；必要时可先行抗感染治疗，待感染控制后再行IFX治疗。由于有难以控制的脓毒血症的危险，急性感染（如脓肿）是使用IFX的绝对禁忌证。在IFX治疗期间，仍应密切关注感染性疾病。一旦出现感染性疾病，应及时予以抗感染治疗，并酌情调整CD治疗方案。

尽管市场监测尚未见抗TNF－α药物治疗CD后淋巴增生性疾病或恶性肿瘤发生（缘于内源性TNF具有肿瘤抑制作用）的相关报道，但是目前相关研究随访时间较短，且最近一篇纳入所有抗TNF－α药物治疗IBD的临床试验的荟萃分析显示，使用抗TNF－α药物治疗后淋巴瘤发生风险较使用嘌呤类药物要高。IFX治疗所致的死亡风险并不比非生物治疗高。长期联合免疫抑制治疗（激素、巯嘌呤和抗TNF－α药物）不仅会增加机会性感染的风险，而且也很可能会增加肝脾T细胞淋巴瘤的发生风险。

（7）新一代生物制剂：治疗CD新一代生物药物是选择性黏附分子阻断剂——那他珠单抗。那他珠单抗是针对整合素 $\alpha_4$ 的人化单克隆抗体，可抑制白细胞黏附和向炎症部位的趋化。以前使用过抗TNF－α单抗的患者同样获得很好应答。尽管那他珠单抗在美国仅批准用于抗TNF－α单抗抵抗的CD患者，但研究显示该药用于维持治疗的效果更为显著。

另外一种选择性黏附分子阻断剂是Alicaforsen（人ICAM1的反义寡核苷酸），目前临床试验中应用剂量还没有显示治疗活动性CD的疗效。有关干扰素－γ单抗（芳妥珠单抗）、IL－12/23 p40和IL－68单抗的疗效已有综述报道。肠外给予IL－10和IL－11治疗CD没有疗效，但肠内给予IL－10和IL－11则具有治疗效果。IL－10和IL－11的肠道黏膜给药系统正在开发之中。其他新型治疗方法如干细胞移植的有效性和安全性尚有待进一步探讨。

## （三）内镜治疗

1. 肠道狭窄　当狭窄为炎症所致的充血水肿引起时，有效的抗 CD 内科治疗可缓解。当狭窄为反复发作的炎症所致的瘢痕引起时，内科治疗则无效，应考虑进一步的治疗，包括内镜下的扩张治疗及手术治疗（包括切除狭窄，或切开狭窄部位行扩张性缝合）。在胃镜及结肠镜所能到达的狭窄部位，首选内镜扩张术。

2. 早期肠癌　CD 继发的早期肠癌的及时诊断取决于内镜对肠道病变长期有效的监测，尤其是内镜下染色、放大及超声技术的应用。这些技术的应用可指导对可疑病灶进行定点活检，从而极大提高对早期肠癌的诊断效率。

对已经发生的早期恶性表现（如不典型增生），应进行分级，包括低度、高度或不能确定的不典型增生。

（1）隆起性不典型增生病灶，应内镜下 EMR 或 ESD 治疗，完整切除病灶。若其周围扁平黏膜未见不典型增生，其后行内镜监测即可。若无法行内镜下病灶完整切除，或不典型增生同时见于周围扁平黏膜，或切除病灶的病理检查结果显示病灶已癌变，应行结直肠切除术。

（2）具有扁平黏膜低度不典型增生的患者，应行结直肠切除，或 3 个月内再次内镜及活检监测。

（3）扁平黏膜的高度不典型增生和腺癌应行结直肠切除。

## （四）外科治疗

尽管相当部分 CD 患者最终难以避免手术治疗，但因手术并不能治愈 CD，同时术后复发可能性大，CD 的治疗仍以内科治疗为主。因此，内科医师应在 CD 治疗全过程中慎重评估手术的价值和风险，并与外科医师密切配合，制订最合理的治疗方案，力求在最合适的时间施行最有效的手术。

虽然关于手术治疗的证据基于少数的前瞻性随机研究，然而有证据表明，广泛肠切除不再是必要的且可能有害。因此，目前的趋势是先不管已经病变的肠道，仅处理引起需要手术治疗的引起临床症状的肠段。这一策略大大减少了广泛切除导致的短肠综合征的风险。

1. 手术指征

（1）CD 并发症

1）肠梗阻：炎症性狭窄引起的梗阻如药物治疗无效可考虑手术治疗。由纤维狭窄所致的肠梗阻视病变部位和范围行肠段切除术或狭窄成形术。短段狭窄肠管（一般 <4cm）可先行内镜下球囊扩张术，失败后再考虑手术治疗。局限性的回盲部合并梗阻时，如无明显的活动性炎症应行手术治疗。

2）瘘管形成：肛周瘘管处理如前述。非肛周瘘管（包括肠皮瘘和各种内瘘）的处理是一个复杂的难题，应由内外科医师密切配合进行个体化处理。

3）大出血：内科治疗（包括内镜止血）出血无效而危及生命者，需急诊手术。

4）急性穿孔：需急诊手术。

5）腹腔脓肿：并发腹腔脓肿的活动性小肠 CD 的最佳治疗手段是抗生素，经皮或经外科手术引流，必要时可进行延期肠切除手术。

6）癌变。

（2）内科治疗无效

1）激素治疗无效的重度 CD，见前述。

2）内科治疗疗效不佳和（或）药物不良反应已严重影响生活质量者，可考虑外科手术。

2. 外科手术时机　需接受手术的 CD 患者往往存在营养不良、并发感染，部分患者长期使用激素，因而存在巨大手术风险。内科医师对此应有足够认识，以避免盲目的无效治疗而贻误手术时机、增加手术风险。围术期的处理包括改善营养状况、停用糖皮质激素、抗感染，为手术治疗创造良好的条件。

3. 手术治疗方式

（1）引流术：无论腹腔脓肿还是肛周脓肿，在明确诊断后，在规范化的抗 CD 治疗的同时，应优先考虑穿刺引流或置管引流，效果不理想时，及时行切开引流，同时联合抗感染治疗。

(2) 切除术：消化道狭窄内镜下无法治疗或治疗不成功时、发生出血及穿孔等并发症以及继发进展期肠道肿瘤时均应及时行手术治疗，切除足够长的病变肠段，并行侧－侧吻合（功能性端－端吻合）。采用侧－侧吻合是因为CD患者回结肠切除后如进行端－端吻合，常出现吻合口狭窄、吻合口瘘，术后并发症的发生率较高。切除手术方式的选择上，腹腔镜肠切除优于传统手术，主要表现在更早肠道功能的恢复、缩短住院时间和降低术后死亡率，另外，腹腔镜手术可能具有减少CD患者腹部疝和肠粘连的发生率的优势。因此，虽然腹腔镜肠切除对技术要求较高，但是越来越多的证据表明对于首次回结肠切除，腹腔镜有明显优势。对于复杂的病例，腹腔镜肠切除仅在技术高度成熟的机构和临床研究中应用。

(3) 其他手术方式：包括结肠狭窄成形术和回肠储袋－肛管吻合术（IPAA）。由于这些手术方式因为癌变率较高或并发症发生率较高，不宜作为CD结肠病变的治疗方式。

## 十、儿童CD治疗特点

由于儿童CD患者预后较差，同时还必须慎重考虑到生长发育，在制订儿童CD患者治疗方案时，应制定更合理、更优化的治疗方案。

### （一）诱导缓解治疗

尽管皮质激素对儿童CD的诱导缓解治疗有可靠的疗效，但由于皮质激素会严重影响儿童的生长发育，儿童CD患者应避免使用皮质激素行诱导缓解治疗。布地奈德虽然也是激素，但主要在消化道黏膜表面起作用，全身不良反应较小，适用于轻度活动性回盲部儿童CD患者，但对中重度和广泛CD的疗效尚不可靠。

IFX对儿童CD的诱导缓解和维持缓解治疗均有效，对中重度的儿童CD患者应作为首先治疗药物。

嘌呤类药物因其起效慢，通常在服用2~3个月后才产生明显效果，因而不适用于CD的诱导缓解治疗。

不论疾病活动性或部位，肠内营养（EEN）对儿童CD的诱导缓解治疗有效，而且副作用较小，并能促进生长发育，应优先考虑，并作为核心治疗内容。

对于儿童CD患者的治疗和护理，如果条件许可，应在儿科胃肠病学中心由多学科协作进行。

### （二）维持缓解

激素对儿童CD维持缓解无效，而且影响生长发育，因此，激素（包括布地奈德）不能用于儿童CD患者的维持治疗。

儿童CD维持缓解最有效药物是嘌呤类药物。在诱导缓解后早期应用，可以显著延长缓解期。MTX可作为对嘌呤类药物不耐受或无效的另一选择。嘌呤类药物治疗无效患者可选用沙利度胺，但有25%的患者因可能出现神经病变而不能使用。

无论何种剂型的氨基水杨酸，对儿童CD的维持缓解作用均不可靠，不宜使用。

### （三）顽固性儿童CD

对标准诱导治疗无效或不耐受的中重度儿童CD患者，IFX联合免疫抑制剂可有效维持缓解，还对生长发育有益。联用免疫抑制剂能减少IFX免疫原性和增加血清IFX浓度。然而，服用多种免疫抑制剂会增加机会性感染风险。

若药物治疗无效，可考虑手术治疗，特别是伴有生长发育障碍和病变较局限的青春期前或青春期早期的儿童。手术治疗的适应证是局限性病变（如狭窄）或对治疗无效的回盲部病变，手术后可显著加快生长速率。手术治疗应在生长发育障碍早期进行，因为一旦进入青春期，“治疗窗口”即已错过。

## 十一、CD与生育

对于育龄期的女性CD患者，由于妊娠发生于一个特殊的内外环境中，而妊娠也会明显改变CD患者的体内外环境，妊娠及其后的分娩和哺乳对CD本身的进程及抗CD治疗应答具有不可避免的冲突。

因此，在制定处于妊娠状态的CD患者的治疗方案时，应兼顾各方利益，权衡利弊，制订更合理和更优化的治疗方案。

值得注意的是，任何抗CD的诊断和治疗对妊娠都具有现实的或潜在的风险，必须和患者及其家属进行充分的沟通。

### (一) CD活动性对生育能力的影响

(1) 静止期CD患者的生育能力与普通人群一样。

(2) 活动性CD可导致生育能力下降。可能机制包括炎症累及输卵管和卵巢，肛周炎症和既往外科手术损伤引起的性交障碍。

(3) 对女性的影响明显大于男性。

### (二) 药物对生育能力的影响

1. 柳氮磺胺吡啶　可引起男性患者可逆性的精子活力下降，该作用呈剂量相关性，补充叶酸无效。

2. 5-ASA　未发现对生育有影响。

3. 抗肿瘤坏死因子抗体　未发现对生殖能力有明显影响。

### (三) 妊娠对CD病程的影响

(1) 若静止期怀孕，则疾病复发风险与非妊娠妇女相当。

(2) 若活动期怀孕，则2/3患者疾病继续处于活动期，这些患者中2/3病情会进一步恶化。

(3) 随着妊娠和产次越多，疾病活动性和所需外科干预减少。

### (四) 妊娠与CD的活动性

缓解期CD患者妊娠风险与正常人相似；活动性CD患者存在早产和出生低体重儿的风险。

### (五) 抗CD药物对妊娠的影响

1. 氨基水杨酸制剂

(1) 柳氮磺胺吡啶：是克罗恩病患者可以长期使用的一种药物。在妊娠和哺乳期均可以使用。由于柳氮磺胺吡啶影响孕妇叶酸的吸收，叶酸对胎儿神经管的发育有重要作用，因此，妊娠期间应补充叶酸（2mg/d）。

(2) 美沙拉嗪：不会明显增加胎儿先天畸形发生，在妊娠期间使用是安全的，剂量可达3g/d。

2. 抗生素

(1) 甲硝唑：最近有研究报道其可以增加早产率，慎用。

(2) 氟喹诺酮类药物：并不增加先天畸形率、自发性流产率、早产率、低出生体重儿率，安全。

(3) 阿莫西林、克拉维酸：安全。

(4) 四环素：可引起胎儿骨骼发育不良和牙褪色，应避免使用。

(5) 磺胺类药物：可致畸（兔唇）和死胎，避免使用。

3. 激素　皮质激素可以通过胎盘，但很快被11-脱氢酶代谢成为低活性产物，以泼尼松和泼尼松龙的代谢速度最快，在胎儿脐带血中浓度很低。因此，在妊娠中晚期使用激素是安全的。但妊娠早期使用激素仍可以导致兔唇畸形、早产率增加，应慎用。灌肠剂和肛门栓剂可以在妊娠早、中期使用。

目前尚无布地奈德在炎症性肠病孕妇中使用安全性的报道。有研究报道吸入测试性剂量（剂量远低于炎症性肠病的常规使用剂量）的布地奈德是安全的。

4. 嘌呤类药物　FDA分级是D级，因为其在风湿病患者中可以引起高流产率。IBD妊娠患者随访中发现，使用硫唑嘌呤或者巯嘌呤并不会增加早产、自发性流产、先天畸形、新生儿早产的风险。因此，尽管硫唑嘌呤和巯嘌呤被FDA分为D级，妊娠期间使用还是安全的。

5. 甲氨蝶呤　动物实验表明，甲氨蝶呤有致畸和胚胎毒性，并可通过改变染色体而导致流产，因此孕妇禁用。如果在使用甲氨蝶呤的过程中不慎怀孕，应终止妊娠。

甲氨蝶呤在细胞内代谢产物体内半衰期较长，完全排出体内的时间大约需要6周，因此计划怀孕的

CD 患者孕前至少 6 周应停用甲氨蝶呤，并补充高剂量的叶酸。男性同样需要停用甲氨蝶呤至少 6 周，使精子产生恢复正常。

6. 抗 TNF - α 单抗　目前国内临床应用的 IFX 和即将上市的 ADA 在 FDA 均属于 B 级药物。IFX 和 ADA 均可以通过胎盘，但是否会在胎儿体内诱导抗体产生及是否对新生儿造成影响，目前尚不明确。有报道显示如果不在孕妇宫腔内使用，IFX 可能是安全的。

7. 沙利度胺（反应停）　不仅可累及胎儿肢体，导致海豹儿畸形，还可引起眼睛、耳朵等先天异常。沙利度胺还可造成新生儿十二指肠瘘管、神经管畸形、血管瘤等。此外，应用沙利度胺的患者新生儿死亡率达 40%。因此，妊娠期禁止使用沙利度胺，应用沙利度胺期间不慎怀孕时，应终止妊娠。

### （六）妊娠期对症治疗药物

1. 止吐药　甲氧氯普胺（胃复安）较安全，且不会引起胎儿畸形。维生素 $B_6$ 可以缓解妊娠期间的恶心等不适临床症状，且没有致畸作用。昂丹司琼也是安全的。

2. 制酸药和质子泵抑制剂　制酸药在妊娠期使用是安全的，如硫糖铝和 $H_2$ 受体拮抗剂。尽管人体未发现质子泵抑制剂（PPI）有致畸作用，但动物实验表明，PPI 可致畸。因此，妊娠期间应该慎用。

3. 止痛药　阿司匹林可以导致孕期延长、早产、产程延长、分娩过程中失血过多等，禁用。其他 NSAID 相关研究不足，暂不推荐使用。可待因是安全的。

### （七）妊娠期间的外科手术

（1）妊娠期间 CD 患者手术适应证同非妊娠患者，如肠梗阻、穿孔、出血、脓肿的形成。

（2）在病情危重的患者中，疾病和并发症的持续比手术对胎儿的风险更大，因此手术是必要的。

（3）手术包括结肠切除术、部分结肠切除术、节段切除术、回肠造口术。回肠造口术与吻合术相比，术后并发症较少。

### （八）分娩方式

（1）分娩方式主要取决于产科需要和指征，同时也需要胃肠病学专家和（或）结直肠外科医生的协助。

（2）无肛周或直肠受累的 CD 患者，可根据产科评估行阴道分娩。

（3）肛周或直肠受累的 CD 患者应行剖宫产。

（4）回肠肛门储袋术后患者应行剖宫产。

（5）结肠或回肠造口术术后患者可阴道分娩。

### （九）哺乳的药物治疗

（1）柳氮磺胺吡啶和美沙拉嗪在哺乳期使用是安全的。

（2）不宜使用甲硝唑和环丙沙星（通过乳汁分泌）。

（3）泼尼松和泼尼松龙在乳汁中的浓度很低，但为减少婴儿接触激素的风险，建议口服药物 4 小时后再哺乳。

（4）服用嘌呤类药物的患者可以继续哺乳。

（5）IFX 在乳汁中测量不到，因此可以在哺乳期使用。

## 十二、机会性感染

由于 CD 发生的重要机制是易感基因和环境因素共同作用，导致机体产生过激的免疫应答，损伤胃肠道，因此免疫抑制剂（包括激素、嘌呤类药物及生物制剂等）通过抑制患者免疫功能对 CD 发挥重要治疗作用。但是，免疫抑制剂的应用，尤其是长期联合应用时，可因剂量绝对或相对过大，导致 CD 患者免疫功能过低，从而诱发或加重机会性感染。

常见的机会性感染包括结核分枝杆菌感染、艰难梭菌感染、真菌感染、巨细胞病毒感染、肝炎病毒感染及疱疹病毒感染。

### （一）结核分枝杆菌感染

尽管目前的卫生条件已有明显的改观，但结核分枝杆菌感染仍是常见疾病。CD 患者经长期的联合免疫抑制剂治疗后，免疫功能低下，易发生结核分枝杆菌机会性感染，多为肺结核。其中一部分患者是新感染结核分枝杆菌，另一部分可能是体内潜伏的结核分枝杆菌复燃。因此，经联合免疫抑制剂治疗的 CD 患者应高度警惕结核分枝杆菌的机会性感染，除关注相关临床症状外，还应及时行 TB－SPOT、PPD 及胸部 CT 等检查，务必及时发现，争取早期治疗。

对于 CD 患者结核分枝杆菌机会性感染的治疗，目前有两种观点。其一，无论是在活动期还是缓解期，立即停用所有的免疫抑制剂，以营养支持治疗和对症治疗为 CD 的主要治疗。同时，行规范化的抗结核治疗，10 个月后评估结核分枝杆菌感染，若结核分枝杆菌感染已治愈，可酌情再进行抗 CD 治疗（包括免疫抑制剂，但应避免联合应用），但仍应以异烟肼对结核分枝杆菌进行预防性治疗。其二，如果处于活动期，立即改联合免疫抑制剂治疗为单一免疫抑制剂治疗；如果处于缓解期，以单一嘌呤类药物行维持缓解治疗。同时，在加强营养支持治疗和对症治疗基础上，行规范化的抗结核治疗，并密切观察对结核分枝杆菌感染的治疗效果。若结核分枝杆菌感染逐渐得到控制，可继续原治疗方案；若结核分枝杆菌感染进一步加重，则必须停用免疫抑制剂。

### （二）艰难梭菌感染

CD 患者经联合免疫抑制剂治疗后，通常情况下，可由活动期过渡到缓解期，临床症状将有明显改善。若在此治疗期间 CD 患者病情出现无法解释的反复，尤其是再发腹痛、腹泻，同时伴有发热时，应怀疑到可能有艰难梭菌感染。为明确诊断，应及时行结肠镜检查，观察有无假膜性肠炎表现，同时行肠黏膜艰难梭菌培养和血清艰难梭菌毒素水平检测。若为阳性，则艰难梭菌感染成立，应立即予万古霉素口服，标准剂量为 0.25g，3 次/日，持续一周，同时维持 CD 原治疗方案。应当注意的是，艰难梭菌有产毒株和非产毒株之分，正常人群可携带艰难梭菌。若无相关临床症状，则艰难梭菌感染不成立，当然无须抗艰难梭菌治疗。

### （三）真菌感染

正常人群可携带真菌，当免疫功能正常时，并不致病。CD 患者经免疫抑制剂治疗后，免疫功能低下，可导致真菌机会性感染。CD 患者真菌机会性感染可见于呼吸道、消化道及泌尿尿道，以肺部真菌机会性感染最常见，而且治疗周期长，预后差。为明确诊断，应及时行真菌染色、血清真菌 D－葡聚糖及 CT 等影像学检查。若机会性真菌感染成立，应立即予抗真菌药物治疗。若为消化道或尿道真菌感染，口服抗真菌药物 1～2 周即可，原 CD 治疗方案可继续。若为肺部真菌感染，应停用所有的免疫抑制剂，以营养支持治疗和对症治疗为 CD 的主要治疗，同时予规范化抗真菌感染，疗程应足够长，通常应在 3～6 个月，并及时通过血清真菌 D－葡聚糖及肺部 CT 等检查来监测疗效。若肺部真菌感染已治愈，则应及时停止抗真菌治疗，并酌情制定新的 CD 治疗方案。

### （四）巨细胞病毒感染

巨细胞病毒可寄生于正常人群，免疫功能正常时，并不致病。CD 患者经免疫抑制剂治疗后，免疫功能低下，可导致巨细胞病毒机会性感染。CD 患者经联合免疫抑制剂治疗后，通常情况下可由活动期过渡到缓解期，临床症状将有明显改善。若在此治疗期间，CD 患者病情出现无法解释的反复，尤其是再发腹痛、腹泻，同时伴有发热时，应怀疑到可能有巨细胞病毒感染。为明确诊断，应及时行结肠镜检查，观察有无形态及深浅不一的边缘锐利的溃疡，同时行血清巨细胞病毒抗体分析。若巨细胞病毒感染成立，应立即予抗病毒药物治疗。疗程通常为 2～4 周。

### （五）肝炎病毒感染

肝炎病毒感染为一常见的临床现象。在行免疫抑制剂治疗的 CD 患者，由于免疫功能低下，可诱发或加重肝炎病毒感染。因此，在接受免疫治疗的 CD 患者，无论是否携带肝炎病毒，都应定期复查肝炎病毒，一旦肝炎病毒感染成立，应予抗肝炎病毒治疗。同时，可继续原抗 CD 治疗方案，或将原联合免疫抑制剂治疗改为单一免疫抑制剂治疗。

## 十三、预后

结肠和小肠肿瘤，是引起CD相关性死亡的最主要的原因。结肠CD炎症部位可能并发癌肿，结肠CD患者有发生结肠直肠癌的长期危险性，应重点监测。若病变范围和病程相同，其发生结肠直肠癌的危险性与溃疡性结肠炎相同。约70%CD患者最终需行手术治疗。而且，即使切除所有临床上明显的病损，CD还是可能复发。

（张 冰）

# 第二节 菌群失调性腹泻

健康人的胃肠道内寄居着种类繁多的微生物，这些微生物被称为肠道菌群。肠道菌群按一定的比例组合，各菌群间互相制约、互相依存，在质和量上形成一种动态平衡，对人体的健康起着重要作用。一旦机体内外环境发生变化，如长期应用广谱抗生素，肠道敏感菌被抑制，未被抑制的细菌则乘机繁殖，从而引起菌群失调，菌群正常生理组合被破坏，产生病理性组合而引起临床症状，称为肠道菌群失调症。常表现为急性或慢性腹泻，可引发疾病或加重病情，多种并发症甚至发生多器官功能障碍综合征和多器官功能衰竭。其诱因还包括急性感染、激素治疗、X线照射及大面积烧伤、手术等。本症的发生率为2%～3%。

## 一、肠道菌群的特点

健康成人的胃肠道细菌大约有$10^{14}$个，包括需氧菌、兼性厌氧菌和厌氧菌，存在于肠道的正常菌群为类杆菌、乳杆菌、大肠埃希菌和肠球菌等，尚有少数过路菌，如金黄色葡萄球菌、铜绿假单胞菌、副大肠杆菌、产气杆菌、变形杆菌、产气荚膜杆菌、白色念珠菌等。根据细菌存在模式可以分成三类：①与宿主共生状态的原住菌（autochthonous microbiota）；②普遍存在于某种环境的普通菌（normal microbiota）；③偶然进入宿主的病原菌（pathogens）。

肠道内的细菌是一个巨大而复杂的生态系统，肠道正常菌群即生理微生物对宿主有消化、吸收、营养、生物拮抗等生理作用，参与人体的生理、生化、病理和药理过程，与人体形成了相互依存、相互受益、相互协调又相互制约的动态平衡统一体，成为宿主生命必需的组成部分。一方面肠道菌群参与肠道的感觉运动功能，另一方面通过肠道运动清除肠腔内多余的细菌来控制肠道微生态。正常情况下，肠道菌群和宿主、外界环境建立起一个动态的生态平衡，对人体的健康起着重要作用，任何打破其内外环境的举措都可导致菌群的失调。

## 二、肠道菌群失调分类

肠道菌群失调是指肠道正常微生态的失调，包括比例失调、定位转移及自身感染。

### （一）比例失调

临床上，肠道菌群失调可分为轻度、中度和重度三型。①轻度：为潜伏型，菌群失调较轻，只能从细菌定量上发现变化，临床上常无不适或有轻微排便异常。为可逆性改变，即去除病因后，不经治疗也可恢复。②中度：临床主要症状为慢性腹泻，类似慢性肠炎、慢性痢疾、溃疡性结肠炎等。一般不能自然恢复，即使消除诱因，仍保持原来的菌群失调状态，需治疗后才能纠正。③重度：肠道的原籍菌大部分被抑制，而少数菌种过度繁殖，占绝对优势，例如假膜性肠炎。重度肠道菌群失调的患者必须及时积极治疗。

### （二）定位转移

亦称易位，是指原存在于肠腔内的细菌和（或）内毒素，通过某种途径越过肠黏膜屏障，进入肠系膜淋巴结、门静脉系统，继而进入体循环以及肝、脾、肺等远隔器官的过程。分横向转移和纵向转移两类。横向转移指肠道正常菌群由原定位向周围转移。有报道表明大肠菌群向小肠转移，大量定植于小肠的盲襻、多发性憩室，引起小肠污染综合征。纵向转移指正常菌群从原定位向肠黏膜深处转移。其常先有菌群失调致肠黏膜充血、水肿与炎症，而后细菌经淋巴、血液致淋巴结、肝脾、腹膜及全身感染。

### （三）自身感染

当机体抵抗力低下时，肠道的正常菌群可以转化为条件致病菌引起机体感染。自身感染多见于免疫功能受损或危重病患者，通常是肠道菌群比例失调和定位转移共同作用的结果。例如，葡萄球菌、克雷伯菌属、假单胞菌、变形杆菌及白色念珠菌等常住原籍菌或过路菌，对抗生素有一定的耐药性，当抗生素消灭了敏感的具有屏障、拮抗作用的细菌时，宿主身上的耐药菌则过度繁殖引起自身感染；此外当宿主免疫功能低下时，也可由正常菌群成员引起自身感染。由于内源性感染需要一定条件，所以临床上称为机会感染或条件感染，这些细菌或真菌称为条件致病菌。

## 三、病因学

肠道菌群失调时，肠道正常菌群被抑制而数量减少，致病菌大量繁殖，多种因素（如药物的代谢、肠道动力异常、菌丛的变化、饮食和免疫等），尤其是应用广谱抗生素可致菌群失调，同时产生一些能诱导肠道炎症的物质，如细菌脂多糖、肽聚糖、脂蛋白等，并导致具有遗传易感性个体的肠道产生异常免疫反应致宿主发病。

### （一）药物的代谢

肠道菌群在许多药物的代谢中起重要作用，如乳果糖、水杨酸偶氮磺胺吡啶等。抗生素导致肠道菌群的变化，主要在于药物的抗菌谱及其在肠腔内的浓度。患者在使用抗生素的治疗过程中，抑制致病菌的同时，扰乱了肠道正常菌群，尤其是肠道中原籍菌（专性厌氧菌）减少，导致包括大肠埃希菌、克雷白杆菌和变形杆菌等异常增殖，直接影响定植抗力而引起肠道菌群紊乱。如克林霉素和氨苄西林可造成大肠内生态学真空状态，使艰难梭菌增殖。

### （二）肠道动力异常

小肠运动，尤其是消化间期移行性运动复合波被认为是阻止肠道菌群失调的一种调控机制。细菌过度生长与近段十二指肠逆行性蠕动增加、多发长时程的成簇收缩以及移行性运动复合波Ⅲ相的动力指数增加有关。而消化间期移行性运动复合波Ⅲ相具有清除肠内容物及细菌的作用，当消化间期移行性运动复合波消失或减弱，致使肠内容物滞留，导致细菌过度繁殖。

### （三）菌丛的变化

菌丛组成在不同的个体中差异较大，对同一个人来说，在宿主不同的生理状态、细菌间的相互作用和环境的影响下每个菌种的生态学地位均会有所变化，但在相当长的时期内菌丛组成还是十分稳定的。在平衡状态下，所有的生态学地位都被占据。而细菌的暂时栖生可使生态平衡发生改变。

### （四）饮食

运用测定细菌酶类的方法研究菌丛代谢活性的结果显示，饮食可使粪便菌丛发生明显改变，表现在无纤维食物能促进细菌易位。食物纤维能维持肠道菌群正常生态平衡，且细菌代谢纤维的终产物对小肠上皮有营养作用，纤维能维持肠黏膜细胞的正常代谢和细胞动力学。有研究报道加入纤维的低渣饮食对保存肠的结构和功能有好的效果。

### （五）胃肠道免疫功能障碍

胃肠道正常免疫功能主要来自黏膜固有层的浆细胞，而浆细胞能产生大量的免疫球蛋白，是重要的胃肠道黏膜屏障，为胃肠道防止细菌侵入的主要物质。一旦黏膜屏障受损，胃肠道黏膜合成单体或合成分泌的功能发生障碍，致使胃肠道分泌液中缺乏分泌型 IgA，则可引起小肠内需氧菌与厌氧菌过度繁殖，从而造成菌群失调。

### （六）其他

随着年龄的增高，肠道菌群的平衡可发生改变，益生菌减少，有害菌群增加，老年人如能适当添加益生菌制剂，也许能够提高免疫能力。此外，大面积烧伤、重症感染、手术等创伤均可能导致菌群的失调。

## 四、病理学

### （一）细菌生长过盛

胃肠道的解剖和生理学异常会导致近段小肠内结肠型菌丛增生，而出现各种代谢紊乱，包括脂肪泻、维生素缺乏和糖类吸收不良。并可伴发生于小肠假性梗阻、硬皮病、糖尿病性自主神经病变、慢性营养不良等。小肠内细菌生长过盛，其多种厌氧菌（主要有类杆菌、双歧杆菌、韦荣球菌、肠球菌和梭状芽孢杆菌）能水解结合胆盐，导致微胶粒形成障碍、肝硬化、无明显代谢紊乱的低胃酸症等。结肠菌丛的改变能导致因广泛小肠切除后伴有神经功能不全的 D－乳酸性酸中毒。应用广谱抗生素，尤其是克林霉素和氨苄西林能使艰难梭菌增生，产生一种蛋白质霉素，引起结肠黏膜坏死和溃疡，称为假膜性结肠炎。

### （二）细菌产生 IgA 分解酶

溶血性链球菌属、绿色链球菌、肺炎链球菌属、流感嗜血杆菌属、脑膜炎双球菌、淋病双球菌属等菌能够产生分解 IgA 的蛋白酶，并能分解人血清中的 IgA1 和初乳中的分泌型 IgA。其中前 2 例细菌是构成口腔内菌群的主要菌种，后 4 种则为附着黏膜表面增殖的毒力性强的致病菌。由此可见，IgA 蛋白酶对于这些细菌在黏膜表面作为常住菌生存或致病都是至关重要的。

### （三）肠道菌丛与结肠癌

结肠菌丛产生多种具有代谢活性的酶类，在一些自然产物、食物保存剂、染料、添加剂及污染物质变为致突变物质的反应中起媒介作用。许多细菌可因长期接触底物而使细菌酶系系统活性增高。若此底物为致癌物原（procarcinogen），则长期接触可使致癌物质的产生增加。

## 五、临床表现

肠道菌群失调的原发病的各种临床症状，并在原发病的基础上出现腹泻、腹胀、腹痛、腹部不适，少数伴发热、恶心、呕吐，并产生水、电解质紊乱，低蛋白血症，重症患者可出现休克症状。腹泻为肠道菌群失调的主要临床症状，大多发生在抗生素使用过程中，少数见于停用后。轻者每天 2～3 次稀便，短期内可转为正常；重者多为水样泻或带黏液。可达每天数十次，且持续时间较长。

菌群失调所致腹泻有如下特点：①如肠内有糖类的异常分解，则表现为发酵性消化不良，大便呈水样或糊样，多泡沫，呈酸性反应，每日数次至十数次，伴有肠鸣、腹胀与排气增多；如为成形便，则大便成堆，多泡沫，状如发酵的面团。大便镜检可发现大量未消化的淀粉团，用卢戈液可染成深蓝、蓝色、棕红等不同颜色；此外，卢戈液又可染出大量嗜碘性细菌（酪酸梭状芽孢杆菌、链状球菌），对证明这些细菌的存在有重要诊断意义。②某些小儿体内缺乏蔗糖酶、麦芽糖酶和转化酶，以致不能将双糖类食物分解、吸收。双糖类食物在小肠内积聚过多，因细菌繁殖与酵解作用引起腹泻，其大便中乳酸含量增高，可有轻度脂肪泻，停止给予双糖类食物后病情好转。③如肠内有蛋白质异常分解，则表现为腐败性消化不良，大便稀溏，呈碱性反应，黄棕色，有特殊臭味（硫化氢）。另外，菌群失调严重者可引起葡萄球菌性肠炎、肠白色念珠菌病，甚至真菌性败血症。

## 六、辅助检查

菌群分析是肠道菌群失调的主要检查方法，定性分析以直接涂片法为主，定量检查以细菌培养为主（需氧菌与厌氧菌培养）。

## （一）直接涂片

直接涂片是目前广泛采用的分析方法，由于所需设备简单，操作简便，耗时短，适宜临床应用。该方法是通过显微镜观察革兰染色粪便涂片的菌群像，估计细菌总数、球菌与杆菌比例，革兰阳性菌与革兰阴性菌的比例，结合各种细菌的形态特点、有无特殊形态细菌增多等，当非正常细菌明显增多（如酵母菌、葡萄球菌和艰难梭菌），甚至占绝对优势时可能会引起严重的假膜性肠炎和真菌性肠炎，应引起高度重视。

## （二）培养法

培养法是将新鲜粪便直接接种于多种不同的培养基上，对生长出来的菌落进行菌种鉴定，通过控制接种粪便重量的方法可以对肠道菌群进行定量培养。将每种细菌的数量与参考值进行比较，或计算双歧杆菌/肠杆菌（B/E）值，即可评估肠道菌群的状况。B/E 值 >1 表示肠道菌群组成正常，B/E 值 <1 表示肠道菌群失调，B/E 值越低，提示菌群失调越严重。

## （三）其他

有条件的单位可选择下列检查，更有助于肠道菌群失调的诊断。

1. 以小亚基 RNA/DNA 为基础的分子生物学技术　对肠道菌群失调诊断有较高的价值。

2. 粪便中应用指纹技术检测肠道菌群　如肠杆菌基因重复一致序列 PCR（ERIC - PCR）指纹图动态监测。

3. 代谢组学特征分析　通过对人体的尿液、血液等生物体液和活检组织的代谢组学特征分析，经模式识别处理，可以得到具有正常菌群和菌群失调的早期诊断和病程监控效力的生物标识物。

4. 16S rRNA - PCR - DGGE 技术　该方法基于细菌 16S rRNA 的可变区 PCR 扩增子的序列特异性变性浓度/温度不同进行分离的，并且可以检测出序列中 1 个核苷酸的差异。粪便和肠黏膜样本分别进行分析，试剂盒提取 DNA，随后用带 GC 夹子的细菌 16S rRNA V3 区引物进行 PCR 扩增。用 Omega 10TM 全自动多功能凝胶成像分析系统拍照。DGGE 图谱中优势条带的相对含量采用 Gel - Pro 软件分析，并根据分析结果作基因型组成柱状图。条带回收后，行 DNA 序列分析，之后送交 DDBJ（DNA Data Bank of Japan）数据库获 Accession Number（AB125903 ~ 125926），相似性在 Gen - Bank 数据库中使用 BLAST 工具进行比较，以确定菌种，获得细菌种类及各自含量信息。

5. 重叠延伸 PCR 技术　根据不同机会致病菌基因的核苷酸序列，将目的基因分成 70 ~ 90bp 不等的多条引物，分段进行合成，利用相连片段间 20 ~ 30bp 重叠的核苷酸部分互相搭桥、互为模板，通过几轮连续的 PCR 反应将各个片段组合成为目的基因。

6. 实时荧光定量 PCR　设计机会致病菌通用引物，PCR 扩增时在加入一对引物的同时加入一个特异性的荧光探针，每扩增一条 DNA 链，就有一个荧光分子形成，实现了荧光信号的累积与 PCR 产物形成完全同步。本技术既可进行基因定量分析，又可分析基因突变（SNP），有望成为基因诊断和个体化用药分析的首选技术平台。而 SYBR 荧光染料是在 PCR 反应体系中，加入过量 SYBR 荧光染料，SYBR 荧光染料非特异性地掺入 DNA 双链后，发射荧光信号，而不掺入链中的 SYBR 染料分子不会发射任何荧光信号，从而保证荧光信号的增加与 PCR 产物的增加完全同步。运用实时荧光定量 PCR 技术可以对 DNA、RNA 样品进行定量和定性分析。

7. LAMP 快速检测法　LAMP 的反应体系为 25μl 反应混合物，包含以下试剂（最终浓度）：20mmol/L Tris - HCl（pH 8.8），10mmol/L KCl，10mmol/L $(NH_4)_2SO_4$，0.1% 吐温 -20，0.8mol/L 甜菜碱，8mmol/L $MgSO_4$，1.4mmol/L dNTP 和每 8μl Bst - DNA 聚合酶。引物的需要量是：80pmol FIP 和 BIP，40pmol LF 和 LB，1pmol F3 和 B3。最后，添加 2μl 的模板基因组 DNA 到反应管。反应需要在 65℃恒温中进行 60 ~ 90 分钟。LAMP 反应结果通过实时浊度仪检测或基于钙黄绿素颜色改变而检测。

## 七、诊断与鉴别诊断

### (一) 诊断依据

1. 病史　具有能引起肠道菌群失调的原发性疾病。

2. 有肠道菌群失调的临床表现　如腹泻、腹胀、腹痛、腹部不适等临床症状。

3. 有肠道菌群失调的实验室依据　①粪便镜检球/杆菌比紊乱（成人参考值为1：3）。②粪便培养中计算B/E值<1。③粪便菌群涂片或培养中，非正常细菌明显增多，甚至占绝对优势。上述①与②项可作为临床诊断依据，为诊断肠道菌群失调所必需条件，如在实验室检查中出现任何一项阳性即可基本诊断本病，如实验室检查出现阳性机会越多，则诊断越可靠。

### (二) 鉴别诊断

肠道菌群失调症的诊断注意与其他原因引起的腹泻相鉴别，菌群分析可以鉴定肠道致病菌的种类。

## 八、并发症

肠道菌群失调症的并发症主要是消化不良、营养不良、食物中毒、婴幼儿夏季腹泻、糖尿病、急性坏死性肿瘤、消耗性疾病、恶性肿瘤、毒血症，甚至休克。

## 九、肠道菌群失调防治原则

### (一) 积极治疗原发病，纠正可能的诱发因素

如治疗各种肠道感染性疾病、代谢综合征、结缔组织病、改善肝肾功能受损的慢性疾病，避免滥用抗生素，以保护肠道正常菌群。处理好各种创伤、围术期的治疗工作。不治愈原发病，既难以防止肠道菌群失调的发生，发生后也不易被纠正。

### (二) 调整机体的免疫功能和营养不良状态

健康机体的原生菌能防止外来菌的入侵，但在饥饿、营养不良、免疫功能低下等情况下，为肠道菌群失调的发生创造了条件。因而营养支持、提高机体免疫力对本病的治疗有积极的意义。

### (三) 合理应用微生态制剂

1. 微生态制剂的分类　微生态制剂（microbioecological preparation）亦称微生态调节剂（microecological modulator），是根据微生态学原理，通过调节微生态失调，保持微生态平衡，提高宿主的健康水平，利用对宿主有益的正常微生物或促进物质所制成的制剂。目前国际上将其分成三个类型，即益生菌（probiotics）、益生元（prebiotics）和合生素（synbiotics）。

(1) 益生菌：是指通过改善宿主肠道菌群生态平衡而发挥有益作用，达到提高宿主（人）健康水平和健康状态的活菌制剂及其代谢产物。近年来，国内外研制出多种益生菌活菌制剂，基本原理是用人或动物正常生理菌群的成员，经过选种和人工繁殖，通过各种途径和剂型制成活菌制剂及其代谢产物，然后再以投入方式使其回到原来环境，发挥自然的生理作用。目前应用于人体的益生菌有双歧杆菌、乳杆菌、酪酸梭菌、地衣芽孢杆菌等。

(2) 益生元：是指能选择性地促进宿主肠道内原有的一种或几种有益细菌（益生菌）生长繁殖的物质，通过有益菌的繁殖增多，抑制有害细菌生长，从而达到调整肠道菌群，促进机体健康的目的。最早发现的这类物质是双歧因子（bifidus factor），如寡糖类物质或称低聚糖。常见的有乳果糖、蔗糖低聚糖、棉子低聚糖、异麦芽低聚糖、玉米低聚糖和大豆低聚糖等。这些糖类既不被人体消化和吸收，亦不被肠道菌群分解和利用，只能为肠道有益菌群如双歧杆菌、乳杆菌等利用，从而达到调整肠道正常菌群的目的。

(3) 合生素：是指益生菌和益生元同时并存的制剂。服用后到达肠腔可使进入的益生菌在益生元的作用下，再行繁殖增多，使之更好地发挥益生菌的作用，合生素是很有开发前途的生态制剂。

2. 微生态制剂使用的原则　提倡应用原籍菌制剂，选用从正常人体微生物群分离的有益菌，选用对抗生素没有内在耐药性的制剂更为安全。原则上不同时使用抗生素，特别是口服制剂，重症患者不能停用抗生素时，可加大微生态制剂的剂量和服药次数，也可加服益生元制剂。对轻度菌群失调的患者在尽可能去除诱因的基础上，视病情决定是否使用微生态制剂；中度患者需积极合理使用微生态制剂，加强综合治疗，改善全身情况；重度菌群失调应在中度菌群失调治疗的基础上，使用针对二重感染的病原菌或条件致病菌的抗生素，纠正水、电解质紊乱和低蛋白血症，加大微生态制剂用量，使之迅速恢复正常肠道菌群。

微生态制剂临床应用的安全性良好。但是，由于该类制剂大多数为活菌制剂，是否会发生抗生素的耐药基因的转移，而导致该菌在其他部位的感染目前罕见报道，也缺乏大样本循证医学的结论，临床上需引起注意。

## 十、预后

肠道菌群失调临床症状除引起严重吐泻脱水、失血、发生毒血症，甚至休克，预后较差外，一般预后良好。

（张　冰）

# 第三节　假膜性肠炎

假膜性肠炎（pseudomembranous colitis，PMC）是一种主要发生于结肠，也可累及小肠的急性黏膜坏死、纤维素渗出性炎症，黏膜表面覆有黄白或黄绿色假膜，其多在应用抗生素后导致正常肠道菌群失调，艰难梭状芽孢杆菌（clostridium difficile，CD）大量繁殖，产生毒素致病，因此有人称其为 CD 相关性腹泻（clostridium difficile - associated diarrhea，CDAD）。CDAD 占医院感染性腹泻患者的 25%。该病多发生于老年人、重症患者、免疫功能低下和外科手术后等患者，病情严重者可以致死。

## 一、病因学

近年证实假膜性肠炎患者粪中分离出的难辨梭状芽孢杆菌，能产生具细胞毒作用的毒素（toxinB）和肠毒作用的毒素（toxinA），前者是假膜性肠炎的重要致病因素。这些毒素均可使仓鼠发生致死性回盲肠炎。毒素可造成局部肠黏膜血管壁通透性增加，致使组织缺血坏死，并刺激黏液分泌，与炎性细胞等形成假膜。在健康人群的粪便中，难辨梭状芽孢杆菌阳性率约 5%，住院患者携带率约 13%，无临床症状的克罗恩病患者约 8%。在 50% 新生儿及 15% ~40% 的婴儿粪中，虽可分离出此菌，甚至可有毒素产生，但并无致病作用。

难辨梭状芽孢杆菌为厌氧的革兰阳性菌，大小为（6 ~8）μm ×0. 5μm，芽孢较大，呈卵圆形，位于菌体顶端。动物实验中，乳酸杆菌可降低本菌的毒力，另其他梭状芽孢杆菌可使其毒力加强。广谱抗生素应用之后，特别是林可霉素、氯林可霉素、氨苄西林、阿莫西林等的应用，抑制了肠道内的正常菌群，使难辨梭状芽孢杆菌得以迅速繁殖并产生毒素而致病。

本病也可发生于手术后，特别是胃肠道癌肿手术后，以及其他有严重疾病如肠梗阻、恶性肿瘤、尿毒症、糖尿病、心力衰竭、败血症等患者，这些病例一般抗病能力和免疫能力极度低下，或因病情需要而接受抗生素治疗，机体的内环境发生变化，肠道菌群失调，有利于难辨梭状芽孢杆菌繁殖而致病。难辨梭状芽孢杆菌及其毒素为本病致病因素，但粪中毒素的效价高低与病情的轻重并不平行。由此说明该菌毒素并非影响疾病严重程度的唯一因素。

## 二、病理学

假膜性肠炎主要发生在结肠，偶见于小肠等部位。病变肠腔扩张，腔内液体增加。病变肠黏膜的肉眼观察，可见凝固性坏死，并覆有大小不一、散在的斑点状黄白色假膜，从数毫米至 30mm。严重者假膜可融合成片，并可见到假膜脱落的大、小裸露区。显微镜下可见假膜系由纤维素、中性粒细胞、单核细胞、黏蛋白及坏死细胞碎屑组成。黏膜固有层内有中性粒细胞、浆细胞及淋巴细胞浸润，重者腺体破坏断裂、细胞坏死。黏膜下层因炎性渗出而增厚，伴血管扩张、充血及微血栓形成。坏死一般限于黏膜层，严重病例可向黏膜下层伸延，偶有累及肠壁全层导致肠穿孔。

Price 和 Davies 将本病的黏膜病变分为 3 种。

（1）早期轻度病变显示黏膜灶性坏死，固有层中性粒细胞及嗜酸性粒细胞浸润和纤维素渗出。

（2）较重度病变示有腺体破坏，周围中性多形核细胞浸润伴有典型火山样隆起坏死病变，假膜形成。以上两者病变限于黏膜固有层浅表部位，间有正常黏膜。

（3）最严重病变为黏膜结构完全破坏，固有层广泛波及，覆有厚的融合成片的假膜。病变愈合后，假膜脱落，假膜下愈合的创面发红，在假膜脱落后 10 天左右，内镜检查可完全恢复正常。

## 三、临床表现

本病发病年龄多在 50～59 岁组，女性稍多于男性。起病大多急骤，病情轻者仅有轻度腹泻，重者可呈暴发型，病情进展迅速。

### （一）腹泻

是最主要的临床症状，多在应用抗生素的 4～10 天内，或在停药后的 1～2 周内，或于手术后 5～20 天发生。腹泻程度和次数不一，轻型病例，大便每日 2～3 次，可在停用抗生素后自愈。重者有大量腹泻，大便每日可 30 余次之多，有时腹泻可持续 4～5 周，少数病例可排出斑块状假膜，血粪少见。

### （二）腹痛

为较多见的临床症状。有时很剧烈，可伴腹胀、恶心、呕吐，以致可被误诊为急腹症、手术吻合口漏等。

### （三）毒血症

表现包括心动过速、发热、谵妄，以及定向障碍等表现。重者常发生低血压、休克、严重脱水、电解质失平衡以及代谢性酸中毒、少尿，甚至急性肾功能不全。

## 四、辅助检查

假膜性肠炎在使用抗生素期间或停用抗生素后短期内，特别是在应用林可霉素、氯林可霉素后，突然出现无红细胞的黏液腹泻；或腹部手术后病情反而恶化，并出现腹泻时，应想到本病。通过乙状结肠镜检查，见到假膜及粪中细胞毒素测定阳性可迅速获得诊断。

### （一）实验室检查

周围血白细胞增多，多在（10～20）$\times 10^9$/L（10 000～20 000/$mm^3$）以上，甚至高达 $40\times 10^9$/L（40 000/$mm^3$）或更高，以中性粒细胞增多为主。粪常规检查无特异性改变，仅有白细胞，肉眼血便少见。有低白蛋白血症、电解质失平衡或酸碱平衡失调。粪便细菌特殊条件下培养，多数病例可发现有难辨梭状芽孢杆菌生长。粪内细胞毒素检测有确诊价值，将患者粪的滤液稀释不同的倍数，置组织培养液中，观察细胞毒作用，1 ∶ 100 以上有诊断意义。污泥梭状芽孢杆菌抗毒素中和试验常阳性。

### （二）内镜检查

在高度怀疑本病时，应及时做内镜检查。本病常累及左半结肠，而直肠可无病变。乙状结肠镜检查是重要的诊断手段之一。如病变在右半结肠，则需用纤维结肠镜检查。如在初期未发现典型病变者尚需重复进行。内镜肉眼观察：在早期或治疗及时者，内镜可无典型表现，肠黏膜可正常，或仅有轻度充血、水肿。严重者可见到黏膜脆性增强及明显溃疡形成，黏膜表面覆有黄白或黄绿色假膜。

### （三）X 线检查

腹部 X 线平片可显示肠麻痹或轻、中度肠扩张。钡剂灌肠检查可见肠壁增厚，显著水肿，结肠袋消失。在部分病例尚可见到肠壁间有气体，此征象为部分肠壁坏死，结肠细菌侵入所引起；或可见到溃疡或息肉样病变表现。上述X线表现缺乏特异性，故诊断价值不大。空气钡剂对比灌肠检查可提高诊断价值，但有肠穿孔的危险，应慎用。

## 五、诊断与鉴别诊断

（1）多发生在年老、体弱且有使用过广谱抗生素的历史。

（2）腹泻多为水泻，量多，病情严重时可排出大小不等的假膜，钝痛或痉挛性腹痛。中度发热或高热。

（3）腹部压痛明显，或反跳痛，肠鸣可增强或减少。

（4）辅助检查可有水、酸碱平衡紊乱。常有白细胞升高。大便培养、镜检：可见肠道菌群严重紊乱，常可培养出艰难梭状芽孢杆菌。大便常规见红、白细胞等。肠镜检查：见肠黏膜明显充血，水肿，糜烂，附有大小不等的白色、灰白色的假膜，是该病诊断的快速而可靠的方法。

对于年迈、重症、大手术后及曾长期大量应用抗生素的患者，如出现非特异性腹泻、发热、腹痛、白细胞升高等现象，且用一般抗生素止泻药物无效者，应考虑PMC的可能。需及时行便常规、球杆比例等检查，必要时还需行CD培养，在厌氧条件下经37℃采用CCFA培养基培养24~48小时可出结果。特异性诊断为毒素鉴定，目前A、B毒素检测较复杂，且结果出现较晚，故对临床指导意义有限，临床医生应灵活把握。

值得强调的是，结肠镜检查是诊断PMC快速而可靠的方法，是建立解剖诊断的最好方法，它可以直观病变分布的范围、病变程度，还可以追踪判断治疗效果。

本病应与溃疡性结肠炎、结肠克罗恩病、缺血性肠炎以及艾滋病结肠炎等相鉴别。

## 六、治疗

首先应注意抗生素的使用，避免滥用抗生素，减少假膜性肠炎的发病率，尤其是广谱抗生素的使用要有明确的目的，在取得预期的疗效之后应及时停药。对老年体弱手术者，尤其是进行腹腔和盆腔大手术后，以及免疫功能低下的癌症患者，应尽量避免使用易于诱发难辨梭状芽孢杆菌的抗生素。对必须使用抗生素的患者要加强警惕，早期发现，及时治疗，减少发生严重的假膜性肠炎。

（1）立即终止所有抗菌药物。

（2）支持疗法及抗休克：可输入血浆、白蛋白或全血，及时静脉补充足量液体和钾盐等。补液量根据失水程度决定，或口服葡萄糖盐水补偿氯化钠的丢失，纠正电解质失平衡及代谢性酸中毒。如有低血压可在补充血容量基础上使用血管活性药物。

（3）甲硝唑是本病的首选治疗药物，一般用法是250mg，每日3~4次，口服7~10天，95%患者治疗反应良好，用药后2天发热和腹泻可获缓解，腹泻一般在一周内消失，治疗后72小时内粪中测不到毒素B。重症病例频繁呕吐时可用静脉滴注法给药，但疗效明显低于口服给药法。用药期间应禁酒。

（4）万古霉素曾是本病的主要药物，但万古霉素的有效率和复发率与甲硝唑相似。万古霉素价格昂贵，已不作为本病的一线药物。万古霉素口服不吸收，对肾脏无损害，在肠内可达高浓度，静脉用药肠内浓度低，不宜采用。在甲硝唑用后有不良反应或复发的患者，可用万古霉素治疗，一般用法为125~250mg每日4次口服，共7~10天。

（5）杆菌肽对革兰阳性菌有抗菌作用，可用于本病，剂量为25 000U，每日4次口服7~10天，临床症状缓解与万古霉素相同，在消灭粪中病原菌方面不如万古霉素。杆菌肽的肾毒和耳毒性发生率高不宜注射用药，但口服法目前尚未发现不良反应。

（6）考来烯胺2~4g，每日服3~4次，共服7~10天。此药能与毒素结合，减少毒素吸收，促进回肠末端对胆盐的吸收，以改善腹泻临床症状。国外已有应用特异性抗毒素治疗的报道。恢复正常肠道菌群，轻型病例停用抗生素后任其自行恢复。严重病例可口服乳酸杆菌制剂（如乳酶生）、维生素C以及乳糖、蜂蜜、麦芽糖等扶植大肠杆菌；口服叶酸、复合维生素B、谷氨酸及维生素$B_{12}$以扶植肠球菌。

如为暴发型病例，内科治疗无效，而病变主要在结肠，或有显著的肠梗阻、中毒性巨结肠、肠穿孔时，可考虑行结肠切除或改道性回肠造口术。

## 七、预防与预后

### （一）预防

首先应注意抗生素的使用，避免滥用抗生素，减少假膜性肠炎的发病率，尤其是广谱抗生素的使用要有明确的目的，在取得预期的疗效之后应及时停药。对老年体弱手术者，尤其是进行腹腔和盆腔大手术后，以及免疫功能低下的癌症患者，应尽量避免使用易于诱发难辨梭状芽孢杆菌的抗生素。对必须使用抗生素的患者要加强警惕，早期发现，及时治疗，减少发生严重的假膜性肠炎。

要经常向医务人员介绍有关假膜性肠炎的发病动态，防止耐药菌株的滋长。外源性难辨梭状芽孢杆菌可能是医院内的交叉感染，有人从医院的地板、盥洗室的用具以及护理假膜性肠炎患者的工作人员的手和粪便中检出难辨梭状芽孢杆菌或其芽孢。所以对假膜性肠炎病例要采取必要的隔离措施和环境消毒，防止通过房间、皮肤、医疗器械造成难辨性梭状芽孢杆菌的交叉感染。

### （二）预后

本病若能得到早期诊断和及时治疗，大多数患者可以恢复，临床症状和体征得到改善及消失，粪便中致病菌转阴和毒素消失。若延误诊断，未能较好的控制病因，治疗的过程中出现并发症则后果严重，死亡率可高达 20% ~30%。

（张 冰）

# 第四节 缺血性肠炎

缺血性肠病（ischemic bowel disease）是 20 世纪 60 年代提出的一组具有一定临床病理特点的独立性疾病，此病可累及整个消化道，但主要累及结肠。缺血性肠病分为急性肠系膜缺血（acute mesenteric ischemia，AMI）、慢性肠系膜缺血（chronic mesenteric ischemia，CMI）和缺血性结肠炎（ischemic colitis，IC）。

IC 是由 Boley 在 1963 年首次提出，1966 年 Marston 首次将其命名。IC 是由于肠道供血不足或回流受阻导致肠壁缺血性损伤所引起的急性或慢性炎症性病变，是造成下消化道出血的原因之一，可占消化道出血 50% ~62%。

## 一、流行病学

IC 的发病率至今尚无明确报道，2005 年国外报道其年发病率仅为（16 ~20）/10 万，但随着社会人口老龄化及高血压、糖尿病等致动脉硬化疾病的发病率增高，缺血性心脑血管疾病的发病率明显增高，已引起医学界和全社会的广泛关注。我国 90% IC 患者为老年患者（≥60 岁）。而 IC 作为胃肠道最常见的缺血性损伤，其发病率亦呈明显增高趋势，新近美国的一项报道认为普通人群的发病率为（4.5 ~44.0）/10 万，且大于 65 岁及女性患者危险性增加。

本病的住院率国外报道为 0.05%。2008 年国外肠镜检出率约 0.48%，占住院患者的 2‰ ~3‰。

缺血性肠病发病率在我国也呈逐年上升趋势，我国从 2006 年起有关缺血性结肠炎病例报道数量亦逐年增加，年增长率 50% ~70%。国内学者新近报道的小样本资料显示，60 岁以上患者占 76.2%，且男女之比为 1 ：2.5，提示老年女性是 IC 的好发人群。对国内 2 141 例患者资料的荟萃分析显示，男：女为 1 ：1.48，平均年龄为 57.5 ~76.1 岁。

但由于其临床表现缺乏特异性，轻型病例具有一过性特点，故常易漏诊或误诊，导致其发病率被明显低估。国内文献报道临床误诊率高达 38.9% ~50%，致使患者的治疗延误、病死率增高，需要引起临床医师的充分重视。

## 二、病因学与病理生理学

引起肠道缺血的原因很多，如动脉硬化、血管栓塞、血栓形成、各种原因引起的休克等，以动脉硬化所致者最多见，90%以上见于60岁以上的老年人。

有研究表明，心血管疾病、肠易激综合征、休克、痢疾、呕吐、结肠癌、便秘、消化不良、腹部腹主动脉或心血管手术、长期服用泻药、$H_2$受体拮抗剂和口服避孕药是IC的独立危险因素；还有研究显示高血压、糖尿病是引发IC的主要危险因素，其次是心房纤颤、TIA及家庭史、吸烟、饮酒。

高脂血症、高血压、糖尿病等疾病使肠系膜血管硬化、弹性降低进而形成血栓或栓塞，阻碍结肠供血是主要因素；而便秘、心力衰竭、腹部手术等增加了肠血管压力，使肠静脉回流受阻。此外，肠系膜血管阻塞初期，由于交感神经兴奋，儿茶酚胺分泌增加，加重了肠管缺血。

### （一）结肠血管解剖学特点

结肠的血供来自肠系膜上动脉和肠系膜下动脉。肠系膜上动脉的分支即回结肠动脉、右结肠动脉和中结肠动脉供应升结肠和近段横结肠，肠系膜下动脉的分支即左结肠动脉、乙状结肠动脉和直肠上动脉供应横结肠和左半结肠。各动脉之间有吻合支相连形成边缘动脉，使肠系膜上、下动脉的各结肠支之间在结肠内缘相互吻合。由边缘动脉发出很多小动脉支垂直进入肠壁，在浆膜下形成血管网，再发出小动脉支供血于肌层，并在黏膜下形成血管网，向黏膜及黏膜下层供血。50%～75%的肠壁供血至黏膜层，所以一旦发生缺血，病变首先累及黏膜层。结肠的血流量比其他任何肠段都低，功能运动亦较少，自主神经刺激后反应大，正是这些特点，使得结肠对缺血的敏感性大为增高。

目前普遍认为结肠缺血往往好发于血供薄弱的“分水岭”区，包括结肠脾曲（Griffith’s point）、降结肠、乙状结肠及直乙结肠交界（Sudek’s point）等。在临床上，IC病变以左半结肠最多见，尤其以结肠脾曲常见。这是由于脾曲为肠系膜上、下动脉吻合部，为两支动脉末梢供血区域的交界处，该处边缘动脉较少，是对抗缺血的最弱部位，易发生供血不全。乙状结肠直肠交界处边缘动脉也较少，是结肠血供的另一个薄弱点，也容易发生缺血性病变。而直肠由于有肠系膜下动脉分支和髂内动脉分支双重血供，很少发生缺血性损伤。

国内的荟萃分析显示病变好发部位依次为：降结肠 > 乙状结肠 > 脾曲 > 横结肠 > 直肠 > 升结肠 > 肝曲 > 回盲部。

### （二）引起肠道缺血的病因

大致可分为血管阻塞型（如肠系膜动脉栓塞、肠系膜动脉血栓形成、肠系膜静脉血栓形成）和非血管阻塞型两大类。

1. 肠系膜动脉栓塞　风湿性心脏病、冠心病、细菌性心内膜炎等疾病形成的各种栓子都有可能脱落而栓塞肠系膜动脉，导致急性肠系膜缺血。栓子也可来自人工瓣膜置换术后或心脏搭桥术后。由于肠系膜上动脉与腹主动脉呈锐角相交，且分出较早，管腔较粗，故肠系膜上动脉栓塞的机会比肠系膜下动脉为多。此类患者多数起病急骤，可同时伴有其他器官如脑、肾、脾等的血管栓塞。因此，对有易感因素的患者，如出现特发剧烈腹痛同时或以往伴有其他栓塞症状者应考虑本病可能。

2. 肠系膜动脉血栓形成　主要的病变基础是动脉粥样硬化，多见于老年人，常并发弥漫性动脉硬化如冠状动脉粥样硬化、外周动脉粥样硬化等。也可发生于夹层动脉瘤、系统性血管炎、血管手术或创伤、红细胞增多症、长期口服避孕药或高凝状态者。肠系膜上动脉近腹主动脉处不仅是栓塞好发部位，也是肠系膜动脉血栓容易形成之处。此型发病较动脉栓塞隐匿，病情逐渐加重。如发生过程较慢，由于侧支循环的建立，也可毫无临床症状。

3. 肠系膜静脉血栓形成　较肠系膜动脉血栓形成和肠系膜动脉栓塞少见，常为继发性，可继发于以下疾病：①肝硬化并发门静脉高压症；②腹腔脏器感染；③腹部手术、外伤或放射性损伤导致肠系膜静脉血流变化或血管损伤；④血栓性静脉炎；⑤血液高凝状态，如真性红细胞增多症、腹部恶性肿瘤、长期口服避孕药等；⑥其他原因，如充血性心力衰竭、心肌梗死和糖尿病等。原发性肠系膜静脉血栓形成主要与先天性凝血功能障碍有关。此型引起的IC起病相对缓慢，临床表现缺乏特异性，易与原发病临床症状重叠，腹痛症状重而体征较轻是该型的重要特点。

4. 非血管阻塞型肠系膜缺血　多见于老年人，无明显的血管阻塞，多发生于心脏低排血量或血容量过少引起的低血压或肠系膜血管痉挛，如充血性心力衰竭、急性心肌梗死、心律失常、各种原因引起的休克、使用肾上腺素α受体兴奋剂或洋地黄等具有收缩内脏血管功能的药物等。各种原因引起的肠系膜血管收缩、组织缺氧、缺血再灌注损伤，均可导致非阻塞型肠系膜缺血。此型病例常由于原发病病情危重，掩盖了本病的临床症状和体征而造成漏诊或误诊。

## 三、病理学

本病内镜下活检病理呈非特异性。常表现为水肿、黏膜隐窝结构破坏、黏膜及黏膜下出血、固有层炎性细胞浸润，颗粒样组织伴隐窝脓肿，血管内血小板血栓及坏死等。慢性期可见黏膜萎缩，颗粒样组织及含铁血黄素巨噬细胞。缺血后狭窄期炎症较轻而纤维化占主导地位。

病理发展过程先为缺氧，先影响黏膜，然后波及黏膜下层，最后使整个肠壁梗死。黏膜层首先表现为糜烂，一般在几天内有肠绒毛再生修复，如果长期缺氧，修复的肠绒毛呈现短、矮杆状。临床上表现为吸收不良，出现肉芽组织增生和瘢痕形成，肠腔狭窄。如果肠道完全失去血供，则肠壁变黑，坏死、穿孔，形成腹膜炎、肠梗阻。

基本病理改变是肠壁水肿、血管充血伴黏膜内出血及各种不同程度的肠道坏死等循环障碍性变化。肠壁坏死从黏膜开始，向下进展至肌层及浆膜层，可引起肠道出血性坏死及假膜性肠炎。具体如下：①由缺血引起的严重损害，常为凝固性坏死或出血性坏死。②由静脉阻塞引起的坏死，常为瘀血、出血及水肿。③大多数病例都有轻重不等的水肿，黏膜层及黏膜下层水肿明显。④上皮细胞、腺体及平滑肌等可发生各种缺血性变性。⑤亚急性期及慢性期可见增生性病变，有间质肉芽组织及纤维性增生，形成瘢痕或肿瘤样团块，引起肠壁增厚，肠腔狭窄及变形。⑥由于黏膜层缺血性变性坏死可引起糜烂及溃疡形成，似溃疡性结肠炎。⑦穿透性坏死可形成急性或慢性穿孔，后者常有肠粘连。⑧由于坏死反应或继发细菌作用可有不同程度炎症，一般较轻，不形成明显化脓性炎。

## 四、临床表现

IC的临床表现与许多因素有关，包括病因、肠系膜血管阻塞部位、程度、阻塞血管的直径、肠缺血的时间和程度、侧支循环建立的程度和代偿功能、机体的血流状态及肠腔内细菌的情况等。其临床表现缺乏特异性，且差异很大，轻者仅累及黏膜，可为一过性腹痛，重者全层肠壁受累，可出现肠坏死、穿孔、中毒性休克、全身多器官功能衰竭等并发症而危及生命。

1966年，Marston按缺血的程度将IC分为3型：①短暂自限型，累及黏膜和黏膜下（一过型）；②急性暴发型，累及结肠全层，并可导致坏疽（10%）和穿孔（坏疽型）；③慢性型，导致结肠狭窄（10%）（狭窄型）。由于一过型与狭窄型多数情况下预后较好，1986年Marston等重新将本病归纳为2型：非坏疽型与坏疽型，其中前者占80%～85%，后者占15%～20%。

### （一）非坏疽型

包括一过型与狭窄型，多发生于老年人，常伴有高血压、冠心病、糖尿病等动脉硬化基础疾病，有时可有便秘、感染、心律失常等诱因。典型临床表现为：突然发生腹痛，多为绞痛或中等程度疼痛，疼痛部位随疾病累及部位可有不同，以左下腹部疼痛较多见，多伴有排便急迫感，24小时内出现鲜红色或酱色血便，血量不大，极少需要输血。由于肠道缺血导致肠功能紊乱，可出现恶心、呕吐、嗳气、腹胀、腹泻等临床症状。腹部体征不明显或在病变部位有压痛。非坏疽型IC多数情况下为可逆的自限性疾病。

### （二）坏疽型

此型病情较重，病变不可逆。亦多见于老年人。由于肠壁全层坏死，可表现为大量血便及严重腹痛，腹痛迅速扩散至全腹，早期即出现休克和毒血症症状，伴发热和白细胞计数升高，腹腔穿刺可抽出血性腹腔积液。有腹膜炎症者，需及时手术治疗，预后差。

## 五、辅助检查

外周血白细胞可升高，常 $>10\times10^9/L$，若升高明显提示缺血严重，约半数患者血淀粉酶轻度增高，但很少超过正常值2倍，并且淀粉酶肌酐清除率低于4%以下，大便潜血常阳性。有瑞典学者提出D－二聚体升高对本病诊断有一定意义，对于本病诊断特异性92%、敏感性60%、准确性69%，但其升高程度与病情严重程度的关系仍需进一步研究。

### （一）腹部X线片

无特异性。多数病例早期可见局限性狭窄，随后见肠腔积气、节段性扩张、病变肠段结肠袋消失。临床主要用于诊断是否存在肠穿孔或肠梗阻，确定有无手术指征，同时排除其他肠道疾患。

### （二）钡剂灌肠

钡剂灌肠，尤其是结肠气钡双重对比造影对诊断IC有重要意义。早期或轻型病例可显示正常或见有局部痉挛，中、重度病例可特征性表现为肠壁的指压痕或小点状钡龛影，虽仅是急性缺血时的一过性表现，通常仅存在24～72小时，但其是IC的特征性征象。肠管痉挛、脾曲锐角征早期也较多见。亚急性期出现结肠袋消失、溃疡所致不规则龛影，有时呈锯齿样充盈缺损。少数病例进入慢性期，局部肠管逐渐变形及狭窄，局部结肠袋消失，肠管短缩，狭窄部两端呈平滑的漏斗状改变。

### （三）结肠镜

结肠镜是目前临床上诊断IC的主要手段，不仅能确定病变的范围和阶段，还能获取组织病理学检查，有助于与其他炎性肠病、结肠癌等相鉴别。

非坏疽型IC的内镜下特点是：一过型病变为一过性短暂缺血，病变涉及黏膜及黏膜下层，表现为黏膜充血、水肿、瘀斑、黏膜下出血，黏膜呈暗红色，血管网消失，可有部分黏膜坏死，继之黏膜脱落、溃疡形成，呈环形、纵形、蛇形或散在弥漫，溃疡在亚急性期边界清楚，可长达3～4cm，宽1～2cm，周边黏膜水肿、充血，至发病7天左右溃疡一般不再进展，2周内结肠基本恢复正常。狭窄型可见持续性缺血黏膜，损害较重，病变涉及固有肌层，形成慢性溃疡和持续性节段性结肠炎，受损肌层被纤维组织替代，常致结肠狭窄。

坏疽型IC的肠黏膜病变为全壁坏死，形成深大纵行溃疡、脓肿等。

近年随着内镜窄带成像（narrow band imaging，NBI）和染色内镜技术的发展，能够更清晰地通过内镜观察肠道黏膜的微血管结构，有助于疾病的诊断、预后判断及治疗决策的选择。NBI可广泛应用于内镜下区分异型和正常组织、估计组织学感染程度等，从而精确地引导活检，提高对疾病的诊断准确率，对IC的诊断与鉴别诊断具有重要作用，尤其对鉴别良、恶性病变很有帮助。

结肠镜检查对IC具有确诊意义。因此，临床上对疑及IC的患者，在排除腹膜炎、肠穿孔等急腹症后，如条件允许，应争取在48小时内行结肠镜检查，并近期复查以动态观察病情，协助诊断。

### （四）血管造影

血管造影被认为是诊断急性肠系膜缺血的金标准。能清晰显示血管的形态，可提供病变部位、程度、输出襻及侧支循环状况，并能同步进行血管介入治疗。但临床经验提示，大多数IC患者肠系膜动脉造影很少能显示动脉闭塞现象，因此对结肠缺血的诊断作用不大。另外，血管造影系有创性检查，对危重患者存在一定的风险，造影剂具有一定的肾毒性，增加了患者X线暴露时间，且并不是每个医院都可以进行血管造影检查。因此目前尚未作为IC的常规检查方法，但对仅凭临床表现难以与急性肠系膜缺血相鉴别的病例或疑及急性肠系膜缺血时可作为明确诊断的手段。

### （五）腹部超声

腹部超声可提示肠壁弥漫性或不规则增厚、肠管扩张、腹腔积液及病变肠段的大致部位；多普勒超声或断层联合超声检查法有助于了解肠系膜及肠道血液供应状态。但由于受肠腔气体干扰较大，且对低血流血管敏感性低影响了超声检查在 IC 诊断中的应用。

### （六）腹部计算机体层摄影及磁共振成像

腹部计算体层摄影（computer tomography，CT）及磁共振成像（magnetic resonance imaging，MRI）是简单易行的诊断手段。CT 可见节段性肠壁增厚、呈靶征样黏膜下水肿，也可见到局部强化不明显的缺血肠管，但这些征象无特异性。多层螺旋 CT 的计算机体层血管成像术（CT angiography，CTA）能提高诊断的敏感性，可显示腹主动脉扭曲、管壁粥样斑块生成及局部肠系膜动脉小分支狭窄变细，亦可见到肠壁内气囊肿或门静脉积气，对于 IC 的诊断有重要意义。MRI 血管成像特异性和敏感性与 CT 相似，但无放射性是其优点。

### （七）血清标志物

目前已报道数种可提示肠系膜缺血的血清标志物，如乳酸、乳酸脱氢酶（lactic dehydrogenase，LDH）、肌酸磷酸激酶（creatine phosphokinase，CPK）、淀粉酶、碱性磷酸酶（ALP）、肠型脂肪酸结合蛋白和 α－谷胱甘肽－S－转移酶等，但这些标志物主要反映在急性肠系膜缺血时，尚未发现特异性的针对 IC 的标志物。在轻型 IC 病例，上述血清标志物完全正常，只有在病情进展、严重缺血性损伤或病程的后期才出现血清标志物的升高。

### （八）其他

肠型脂肪酸结合蛋白（intestinal fatty acid binding protein，I－FABP）是由肠上皮细胞分泌的一种水溶性蛋白质，具有较好的器官特异性，是一个新的有潜力的早期肠黏膜损伤的生化指标，是全身炎症反应综合征或脓毒血症发生前的预警因子。肠道缺血受损时能迅速进入血循环，最终从尿液排出体外，ELISA 法易于测定。因此，血和尿 I－FABP 是肠缺血很好的指标，较以往采用的传统的肠缺血指标，如肌酸激酶、乳酸脱氢酶、碱性磷酸酶等的敏感性更高，可作为监测肠缺血、肠坏死敏感的指标，并有望成为肠道缺血进展的指标。用同位素锝（$^{99m}Tc$）和铟（$^{111}In$）放射性核素标记血小板的单克隆抗体，注入人体后行 γ 照相，能显示急性肠系膜血管闭塞的缺血区，目前该技术已逐步用于临床，估计有较好的应用前景。国外近年报道白蛋白－钴结合试验是急性肠缺血的一个新的有用的诊断指标，敏感性达 100%，特异性为 85.7%。

## 六、诊断与鉴别诊断

### （一）诊断

从临床角度看，IC 多见于老年人或有动脉硬化、高血压、冠心病、糖尿病等病史的患者，或有长期口服避孕药史者。如这类患者出现突发性左下腹绞痛，24 小时内出现解鲜血便或褐色血便的典型临床症状，而不能用常见的胃肠道疾病及胆胰疾病来解释时，应考虑本病的可能。

由于 IC 的临床表现缺乏特异性，诊断首先有赖于接诊医师对该病有足够的认识和警惕，否则极易造成误诊。

### （二）鉴别诊断

诊断本病时应注意与溃疡性结肠炎、克罗恩病、肠结核、肠型白塞病、肠道恶性淋巴瘤、结肠癌等疾病鉴别，可通过仔细询问患者病史和发病的可能诱因，并结合相关的内镜和影像学检查等予以鉴别。

## 七、治疗

（1）积极治疗心血管系统疾病如心房颤动、细菌性心内膜炎、动脉粥样硬化及其他伴随疾病是预防 IC 的有效措施。

（2）一旦确诊 IC，应及早进行治疗

1）禁食，内科保守治疗。

2）静脉营养，内科保守治疗：静脉补液、降低肠道氧耗。

3）应用广谱抗生素：本病易并发肠道细菌感染而加重病情，研究显示应用广谱抗生素可减轻肠道损害，因此多数学者建议预防性应用抗生素。

4）积极治疗心血管系统原发病，停用血管收缩药（肾上腺素、多巴胺等）。

5）应用肛管排气缓解结肠扩张。

6）应用血管扩张药物，改善肠血液循环，促进缺血损伤恢复，如罂粟碱 30mg，肌内注射，1 次/8 小时，必要时可静脉滴注；前列地尔 10μg，静脉滴注，1 次/日；或丹参 30～60mL 加入 250～500mL 葡萄糖注射液，静脉滴注 1～2 次/日，疗程 3～7 天，少数患者需 2 周；也可用山莨菪碱、硝酸甘油等。有文献报道，通过肠系膜动脉造影管向病变段相应的肠系膜血管内灌注溶栓剂或血管扩张剂，可取得良好的治疗效果。

7）持续进行血常规和血生化监测，直到病情稳定。

8）如经积极的内科治疗临床症状不缓解，患者腹部触痛加重，出现肌紧张、反跳痛、体温升高及肠麻痹，表明有肠梗死，需立即行手术治疗。

手术禁忌证：①年老体弱并发严重的心脑肺血管疾病及重要脏器的功能障碍不能耐受手术，同时未发现肠坏死迹象者；②动脉造影显示主动脉、肠系膜上动脉和腹腔干动脉病变广泛，预计手术效果差者。

手术方法：包括肠系膜上动脉切开取栓术、肠系膜上动脉远端与右髂总动脉侧侧吻合术、动脉移位手术、血管移植动脉搭桥手术。

对 IC 的最佳治疗方案目前尚无前瞻性的对照研究可供参考，已达成的共识是在治疗过程中要注意识别提示保守治疗效果不好的危险因素，以及时手术治疗，降低病死率。

## 八、预防与预后

IC 的预后主要取决于缺血损伤的程度和有无严重的并发症。轻症 IC 通常在 1～3 个月内恢复，并不留后遗症。重症患者经积极处理，约半数可在 24～48 小时内缓解，1～2 周病变愈合，严重者 3～7 个月愈合。少数患者发生不可逆损害，如急性期快速发展为肠坏疽，甚至腹膜炎或广泛中毒性结肠炎，或溃疡延迟不愈进入慢性期，导致肠管严重狭窄，均需手术治疗。

仅累及黏膜和黏膜下层的 IC 预后较好，85% 患者病情可在 1～2 周内改善或恢复，需要手术治疗者不足 5%；而累及肠壁全层的坏疽型 IC 预后很差，即使接受手术治疗，死亡率仍高达 60%。

IC 病常无特有的临床表现，误诊、漏诊率较高，及时诊断和密切监测病情变化是改善预后的关键。诊断延迟超过 24 小时、高龄（特别是年龄 >70 岁）、糖尿病患者（尤其酸中毒的患者）、主动脉术后或低血压（伴休克）导致的 IC 预后差。在保守治疗过程中，如肠道的血供障碍程度加重或持续时间延长，需及时手术治疗，否则病死率会明显升高。

（张　冰）

# 第五节　大肠良性肿瘤

大肠的良性肿瘤可分为上皮性良性肿瘤和非上皮性良性肿瘤，其中上皮性良性肿瘤主要是大肠息肉，非上皮性良性肿瘤以脂肪瘤最多见，其他包括大肠平滑肌瘤、纤维瘤及血管瘤等，除血管瘤外，其余均有恶变可能。

## 一、大肠息肉

息肉一词来自希腊文 Polypous，泛指一切空腔脏器、黏膜表面向腔内突出和隆起的病变，可以有蒂，也可以为广基，是一形态学名词。在数目上又有单发和多发两类。大肠息肉（polyp of intestinal tract）是所有向肠腔突出的赘生物总称，病理上可有许多种，可以是腺瘤，也可以是炎症刺激引起的增生和修复性反应，或是局部黏膜的增生和肥厚，或者是癌肿。大肠息肉包括肿瘤性（腺瘤）和非肿瘤，息肉分类见表7－5。

表7－5　全国大肠癌病理专业协作组的息肉分类方案

| | 单发 | 多发 |
|---|---|---|
| 肿瘤性 | 腺瘤 | 腺瘤病 |
| | 腺管状 | 家族性多发性息肉病 |
| | 绒毛状 | Gardner 综合征 |
| | 混合性 | Turcot 综合征 |
| | | 散发性腺瘤病（多发性腺瘤） |
| 错构瘤性 | Peutz－Jeghers 息肉 | Peutz－Jeghers 综合征 |
| 幼年性 | 幼年性息肉 | 幼年性息肉病 |
| 炎症性 | 炎症性息肉 | 假息肉病 |
| 增生性 | 增生性（化生性）息肉 | 多发性增生性息肉病 |
| | Cronkhite－Canada 综合征 | |
| | 炎性纤维增生性息肉病 | |

## （一）流行病学

息肉多无症状，其发生率与受检对象、年龄、性别、地理环境及检查方法不同而异，文献报道的发生率差异较大，在10%～66%不等。除家族性和幼年性息肉常出现在少年期外，一般见于中年后，并随年龄的增长而增加，60岁以上老年人约占75%。男性高于女性，约为2∶1。大肠腺瘤的发生率和检出率增长迅速。欧洲对917例结肠镜筛查的50～75岁平均危险率人群发现，21.3%、6.7%和1.2%的受检者分别患有大肠腺瘤、进展性大肠腺瘤和大肠癌。而对183例40～49岁人群的筛查结构显示，上述三个数字分别为9.8%、1.1%和0%。我国多中心回顾性研究证实：20年来，我国城市居民有腹部症状而行全结肠镜检查患者（157 943例）中，进展性腺瘤检出率有明显上升趋势，较前增长了1.88倍；而同期检出大肠癌患者仅较前增长66%。研究报道，超过50岁者发生腺瘤的机会明显增加。

## （二）病因和分类

大肠息肉的分类方法很多，根据息肉数目可分为单发和多发。全国大肠癌病理专业协作组的息肉分类是以Morson的组织学分类法为基础，即将大肠息肉分成肿瘤性、错构瘤性、炎症性和增生性。此分类法的最大优点在于将大肠息肉统称为腺瘤，而其他非肿瘤性息肉则统称为息肉。这种分类能明确区分大肠息肉的病理性质，对治疗具有更大的指导意义（表7－5）。中国大肠肿瘤筛查、早诊早治和综合预防共识意见（2011）进行了补充，腺瘤包括早期腺瘤（畸形隐窝灶，ACF）、传统腺瘤（管状腺瘤、绒毛状腺瘤和管状绒毛状腺瘤）、锯齿状腺瘤（传统锯齿状腺瘤、广基锯齿状腺瘤息肉和混合增生性息肉/锯齿状腺瘤）和杵状－微腺管腺瘤等。

国内报告结直肠息肉以腺瘤性息肉最常见，而国外有人报道增生性息肉最常见，其发病率高达25%～80%。在成年人增生性息肉的发病率至少比腺瘤高10倍，但有学者在肠镜检查中则发现腺瘤的发生率是增生性息肉的3倍。据研究资料提示，息肉的发生可能一开始主要见于远端结肠，这一点可从尸检材料中左侧息肉往往较右侧为多而得以验证。随年龄增加息肉逐渐由左侧向右侧发展。

家族性多发性腺瘤病属常染色体显性遗传性疾病；Peutz－Jeghers综合征，也称为错构瘤性息肉病，属常染色体显性遗传病；Turcot综合征属常染色体隐性遗传病。

## （三）发病机制

腺瘤的组织发生，尚不十分清楚。最初研究表明深部隐窝细胞随着向表面的迁移、不典型增生逐渐发展。正常隐窝深部的上皮以硫酸黏液表达为主，而腺瘤性上皮硫酸黏液比唾液酸黏液为多。最近研究表明血型Ley抗原在许多腺瘤均弥散着色，而在正常黏膜仅见于深部隐窝有阳性反应。这些腺瘤上皮与隐窝深部上皮组化反应的一致性有力支持腺瘤起源于隐窝深部的可能。腺瘤起源的另一个假说是嗜酸性上皮，常位于腺瘤上皮附近，并见两者有移行现象。在大肠腺瘤→大肠癌序贯学说的基础上，存在正常大肠黏膜→管状腺瘤→管状绒毛腺瘤→绒毛腺瘤→大肠癌序贯现象，认为腺瘤的发生最初多为管状腺瘤，以后逐步向管状绒毛腺瘤和绒毛腺瘤转化，最后演变为大肠癌。同时在管状腺瘤和管状绒毛腺瘤阶段也会发生癌变。

## （四）临床表现

当瘤体小而无并发症的情况下，多无任何症状。据报告50%以上的腺瘤无症状。这类病变常在健康体检或其他疾病行内镜、放射学检查时发现。有症状的腺瘤直径多大于1cm，或伴有并发症，如溃疡形成、肠套叠或肠梗阻等。

1. 常见症状　如下所述。

（1）便血：多为首发症状。直肠腺瘤出血，多为大便表面带鲜血，乙状结肠、降结肠腺瘤为暗红色，与大便常不混淆。右半结肠腺瘤，肉眼常不能发现血便，仅大便潜血阳性。腺瘤大出血罕见。当腺瘤大小为2cm时易出血，可引起长期慢性失血，造成失血性贫血。文献资料表明下消化道出血的病例中，约30%为腺瘤引起。

（2）腹痛：常为突发性。多发生于腺瘤较大伴发肠套叠所致。一般小的腺瘤无腹痛症状。直肠低位腺瘤可有肛门部坠胀感。

（3）腺瘤排出体外或脱出肛门外：部分长蒂的腺瘤，可发生蒂扭转、绞窄引起腺瘤缺血、断裂而从粪便排出，可呈组织碎块或完整的腺瘤顶端。部分直肠甚至乙状结肠腺瘤，可在排便时脱出肛门外，便后可自行复原或经手法还纳。

（4）大便习惯改变：当腺瘤较大或多发时，可出现腹痛、便秘、腹泻或伴里急后重。

（5）少数患者可有过量肠液分泌、腹胀等。

2. 体征　如下所述。

（1）直肠腺瘤：直肠指检可发现直肠及部分乙状结肠部位腺瘤。通过指检可以初步判定肿瘤位置大小、数目、有无恶变。如肿瘤呈扁平或广基状、质地柔软，往往提示为绒毛状腺瘤；肿瘤呈有蒂、质较实而光滑则提示为管状腺瘤。肿瘤质地不匀、局部有硬结感或表面伴有溃疡、固定则提示有恶变可能。

（2）结肠腺瘤：无并发症时无阳性发现，当腺瘤较大引起肠套叠时，腹部可触及包块，甚至有腹膜炎表现。偶尔可闻及气过水声。

## （五）辅助检查

1. 粪便潜血试验　简便易行，虽非特异性但其阳性常提示需要进行大肠镜检查。与联苯胺法和愈创木酯法化学法相比，免疫法特异度高而敏感性较低，其可测定人血红蛋白分解后的球蛋白。

2. 内镜检查　结肠镜配合病理检查是诊断大肠肿瘤的标准方法。纤维结肠镜或电子结肠镜检查是目前诊断大肠息肉最理想的检查方法，可直接观察到全肠道情况，同时镜下可对病灶进行活检。内镜下染色放大技术、窄带成像技术（NBI）、i－Scan智能光学染色及共聚焦激光显微内镜技术的应用可明显提高大肠腺瘤的诊断率，对鉴别肠道肿瘤性和非肿瘤性病变具有较高的准确性。而超声肠镜能显示肠壁层次，分析肿瘤的范围、大小、有无浸润及深度，还可观察邻近器官病变情况。对于早期发现大肠癌具有重要意义。肠镜检查的同时，还可切除包括早期大肠癌在内的病变，具有重要的治疗价值。日本学者工藤进英将放大染色下的结直肠黏膜隐窝形态分为五型（pit pattern分类标准），对于息肉的分型及肿瘤的鉴别具有重要意义（图7－2）。

Ⅰ型为圆形隐窝，排列比较整齐，无异型性，一般为正常腺管开口而非病变；Ⅱ型呈星芒状或乳头状，排列尚整齐，无异型性，腺管开口大小均匀，多为炎性或增生性病变而非腺瘤性；Ⅲ型分为两个亚型：$Ⅲ_L$称为大腺管型，隐窝形态比正常大，排列规则，无结构异型性，为隆起性腺瘤的基本形态，其中约86.7%为腺瘤，其余为黏膜癌；$Ⅲ_S$称为小腺管型，是比正常小的隐窝集聚而成，隐窝没有分支，为凹陷型肿瘤的基本形态，此型高度异型增生的腺瘤发生率较高，也可见于黏膜癌（28.3%）；Ⅳ型为珊瑚支及脑回样，类似珊瑚样改变是绒毛状腺瘤特征所见，黏膜内癌可占37.2%；Ⅴ型包括$V_I$（不规则型）或$V_N$（无结构型），此型隐窝形态紊乱或结构消失，见于癌，黏膜下癌可占62.5%。

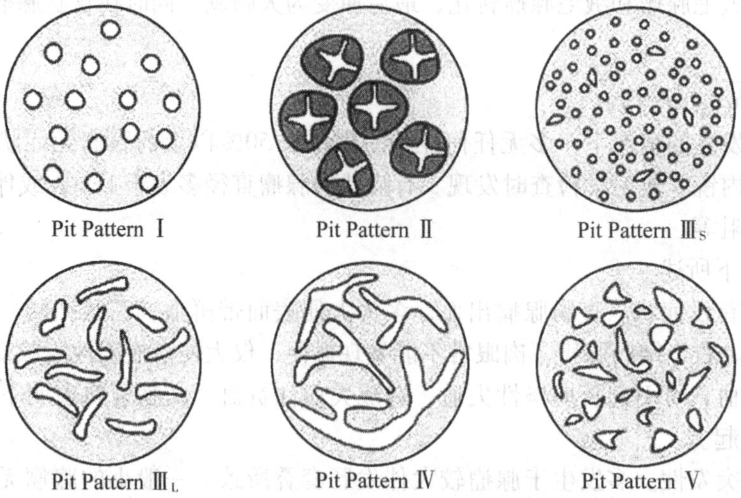


图7-2 结直肠黏膜隐窝形态 pit patten 分类

3. 影像学检查 如下所述。

（1）X线检查：腹部立位片有助于肠梗阻的诊断。普通钡灌肠X线检查对较小的大肠息肉易漏诊，应用气钡双重造影检查有助于提高诊断阳性率，对于疑有肠梗阻的患者应谨慎选择。

（2）CT结肠成像或仿真结肠镜检查：CT结肠成像（CT colonoscopy，CTC）是一种模拟传统结肠镜检查的成像技术，通过使用结合螺旋CT扫描的计算机程序而产生患者结肠内部的二维或三维图像。可多方位、多角度、多层面显示结直肠病变的部位，准确判断肠管的周径和厚度。CT结肠成像技术具有微创、无痛苦、无相对禁忌证的优点，但其与结肠镜检查一样需要提前进行肠道准备，甚至对肠道准备的要求更高，且检查前需向肠道注入一定量的对比剂使肠腔充盈扩张，如注入空气等。从治疗角度来讲，仿真结肠镜即使发现息肉也需再行结肠镜检查治疗，费用相对较高，这些缺陷使其在患者筛查中的依从性明显下降。

（3）CT或MRI检查：不作为大肠息肉的常规检查，主要用于怀疑大肠癌的患者。除可了解肿瘤局部情况外，还可进一步了解肠管外浸润程度以及有无淋巴结或远处转移，有助于充分了解病情，提供结直肠恶性肿瘤的分期，发现复发肿瘤，评价肿瘤对各种治疗的反应，阐明钡剂灌肠或内镜发现的肠壁内和外在性压迫性病变的内部结构，明确其性质、来源及与周围脏器的关系。MRI检查的适应证同CT检查。

## （六）诊断与鉴别诊断

多数大肠息肉并无特殊的症状，因此诊断主要靠临床检查。应先做直肠指诊。结肠镜配合病理检查是诊断大肠肿瘤的标准方法。而肠道准备充分、退镜时仔细观察，则有助于提高大肠肿瘤的检出率。腺瘤的大小、形态、部位及患者年龄及初次全结肠镜检查腺瘤数均为全结肠镜检查时漏诊的危险因素，结肠镜医师检查时应尽量避免因以上因素导致的漏诊。研究表明，肿瘤<10mm、平坦型、左半结肠、>60岁、首次检查>2个肿瘤患者容易漏诊，因此应重视并加强对微小平坦型病变的诊断，对于左半结肠病变尤应仔细观察。应注意高危腺瘤的诊断：进展性腺瘤或称高危腺瘤（advanced adenoma）较具危险性。具备以下三项条件之一者即为进展性腺瘤：①息肉或病变直径≥10mm；②绒毛状腺瘤或混合型腺瘤中绒毛样结构超过25%；③伴有高级别上皮内瘤变者。

## （七）治疗

大多数大肠息肉可以通过结肠镜进行息肉切除。随着内镜技术的发展，内镜下切除的适应证也进一步扩大。术前需做肠道清洁准备，但禁用甘露醇、山梨醇等，以免因肠道内细菌分解产生可燃气体在电灼时引起爆炸。术中应做全结肠检查。应争取将所见到的息肉能经内镜切除者，均予以整个切除，并做全面组织学检查。目前内镜下治疗早期大肠癌的方法有高频电圈套法息肉切除术、热活检钳除术、内镜下黏膜切除术（endoscopic mucosal resection，EMR）、内镜下分片黏膜切除术（endoscopic piecemeal mucosal resection，EPMR）和内镜黏膜下剥离术（endoscopic submucosal dissection，ESD）等。治疗时应根据病变情况、各单位技术以及硬件设备条件酌情开展。对于不适合内镜治疗的大肠息肉可以进行手术切除。

对内镜切除后的标本，病理医师需评估是否存在恶变，肿瘤基底和周边切缘是否有肿瘤累及，是否有淋巴管、血管浸润等，根据病理结果判断是否需要追加外科手术。对于内镜切除后的标本，需摊开用大头针固定，测量病变大小，以2mm间隔连续平行切片。

### （八）预防与预后

非甾体类抗炎药（NSAID）和选择性 COX-2 抑制剂等、某些源自食物的生物活性食物成分（bioactive food compositions，BFC）及其药物（如钙与维生素 D、短链脂肪酸、叶酸等）在不同人群中可能具有预防大肠腺瘤发生或再发和预防大肠癌发生等作用。对于大肠癌高危人群进行结肠镜筛查对于预防大肠癌发生具有重要意义。符合下列任一条件者即为大肠癌高危人群：①大便潜血阳性；②一级亲属有大肠癌病史；③本人有肠道腺瘤史；④本人有癌症史；⑤符合下列 6 项之任 2 项者：慢性腹泻、慢性便秘、黏液血便、慢性阑尾炎或阑尾切除史、慢性胆囊炎或胆囊切除史和长期精神压抑者。

## 二、大肠息肉病

### （一）家族性结肠息肉病

家族性结肠息肉病（family polyposis coli，FPC）又称家族性腺瘤性息肉病（family adenomatous polyposis，FAP）或腺瘤性结肠息肉病（adenomatous polyposis coli，APC）是遗传性大肠息肉病中最常见的一种。

1. 流行病学　家族性腺瘤性息肉病（FAP）是一种常染色体显性遗传性疾病，表现为整个大肠内布满腺瘤，本病不是先天性疾病。出生时肠内并无腺瘤，如不及时治疗，终将发生癌变。FAP 又称家族性大肠息肉病。最先 Vischow 在 1863 年发现，好发于青年，一般 15~25 岁青春期开始出现临床症状，30 岁左右最为明显。12~13 岁即开始出现腺瘤，20 岁时腺瘤已遍布大肠，如不及时治疗，40 岁以后几乎不可避免地出现癌变。患者的下一代中约有 50% 有受累的危险，其外显率为 95%，另 50% 未受累的子女将不再遗传。一般认为 40 岁尚未出现腺瘤者，虽有家族史，亦不会再出现腺瘤。由于此病与性染色体无关，因而父母都有遗传本病给下一代的可能。

2. 临床表现　本病临床上可分为三期，即临床前期、腺瘤期与癌肿期。腺瘤诊断时的中位年龄为 16.5 岁。腺瘤期又可再分为隐匿期和有症状期，最初出现症状为便血、腹泻、黏液便，少数甚至发生肠梗阻、穿孔或严重贫血、恶病质等并发症时才就诊。最初症状出现的中位年龄为 29 岁，诊断息肉病的中位年龄为 33 岁。癌肿期是指从诊断大肠癌至死于结直肠癌。大肠癌的中位诊断年龄为 36 岁，中位死亡年龄则为 40 岁。

（1）症状：临床前期和腺瘤隐匿期无症状；腺瘤有症状期和癌肿期，可表现为血便、腹泻、肠道刺激症状及其他。

1）血便：为最常见或首发症状，间歇出现，鲜红色，浮于大便表面，或者大便呈果酱样，病史长者多有贫血表现，贫血的轻重不一。大出血少见。

2）肠道刺激症状：为 FAP 最常见的症状，息肉较多，并发肠道炎症或小溃疡时，有腹部隐痛、稀便、排便次数多、下坠感。里急后重，常被误诊为慢性痢疾。

3）腹泻：FAP 继发感染后，大便稀软，味臭，带有泡沫，大便次数超过 10 次/日。有时带黏液脓血。少数病例腹泻严重可出现脱水、酸中毒及电解质紊乱。

4）其他：低位息肉在排便时容易排出肛外，也可自行还纳。由于病程长、肠道吸收功能不佳，而出现低热、精神疲惫、全身乏力、消瘦、皮肤干燥、缺乏弹性。

（2）体征：腹部检查常无异常发现，少数病例发生肠梗阻、穿孔时出现相应的体征。直肠指检可触及散在或密集隆起的息肉。

近年来已明确 FAP 发生恶性肿瘤不仅限于大肠癌，还可在各不同年龄发生各种结肠外的恶性肿瘤。幼年时可发生肝母细胞瘤，多数发生于出生后 5 年内。发病时大肠息肉尚未出现，易被忽视。青年期可发生甲状腺癌，以女性多见。乳头状甲状腺癌的发生率比一般人群高 22 ~ 160 倍。中年开始发生大肠癌后，即以十二指肠癌、Vater 壶腹周围癌及胃癌多见。

家族性腺瘤性息肉病病变仅限于大肠，肠外无病变，当 FAP 伴发不同的肠外表现时，人们称之为综合征。

1）Gardner 综合征：有 1/4 ~ 1/3 患者伴有肠道外表现，可表现为下列任何一种情况：①皮肤囊性病变：例如皮脂腺囊肿或皮样囊肿，多见于面部、背部和四肢，且可呈多发性，可发生在儿童期或腺瘤出现前。②骨瘤：主要发生在面骨和颅骨，常是硬的牙质骨瘤，亦可发生在长骨，表现为隐匿性骨瘤，在高达 3/4 例患者中，下颌骨有多发性小骨瘤，这种骨瘤的存在常是发生腺瘤的一个预兆。③纤维组织瘤：如间皮瘤，可出现于前腹壁、腹腔内或角胛部，以女性多见。间皮瘤不会转移，但可呈扩张性生长，引起肠梗阻、输尿管压迫等并发症。间皮瘤的发生率在 4% ~ 12%，最常发生在以往结肠手术后，但亦可发生在未作出 FAP 诊断之前。④FAP 患者具有较高的胃、十二指肠息肉的发生率，在 1/2 息肉病患者中可见胃底腺息肉病，这是一种非肿瘤性病变，在胃底部可出现几百个广基息肉，几毫米大小，含有囊状扩张的胃底腺，并无上皮间变，但这种病变也可发生在非息肉病患者。另外在人多数息肉患者中发现有多发性十二指肠腺瘤，在十二指肠第二和第三段中，包括 Vater 壶腹，可多达 50 个腺瘤，并以 3 ~ 5mm 大小息肉多见，呈不规则状，常位于黏膜皱襞上，需注意的是貌似正常的十二指肠黏膜在组织学检查中可见腺瘤性变化。⑤十二指肠或壶腹周围癌的发病率在息肉病患者中可高达 10%，为一般人群的 100 倍，约 40% 患者具有同时性多发性腺瘤，是结直肠癌手术后死亡原因之一。⑥甲状腺乳头状癌：几乎都发生在女性患者中，女性息肉病患者发生甲状腺癌的危险性为一般人群的 100 ~ 160 倍。⑦先天性视网膜色素上皮肥大（CHRPE）：这是一种双侧多发性病变，应用 4 个以上双侧病变作标准，息肉病患者中 60% ~ 80% 属阳性，诊断特异性几乎 100%；初步资料显示在 CHRPE 阳性的家属中，CHRPE 作为息肉病的一种标志，其预测价值达 100%。⑧牙齿畸形：可出现于 17% 息肉病患者，11% 有多余齿，9% 有阻生齿，这些情况均比正常人群的发生率高。通常开始出现上述症状是在 40 岁左右。一般认为其遗传性、发病年龄、大肠腺瘤数目、类型、分布、癌变机会等均与一般家族性腺瘤患者相同。在临床上，与家族性腺瘤比较，大肠腺瘤发病年龄较迟，可出现在消化道外症状之后，腺瘤数较少。

2）Turcot 综合征：当大肠多发性腺瘤患者同时有中枢神经系统恶性肿瘤时，即称为 Turcot 综合征，其并不是大肠癌的脑部转移。与家族性腺瘤病不同，本病属常染色体隐性遗传。该征腺瘤也呈全大肠分布，只是数目较少、散在。10 岁以内很少多于 100 枚，10 岁以上可多于 100 枚。癌变发生年龄早，一般在 20 岁以内，女性多见。

3. 诊断　如下所述。

（1）诊断标准：诊断 FAP 必须符合下列条件之一：①腺瘤数 >100 个；②具有遗传倾向的（家族史）患者，腺瘤数 >20 个者。

（2）诊断方法：参见大肠腺瘤。

（3）对 20 岁以上的患者应进一步作胃镜检查，以了解胃、十二指肠内有无息肉。未发现息肉者可每隔 5 年检查一次。对疑有腹腔内间皮瘤的患者应作 CT 扫描，但无须常规作腹部 CT 来排除无症状的间皮瘤。鉴于 CHRPE 具有高度诊断敏感性和特异性，现已一致同意应常规将检眼镜检查列为临床上未罹患此病的第一代亲属的辅助检查。

（4）实验室检查：自 1987 年 Bodmer 等发现 FAP 基因后，现已可用相连基因标记物发现 FAP 基因携带者，可信度几乎达100%。

4. 鉴别诊断　如下所述。

（1）肛乳头肥大：位置低，固定于齿线附近，质地较硬，表面不光滑，椭圆形，压痛，手指可将肿物抠出肛外，呈灰黄色，一般不易出血。

（2）幼年息肉：多见于儿童，发病年龄在2～8岁，好发部位以直肠下段最多见，发生于直肠者占75%以上。息肉数目可达数十个。息肉一般不超过2cm，形状规则，无分叶状态，多呈椭圆形，蒂细。X线钡灌肠所见，充盈缺损、边缘完整。病理检查不是腺瘤而是错构瘤。

（3）多发性腺瘤：无遗传倾向及家族史，腺瘤尽管多发，但数目小于100个，一般为散在生长，无葡萄串样改变。

（4）肠气囊肿症：患者有慢性病容，但很少出现恶病质或迅速贫血；黏液血便少于息肉病；腹痛轻、腹胀重。内镜可见肠黏膜突起，似葡萄状，不规整，颜色正常、柔软，不易出面，如刺破，气体逸出，肿物缩小。X线检查，肠腔内可见大小不等的囊泡状影，透光区可延伸到钡充盈的轮廓之外，黏膜表面光滑，基底宽。如误诊为腺瘤做电切，易造成肠穿孔。

5. 治疗　本病如不及时治疗，终必癌变。以往认为本病一旦确诊应尽早手术治疗是唯一有效的治疗措施。手术时机宜在发现本病后，没有大肠癌形成前进行预防性切除。有学者认为24岁最佳，此时大肠癌发生的可能性较低（2.5%～6%），术后硬纤维瘤的发生率约0.7%，如果手术年龄再提前则术后硬纤维瘤的发生率上升。但是近年来随着内镜下治疗技术的不断发展，内镜下息肉切除的适应证也越来越广泛。息肉病患者可采取内镜、外科手术联合治疗，这样既可达到治疗目的，又可维持大肠正常功能。外科手术指征常为10个以上多发性、体积较大，且局限于某一肠段的腺瘤；较大息肉堵塞大半肠腔，蒂部显示不清或广基腺瘤，基底直径>2cm。大肠腺瘤切除后复发率高，有多发性腺瘤可能，应根据患者组织学类型制订细致的临床随访计划，及早发现病变并给予及时治疗。手术方法大致可分为三大类：①结肠全切除、回肠直肠吻合术和结直肠次全切除、升结肠直肠吻合术。②结直肠全切除、永久性回肠造口术。③结肠全切，直肠黏膜剥除，回肠袋肛管吻合术。

恶性大肠息肉是指含有侵入性癌细胞的腺瘤，并有癌细胞穿过黏膜肌层进入黏膜下层。与重度不典型增生的腺瘤相比，恶性腺瘤的癌细胞并不局限于黏膜内，所以有转移的可能性。对结肠镜下切除的恶性息肉应根据息肉切除基底部位是否残留癌细胞或是否有淋巴结转移等确定手术治疗指征。结肠镜下当一个息肉被怀疑为恶性时，内镜医师应首先估计是否可在内镜下切除，有蒂或小的无蒂息肉可被完全切除，而大的无蒂息肉应先进行活检。息肉被切除后，所有组织应送病理检查（即全瘤病检），息肉所在的部位也应详细描述，因为如果息肉被发现是恶性时，则必须手术治疗。也可将印度墨水注入息肉切除部位的肠壁，为今后可能的手术部位留下永久性定位标志。

6. 预防　主要通过普查进行早期发现以便早期干预。普查方法：

（1）普查对象：因FAP有遗传性，因此本病的同胞兄妹及子女年龄在40岁以下皆为普查对象。

（2）普查方法：普查对象，青春期前，可用相连基因标记物发现FAP基因携带者；40岁以下无症状的对象可行大肠内镜检查，每年复查一次。

（3）对可疑有肠外表现而无肠道表现者可行大肠内镜检查，半年一次。

## （二）错构瘤性息肉

1. 幼年性息肉及幼年性息肉病　如下所述。

（1）定义、流行病学：幼年性息肉（juvenile polyp）属大肠黏膜上皮的错构瘤，又称先天性息肉。好发于10岁以下的儿童，5岁左右最多。但它并非先天性，可发生于任何年龄，只是以儿童多见，20岁以上患者约占20%。有人将20岁以上的病例称为青年型息肉。据报道解放军第150中心医院的病例中共检出514例，占全部息肉患者的24.4%，男女之比为1.6∶1，年龄≤6岁者占26.8%，25～30岁者占10.9%。单发者占83.3%，直肠发生率44.2%，乙状结肠发生率47.3%。由此可知，息肉发于直肠及乙状结肠。众多文献报告约60%在距肛缘10cm以内，也有报告多发于距肛缘5cm以内，如为多发亦不超过三四个。息肉数目在100枚以上者称息肉病。幼年性息肉病少见，好发年龄为1～15岁，也可见于新生儿。息肉可散在于整个胃肠道，但大多数只见于大肠。

（2）病因学：病因尚不十分清楚，与下列几种说法相关。

1）大多数认为系错构瘤性病变，是一种正常组织的异常组合，即错构瘤。

2）为炎症性范围：因黏膜慢性炎症导致腺管阻塞，黏液滞留，故又有滞留性息肉之名。上述原因造成黏膜增生发生息肉状炎性增殖，造成本病。

3）系一种过敏反应：因为息肉具有嗜酸性粒细胞浸润并常具有个人和家族过敏史。

4）免疫缺陷和家族遗传：如在幼年性息肉的病例中30%的患者可并有先天性缺陷，如先天性心脏病、颅骨大小与形态异常、胃肠转位、梅克尔憩室、隐睾等。但仅约1/3的病例其家族中有本病患者，尚无足够证据证明其为遗传性疾病。

（3）临床表现

1）症状：主要表现为便血和息肉自肛门内脱出：①便血多呈鲜红色，布于粪便表面，有时为大便后滴血，出血量不多，与大便不混淆。酷似内痔出血。②便后息肉自肛门内脱出，则常见于用力排便时，便后即有自行入肛。个别位于结肠内较大的息肉可引起肠套叠。

2）体征：腹部检查常无阳性发现，如发生于直肠，直肠指检可检到。一般检查前让患者排便。

（4）诊断：依据发病年龄、临床表现、直肠指检和内镜检查，诊断不难，病理组织检查可确诊。

（5）治疗

1）对息肉位置高而患儿不能合作者，可暂不予处理，而予随访观察。

2）经内镜电灼切除。

3）经直肠指检可触及的息肉，可经肛门息肉切除。

幼年性息肉症患儿大肠内散在或密集分布着多枚息肉，可达数百或上千枚。组织结构与单发者相同，偶尔息肉可累及小肠，即称全胃肠道幼年性息肉病。Morson观察此类病例的1/3并发先天性心脏病、胃肠转位等畸形，约有30%有家族遗传性。值得注意的是大肠幼年性息肉症与幼年性息肉不同，其癌变率较高，1988年Jass报告的8例幼年性息肉癌变病例中，除1例呈重度不典型增生或原位癌外，其他7例均为浸润癌，在英国St. Mark医院报告的87例幼年性息肉症患者中，有18例发生了大肠癌。解放军第150中心医院曾对7例幼年性息肉症进行随访，最长时间为6年，未发现癌变，但在息肉切除后，每次随访均再发现有新的息肉生长。

2. Peutz－Jeghers息肉及Peutz－Jeghers综合征　Peutz－Jeghers息肉是大肠单发的错构瘤伴皮肤、黏膜的色素斑沉着，较为少见，肠道表现和处理同幼年性息肉。在此仅介绍Peutz－Jeghers综合征。

（1）流行病学：本病于1921年由Peutz首先描述，1949年Jeghers等对本病进行了详细、系统的介绍，故称为Peutz－Jeghers综合征。本病的特点是口腔黏膜、口唇、双侧手掌和足底有色素沉着以及胃肠道有多发息肉。国内多数学者称之为黑斑息肉综合征。本病是一种显性遗传病，有很高的外显率，男女发病率相同。有30%～50%的患者有阳性家族史。本病可发生于任何年龄，多见于儿童及青少年。息肉可以发生在胃到直肠的任何部位，而以空肠及回肠最多见，其次为十二指肠，有1/7的病例累及结肠和直肠，约1/4累及胃。1954年Bruwer等首次使用Peutz－Jeghers综合征这一名称。Vilchis等报道这一综合征全世界每年平均只有10例。1887年后藤明彦收集日本之共355例，1977年Mcallister等收集欧美文献共320例，夏冰等收集1994—2009年相关文献197篇，累计共155例，说明本综合征在我国并不少见。

（2）病因：本病属于家族遗传性疾病。其遗传方式是常染色体显性遗传，由单一多效基因所传递。患者的染色体分线合子和杂合子，由于基因的突变，二者都能发病。线合子的出现率低，而往往易致死胎或夭亡。在临床上发现患者中以杂合子居多。在双亲中的一方正常，另一方为杂合子，其子女中约有1/2可能发病。本病约有50%无明显家族史，可能是由于新的基因突变所造成，但其后代仍有发病的可能。目前还不能通过基因标志预测本病患者后代能否遗传。

（3）临床表现

1）胃肠道表现：多以不明原因的腹痛为主，有间歇性腹部绞痛常在脐周，持续时间不定，排气后缓解。可能是由一过性肠套叠之故，可反复发作，持续数年。极少数可造成完全性肠梗阻。腹痛发作时可伴有呕吐，腹部检查可触及包块肠鸣音亢进或有气过水声。腹痛缓解时自然消失。有时还可见到黏液便、腹泻、便秘、便血的症状。

2）色素沉着：①部位：色素斑主要发生于面部，口唇周围，颊黏膜，指（趾）及手掌足底部皮肤等处；②色泽：多数患者发生在上下唇和颊黏膜的色素斑为黑色，其余部位多为棕色或黑褐色；③出现时间：可出现于任何年龄，斑点多在婴幼儿时发生，至青春期明显，部分患者在30岁后可逐渐减少或消失；④与息肉关系：95%两者共存，5%仅有一项，多为先有色素斑点，然后才发生息肉，但二者多少轻重无相关性；⑤色素斑的特征：其外形呈圆形、椭圆形、菱形等多种形态，一般界限清楚，以口唇及颊黏膜最明显，下唇尤为突出。色素斑常紧密相连，不高出皮肤及黏膜表面。

（4）诊断

1）物理诊断：①检查口唇，口腔黏膜、手掌、足底、指和趾、肛门周围等部位，观察有无色素斑；②直肠指检可触及直肠范围内有无息肉；③腹痛发作时可见肠套叠表现。

2）大便常规化验：可发现红细胞，潜血阳性。

3）X线诊断：对于可疑的患者行X线全消化道造影及大肠气钡双重造影，判定息肉是否存在，但值得注意的是X线没有发现息肉并不能排除本症的存在。其理由是：①息肉的出现多晚于色素斑点；②一些较小的息肉或基底宽且低平的息肉不易直接观察到。

4）内镜检查：包括胃镜、直肠镜、乙状结肠镜和电子纤维肠镜检查能发现息肉，取组织活检。

5）病理定性诊断：活检组织学检查发现为正常细胞的排列畸形或错构瘤的结构。

（5）鉴别诊断：本病特征为口唇、口腔黏膜等部位的色素斑，结合X线及内镜检查发现消化道息肉存在，组织学证实为错构瘤，不难与其他疾病鉴别。但是，少数患者可与肠道腺瘤共存，近年来不典型患者报道时有发生，故在大肠中发现腺瘤时亦不能排除本症。

（6）治疗

1）对无腹部症状的患者，可做长期随访观察，不予治疗。

2）手术治疗：适应证：①肠套叠并发明显的肠梗阻；②反复发作较大量的肠道出血；③发现有个别孤立较大的息肉或多发息肉密集于某一肠段并发反复发作腹部剧烈绞痛。手术的目的仅是缓解症状，而不是将息肉全部切除。因此手术方式可以选择息肉切除术、肠套叠复位术、肠管部分切除术。散在的未引起症状的息肉可不予处理，因为息肉很难切干净。在行肠管切除时，应尽量保留肠管的长度，以免过多切除而引起营养吸收不良。因为本症为非腺瘤，不属于癌前病变。

3）内镜和剖腹术结合清除小肠大肠息肉。

4）黑斑的治疗：尚无特效治疗方法，或由整容科进行治疗。

（7）预后：本症合理治疗，预后一般较好，但部分患者死于肠套叠及消化道出血。究竟本病能否癌变尚没有定论。

## （三）炎症性息肉

炎症性息肉为炎性组织增生所致的瘤样病变，组织学上主要为炎性肉芽组织增生所形成，肠黏膜的腺体增生仅是一个正常黏膜增生，其结构与正常黏膜无差异，包括多发的假息肉病（pseudo polyposis）、单发的炎性息肉（inflammatory polyp）以及血吸虫性息肉。

1. 假息肉病　主要发生于慢性溃疡性结肠炎克罗恩病时，由于慢性炎症刺激，形成肉芽肿。肉芽肿往往是多发的，此又称为多发的假息肉病。在其形成的早期，如炎症能够控制，肉芽肿有可能随之消失。如炎症不能得到有效的控制，而呈持久的慢性刺激，肉芽肿就有恶变的可能。癌变率与病程长短往往呈正比例关系。病程10年以上，癌变率明显增高，20年时癌变率为12.5%，25年时可达25%，30年时则达40%。慢性溃疡性结肠炎具有极高的癌变率，是公认的癌前病变之一。现已知克罗恩病亦有癌变的可能，因此假性息肉病应视作癌前病变。本病的治疗应结合原发病的情况。行病变肠管切除非常必要。

2. 炎性息肉　乃指单发非特异性炎症所引起的息肉，组织结构与上述相同，但不会癌变。往往炎症消退后息肉可自行消逝。本病治疗以治疗原发病为主。

3. 血吸虫性息肉　在慢性血吸虫病时，大肠黏膜下常有血吸虫卵沉着，其周围伴纤维组织增生，或形成虫卵结节。当虫卵多时，固有膜内亦可有虫卵沉着，并破坏腺管和引起增生。一般血吸虫卵结节体积不大，是小球状或条索状，并常呈簇状分布，外观中央呈橘黄色，周围呈灰白色。在长期慢性、反复感染的病例这类息肉可进一步发展成炎性肉芽肿，具有很大癌变倾向，也是一种癌前病变。本病并发大肠癌在国内外均有报告。本病诊断，需经病理检查，才能确定诊断。癌变后治疗原则与一般结肠癌相同。细胞大多分化较好，恶性程度较低，转移发生也较晚，早期根治切除后，愈后较好。

## 三、脂肪瘤

脂肪瘤是大肠内最常见的非上皮性良性肿瘤，全部胃肠道内脂肪瘤亦以大肠为多见，约占全部胃肠道内脂肪瘤的65%左右。常规尸检中的发病率为0.035% ~4.400%。在4 000例胃肠道良性肿瘤手术标本中占4%。

### （一）流行病学

大肠脂肪瘤以女性稍多，男女之比为1 ：（1.5 ~2），好发于50 ~60 岁年龄。10%的病例为多发性。分布部位以右侧结肠较多，据统计近1/3 ~1/2 的大肠脂肪瘤发生于盲肠，仅5%发生于直肠，其余部分均匀分布。约90%的脂肪瘤位于黏膜下层，常常突入肠腔，部分有蒂，亦可发生于浆膜下。肉眼形态可伴有坏死、炎症、囊性变或者出血。病理表现为成熟的脂肪细胞及纤维性间质，偶有钙化。

### （二）临床表现

大肠脂肪瘤的患者无明显临床表现。症状的轻重与瘤体的大小有关，当瘤体直径大于3 ~4cm 时，半数以上的患者有不适反应。常见的症状有腹痛、大便习惯改变、血便或黏液血液。病变位于直肠时可伴有里急后重。当瘤体较大时，可引起肠梗阻和肠套叠，此时在腹部可触及包块。少数黏膜下脂肪瘤，因部分瘤体自行离断、脱落入肠腔，患者可自肛门排出黄色、团块状脂肪样组织，这是大肠脂肪瘤较为特征性的临床表现。患者极少有全身性表现，个别患者可有贫血和消瘦。

### （三）辅助检查

1. X线检查　采用钡灌或气钡双重造影，亦可用清水灌肠，把水作为对比剂，可使脂肪瘤与周围组织的密度对比更明显。X线主要表现：

（1）腹部平片可见低密度脂肪组织亮影。

（2）钡灌或气钡造影，肠腔内可见边缘光滑的圆形或卵圆形充盈缺损。

（3）挤压征检查中压迫瘤体可有形态的改变，其他肿瘤无此现象。

2. 结肠镜检查　可直接观察到有蒂或无蒂自黏膜下隆起，表面光滑或糜烂的半球形或分叶状黄色肿瘤，用活检钳压迫肿瘤，富有弹性，加压能使凹陷，放后恢复原状，即可以看到所谓的枕垫征；用活检钳提瘤体，表面的黏膜产生帐篷效应；用活检钳在同一部位反复活检，可露出脂肪组织即所谓“裸脂征”，获得组织可供组织学检查，可明确诊断。

3. 超声内镜检查　典型表现为位于黏膜下层的高回声均质肿物，边界清，肿块后方有超声衰减显现。

4. CT检查　为形态规则的低密度块影，CT值多为 -80 ~ -120HU，注射造影剂后，其影像更为清晰。

5. MRI检查　MRI有较好的软组织分辨力，可区分不同的组织结构，对脂肪组织具有特异性强信号，脂肪的质子密度高，$T_1$ 值为60 ~80ms，呈白色强MRI信号。

无症状的瘤体小的脂肪瘤不需要治疗，而对有症状瘤体直径大于2cm者应进行治疗。以往采用局部手术切除治疗，组织损伤较大，近年来随着内镜手术的开展，可使部分患者免于外科手术治疗。

（张　冰）

# 第六节 大肠癌

大肠癌是发生于结肠与直肠黏膜上皮的恶性肿瘤，亦称结直肠癌（colorectal cancer，CRC），是常见的消化道恶性肿瘤。本病可发生于大肠各段，但以左侧结肠，尤其是直肠及乙状结肠多见。多数为单发，约5%为多发。

## 一、流行病学

大肠癌在西方国家发病率较高，在美国，结直肠癌发病率占所有恶性肿瘤的第四位，而死亡率为第二位。大肠癌发病率有明显的性别差异，女性的发病率、死亡率普遍较男性低，发病年龄高峰在50岁左右。亚非地区发病率较低。大肠癌占我国常见恶性肿瘤第5位，随着生活方式、饮食结构的变化，我国大肠癌的发病率逐年升高。资料显示2007年全国肿瘤登记地区的CRC发病率（粗率）较2003年升高，男性由25.6/10万升至32.5/10万，女性由22.7/10万升至26.7/10万。死亡率男性由12.3/10万升至15.6/10万，女性由11.1/10万升至12.7/10万，以结肠癌为主。而与此相反，在美国，大肠癌的发病率从1975年的60.5/10万降到2005年的46.4/10万，在1990年至2007年间，大肠癌的死亡率也降低了大约35%，原因与筛查的普及提高了早诊率以及治疗手段的进步有关。

## 二、病因学

### （一）环境、饮食因素

大肠癌的发病与环境和饮食因素密切相关，研究发现东亚人（中国人和日本人等）移居至美国的第一代移民即有大肠癌发病率的增高，第二代则几乎等同当地居民。是大肠癌发生与包括饮食在内的环境因素有密切关系的最有力证据。高动物蛋白、高脂肪、高能量和低纤维饮食是大肠癌的高发因素。长期高脂饮食致大肠中的胆酸（主要是次级胆酸，如脱氧胆酸、石胆酸）含量过高，煎炸和烧烤等制作过程中可能产生杂环胺类致癌物，以上均可促进大肠癌发生。一些微量元素缺乏亦与结直肠癌发生有关。胡萝卜素、维生素$B_2$、维生素C、维生素E（βE、γE、δE）均能降低大肠癌发病相对危险度，维生素D、钙、葱和蒜类食品则具有保护作用。水果、蔬菜和粗粮中的纤维素成分则可通过吸附水分而增加粪便体积以降低致癌物浓度、刺激肠道蠕动而减少致癌物接触肠黏膜机会、作用于肠道菌群而产生有益于肠黏膜修复的短链脂肪酸等途径减少大肠癌的发生。

### （二）遗传因素

在美国，大约20%的结肠癌伴有家族聚集性，除一些研究较清楚的遗传综合征如家族性腺瘤性息肉病（familial adenomatous polyposis，FAP）和Lynch综合征（又称遗传性非息肉病性结直肠癌，hereditary nonpolyposis colorectal cancer，HNPCC）外，仍有少数大肠癌具有遗传背景。Lynch综合征是遗传决定的结肠癌易感性中最常见的类型，大约占所有结直肠癌的2%～4%。该遗传性综合征是DNA错配修复（MMR）基因（MLH1、MSH2、MSH6、PMS2）发生胚系突变的结果。从遗传易感性来看，遗传性或获得性APC基因突变所导致的β-catenin/Wnt信号通路异常，抑癌基因p53的突变与缺失，K-ras、MCC基因突变等在大肠癌变过程中均具有重要作用。

### （三）大肠腺瘤

腺瘤癌变途径是由Morson BC于1974年提出的经典的大肠癌变途径，近年来也有学者提出锯齿状腺瘤癌变、de novo途径等，均有待于进一步证实。80%以上的大肠癌源于大肠腺瘤，而后者作为大肠癌最主要的癌前疾病其发生率较高。欧美学者研究认为，大于50岁的人群（即使无任何消化道症状）由肠镜检出患有大肠腺瘤的概率超过10%。

从腺瘤演变为大肠癌大约需要5年以上，平均10～15年，但也有腺瘤终生不癌变。根据绒毛状成分所含比例不同，可将大肠腺瘤分为管状腺瘤、绒毛状腺瘤（又称乳头状腺瘤）及混合性腺瘤，其中管状腺瘤多见。此外锯齿状腺瘤近来被逐渐认识，是一种独特的大肠腺瘤。腺瘤发生癌变的概率与腺瘤的大小、病理类型、异型增生程度及外形有关。一般直径>2cm、广基、伴有重度异型增生的绒毛状腺瘤癌变概率较大。

### （四）大肠炎症

主要是炎症性肠病，包括溃疡性结肠炎和克罗恩病以及血吸虫病等，发生大肠癌的概率远高于正常人，尤其是幼年起病、范围大和病程长者，可能与炎症、假性息肉癌变有关。炎症相关肠癌（colitis - associated cancer，CAC）治疗困难，死亡率超过50%，因此在近年来越来越受到重视。

### （五）其他

有研究表明胆囊切除术后的患者大肠癌发病率显著增高，而且多见于近端结肠。可能与胆囊切除术后初级胆酸进入肠道后生成次级胆酸含量增加，对大肠上皮细胞的损害加强有关。胰岛素抵抗患者大肠癌风险增加，因为患者循环中的高胰岛素水平导致血液中胰岛素样生长因子Ⅰ型受体（insulin - like growth factor typeⅠ，IGF - Ⅰ）浓度增高，刺激大肠黏膜增殖。一些妇科肿瘤如宫颈癌放射治疗所产生的放射性损害也是致癌因素之一。原发性与获得性免疫缺陷症也可能与本病发生有关。一些细菌感染如链球菌感染所致的心内膜炎和败血症患者大肠癌发病率增高。

## 三、病理学

### （一）早期大肠癌

早期大肠癌是指浸润深度局限于黏膜及黏膜下层的任一大小癌，但尚未侵犯浅肌层。其中局限于黏膜层、未突破基底膜的为黏膜内癌，突破黏膜肌层、浸润至黏膜下层但未侵犯固有肌层者为黏膜下癌（Sm）。由于大肠黏膜并没有淋巴管结构，因此局限于大肠黏膜层内的病变一般无淋巴结转移，内镜下或手术局部切除可完全治愈，但累及黏膜下层的早期大肠癌5%～10%有局部淋巴结转移。

### （二）上皮内瘤变与早期大肠癌

异型性与浸润潜能是恶性肿瘤的两大特征，日本学者将腺体的异型性定义为癌变，导致内镜诊断中有较高的早期癌检出率，而欧美学者则强调异型细胞需有明确的浸润证据方能确定为癌。为了统一不同的诊断术语，规范治疗方案，近年来国际上主张用上皮内瘤变描述癌前病变状态，该标准主要来源于Vienna 2002分类。该分类与WHO 2000年分类都将最早用于描述宫颈癌前病变的“上皮内瘤变”（intraepithelial neoplasia，IN）一词纳入消化道肿瘤的诊断，用来代替不典型增生或异型增生等名称。把胃肠黏膜从反应性增生到浸润性癌的系列变化分为反应性增生、不能确定的IN（即难以区分是反应性增生还是异型增生）、低级别（low - grade，LGIN）、高级别（high - grade，HGIN）及浸润性癌五大类。LGIN相当于轻度和中度异型增生，形态学上表现为上皮细胞核大深染，但细胞核排列靠近基底侧，腺体稍不规则，可有出芽和分支，腺体分泌减少；HGIN则表现为细胞核大深染，占据上皮全层1/2以上或累及全层，腺体排列紧密，形状不规则，可出现筛状结构或背靠背排列，核仁明显，核分裂象易见，腺体分泌减少或消失，在结直肠则包括腺瘤重度异型增生、原位癌、可疑浸润癌、黏膜内癌等4种病变。由于癌细胞只有在穿透黏膜肌层侵犯黏膜下层才可能出现浸润转移，因此异型增生的细胞限于上皮内或瘤细胞即使突破腺体基底膜侵犯黏膜固有层内而无穿透黏膜肌层者，均可视为HGIN而无须诊断为癌变以避免过度治疗。按照这一概念，黏膜下层癌才是真正意义上的早期癌。

### （三）组织学类型

绝大多数大肠癌为腺癌，包括筛状粉刺型腺癌、髓样癌、微乳头癌、黏液腺癌、锯齿状腺癌和印戒细胞癌。其他还有腺鳞癌、梭形细胞癌、鳞状细胞癌和未分化癌。大肠癌的组织学类型及进展程度与预后密切相关。因此外科切除的手术标本需了解癌组织侵袭与转移迹象，如血管、淋巴管和神经侵犯以及环周切缘情况，进行肿瘤分期，从而判断预后。

### （四）病理分期

以往大肠癌多采用Dukes分期（1935年），目前多倾向于采用美国癌症联合委员会（AJCC）/国际抗癌联盟（UICC）大肠癌 TNM 分期系统（2009 年第 7 版）对大肠癌进行病理学分期。后者更有利于对疾病的评估。具体如下：

原发肿瘤（T）：

$T_x$ 原发肿瘤无法评价；

$T_0$ 无原发肿瘤证据；

$T_{is}$ 原位癌，即肿瘤局限于上皮内或侵犯黏膜固有层；

$T_1$ 肿瘤侵犯黏膜下层；

$T_2$ 肿瘤侵犯固有肌层；

$T_3$ 肿瘤穿透固有肌层到达浆膜下层，或侵犯无腹膜覆盖的结直肠旁组织；

$T_4$ 肿瘤穿透腹膜脏层，或直接侵犯或粘连于其他脏器或结构，其中 $T_{4a}$ 指肿瘤穿透腹膜脏层；$T_{4b}$ 指肿瘤直接侵犯或粘连于其他脏器或结构。

区域淋巴结（N）：

$N_x$ 区域淋巴结无法评价；

$N_0$ 无区域淋巴结转移；

$N_1$ 1～3 枚区域淋巴结转移，其中 $N_{1a}$ 为 1 枚区域淋巴结转移，$N_{1b}$ 为 2～3 枚区域淋巴结转移，$N_{1c}$ 为浆膜下、肠系膜、结肠/直肠周围或周围软组织内有肿瘤卫星结节，无区域淋巴结转移；

$N_2$ 4 枚以上区域淋巴结转移，其中 $N_{2a}$ 为 4～6 枚淋巴结转移，$N_{2b}$ 为 7 枚及其以上淋巴结转移。

远处转移（M）：

$M_0$ 无远处转移；

$M_1$ 有远处转移，其中 $M_{1a}$ 为远处转移局限于 1 个脏器，$M_{1b}$ 为远处转移至 1 个以上脏器/部位或腹膜。

## 四、临床表现

### （一）症状

早期多无明显症状，或仅见粪便潜血异常，随着癌肿的增大与并发症的发生才出现症状。主要临床表现包括：

1. 排便习惯与粪便性状改变　包括血便、脓血便或伴里急后重，也可表现为顽固性便秘、大便变细，或出现腹泻或便秘与腹泻交替。右侧大肠癌粪质可无异常。

2. 腹痛或腹部不适　右侧大肠癌居多，以钝痛为主，右腹部或可累及中上腹。如并发肠梗阻则可有剧痛甚至阵发性绞痛。

3. 全身症状　由于肿瘤消耗、肠道失血、感染等原因，大肠癌会伴随一些全身症状，如贫血、乏力、进行性消瘦、食欲减退、低热、恶病质等。

通常右侧大肠癌以全身症状、贫血和腹部肿块为主要表现。左侧大肠癌则常以便血和排便习惯改变及肠梗阻为主。

### （二）体征

1. 腹部肿块　大肠癌腹部肿块以右腹多见，质硬，呈结节状。腹部肿块常提示已到中晚期。

2. 直肠肿块　直肠指诊可检出相当部分的直肠癌。发现的直肠肿块多质地坚硬、表面呈结节状，可有肠腔狭窄。指检后指套上可有血迹或血性黏液。

### （三）并发症

大肠癌晚期可出现肠梗阻、出血、穿孔，可有肝脏肿块、腹腔积液等全身转移的表现。肠梗阻常表现为低位不完全性肠梗阻，可出现腹胀、腹痛、便秘或肛门停止排气排便，也有部分患者表现为腹泻，需高度警惕。

## 五、辅助检查

### （一）实验室检查

1. 粪便潜血试验　简便易行，虽非特异性但其阳性常提示需要进行大肠镜检查。与联苯胺法和愈创木酯法化学法相比，免疫法特异度高而敏感性较低，其可测定人血红蛋白分解后的球蛋白。

2. 粪便大肠脱落标志物检测　与血液标志物不同的是，从大肠黏膜脱落的标志物本身来自肿瘤，并可持续释放，检测这些标志物有助于增加筛检的特异性和敏感性。包括粪便 DNA 检测 K－ras、p53 和 APC 等基因突变。

3. 血清标志物的检测　对于大肠癌的诊断、疗效评价、随访监测具有重要意义。大肠癌患者在诊断、治疗前、疗效评价及随访时必须检测 CEA、CA19－9；建议检测 CA242、CA72－4；有肝转移患者建议检测 AFP；有卵巢转移患者建议检测 CA125。

4. 关于基因突变检测　编码 KRAS 基因的区域第 2 外显子的 12 和 13 密码子突变检测可预测肿瘤对针对 EGFR 的靶向治疗抗体（如西妥昔单抗、帕尼单抗）无反应。而具有 W600E BRAF 突变的患者，预后更差，患者存在其突变时，一线治疗进展后使用抗 EGFR 单抗治疗无效。有专家建议，所有 $<50$ 岁的结肠癌患者都需要检测 MMR 蛋白，因为这类人群患者有 Lynch 综合征的可能性。MMR 蛋白检测同样适于所有的Ⅱ期患者，因为 MSI－H 的Ⅱ期患者预后较好，且不能从 5－FU 辅助化疗中受益。

### （二）内镜检查

纤维结肠镜或电子结肠镜检查是目前诊断大肠癌最理想的检查方法，可直接观察到全肠道情况，同时镜下可对可疑的病灶进行活检。内镜活检对确诊早期大肠癌具有决定性意义。内镜下染色放大技术、窄带成像技术（NBI）及共聚焦激光显微内镜技术的应用可明显提高早期大肠癌的诊断率。而超声肠镜能显示肠壁层次，分析肿瘤的范围、大小、浸润深度，还可观察邻近器官病变情况，对考虑手术的患者具有重要的指导意义。肠镜检查的同时，还可切除包括早期大肠癌在内的病变，具有重要的治疗价值。

所有疑似大肠癌患者均推荐肠镜检查，但以下情况除外：①一般状况不佳，难以耐受；②急性腹膜炎、肠穿孔、腹腔内广泛粘连以及完全性肠梗阻；③肛周或严重肠道感染、放射性肠炎；④妇女妊娠期和月经期。内镜检查之前，必须做好肠道准备，服用泻剂，如患者有肠梗阻表现，可禁食禁水数日后行清洁灌肠。内镜检查报告需包括进镜深度、肿物大小、距肛缘位置、形态、局部浸润的范围等，同时对可疑病变进行病理学活组织检查。由于结肠肠管在检查时可能出现皱缩，因此内镜所见肿物距离肛门距离可能存在误差，建议结合 CT 或钡剂灌肠明确病灶部位。

### （三）影像学检查

1. X 线检查　腹部立位 X 线片有助于肠梗阻的诊断。普通钡灌肠 X 线检查对较小的大肠癌易漏诊，应用气钡双重造影检查有助于提高诊断正确率，后者是检查结肠癌的常规方法之一，对直肠癌的诊断意义不大，对早期大肠癌的诊断意义也远不如肠镜检查。并且，对于疑有肠梗阻的患者应谨慎选择。

2. CT 或 MRI 检查　CT 是大肠癌最重要的辅助检查之一。除可了解肿瘤局部情况外，还可进一步了解肠管外浸润程度以及有无淋巴结或远处转移，有助于充分了解病情，提供结直肠恶性肿瘤的分期，发现复发肿瘤，评价肿瘤对各种治疗的反应，阐明钡剂灌肠或内镜发现的肠壁内和外在性压迫性病变的内部结构，明确其性质、来源及与周围脏器的关系。

MRI 检查的适应证同 CT 检查。推荐以下情况首选 MRI 检查：①直肠癌的术前分期；②结直肠癌肝转移病灶的评价；③腹膜以及肝被膜下病灶。

3. CT 结肠成像或仿真结肠镜检查　CT 结肠成像（CT colonoscopy，CTC）是一种模拟传统结肠镜检查的成像技术，通过使用结合螺旋 CT 扫描的计算机程序而产生患者结肠内部的二维或三维图像。可多方位、多角度、多层面显示结直肠病变的部位，准确判断肠管的周径和厚度，显示癌肿的浸润范围及其周围肠管情况。大肠癌多层螺旋 CT 下病变可分为肿块型、溃疡型、浸润型、混合型，表现为肿块向腔内突出，肠壁凹陷、表面糜烂出血、凹凸不平等。CT 结肠成像技术具有微创、无痛苦、无相对禁忌证的优点，但其与结肠镜检查一样需要提前进行肠道准备，甚至对肠道准备的要求更高，且检查前需向肠道注入一定量的对比剂使肠腔充盈扩张，如注入空气等。从治疗角度来讲，仿真结肠镜即使发现息肉也需再行结肠镜检查治疗，费用相对较高，这些缺陷使其在患者筛查中的依从性明显下降。

4. 超声检查　普通超声检查可帮助了解患者有无复发转移，具有方便快捷的优越性。经直肠腔内超声检查为中低位直肠癌诊断及分期的常规检查。

5. PET－CT　不推荐常规使用，但对于常规检查无法明确的转移复发病灶可作为有效的辅助检查。

6. 核素检查　核素检查可用于肠癌的诊断。主要是作体内定位，从某特定核素物质集聚状况以判断原发或转移肿瘤部位、大小等，现已较少应用。

## 六、诊断与鉴别诊断

### （一）诊断

早期大肠癌可无症状，但中晚期均有不同程度的症状存在。根据病史、体格检查（包括直肠指诊）、辅助检查（包括内镜和影像学等）结果，诊断一般无困难，确诊尚需要组织病理检查。对内镜发现异常征象（如粗糙、苍白、红斑或血管网消失之黏膜）进行黏膜染色或 NBI、共聚焦内镜、超声肠镜等特殊内镜检查是发现早期大肠癌的有效方法。

诊断率的提高有赖于无症状人群的筛查，其次针对有排便习惯改变、腹痛、血便或潜血阳性者及早进行大肠镜或 X 线钡剂检查。来自大肠癌高发区 50 岁以上人群、曾患大肠癌癌前疾病者（如大肠腺瘤、溃疡性结肠炎、克罗恩病、血吸虫病）、有大肠癌或大肠腺瘤家族史的直系亲属、有盆腔放疗史者等，即使无症状都要高度重视或行肠镜筛查。

我国于 1990 年第一次制订大肠癌诊治规范。2004 年又制订了《大肠癌诊治指南》，后者是目前我国规范化诊治大肠癌的初步依据。2008 年中华消化内镜学会肠道学组制定了《中国早期大肠癌内镜诊治共识意见》。2011 年 10 月中华医学会消化病学分会又制订了《中国结直肠肿瘤筛查、早诊早治和综合预防共识意见》。以上文件为规范我国大肠癌的诊断奠定了基础，是临床诊断的重要依据。

### （二）鉴别诊断

右侧大肠癌须与大肠阿米巴痢疾、肠结核、血吸虫病、克罗恩病及阑尾病变鉴别；而左侧大肠癌则须与溃疡性结肠炎、缺血性肠炎、克罗恩病、功能性便秘、感染性肠炎和血吸虫病等相鉴别。直肠癌应与妇科肿瘤、盆腔转移癌及粪块嵌塞相鉴别。

## 七、治疗

大肠癌如能早期发现与早期诊断，则有可能根治。治疗原则是以手术为主的综合治疗。

### （一）外科治疗

外科手术是大肠癌根治方法，对可切除的非转移性结肠癌，首选的手术方式是结肠切除加区域淋巴结整块清扫。即使中晚期甚至有广泛转移者，亦可通过捷径、造瘘等姑息手术改善生活质量。近年来，腹腔镜下结肠切除术已经被列为治疗结肠癌的一种手术方式。

### （二）内镜治疗

内镜下病变切除是早期大肠癌的治疗选择之一，对于内镜和病理确诊的早期大肠癌，可选择最合适的内镜治疗手段包括电切、内镜下黏膜切除术（EMR）或内镜黏膜下剥离术（ESD）等。

### （三）化学治疗

1. 适应证　主要用于术前、术中和术后的辅助治疗。对于不能手术和放疗的患者也做姑息治疗。Ⅰ期（$T_{1-2}N_0M_0$）或者有放化疗禁忌的患者不推荐辅助治疗。Ⅱ期有高危因素者（组织学分化差、$T_4$、血管淋巴管浸润、术前肠梗阻/肠穿孔、标本检出淋巴结不足），建议辅助化疗。化疗方案推荐选用 5－FU/LV、卡培他滨、5－FU/LV/奥沙利铂或 CapeOx 方案。化疗时限应不超过 6 个月。Ⅲ期结直肠癌患者，化疗方案推荐选用5－FU/CF、卡培他滨、FOLFOX或CapeOx方案。化疗不应超过6个月。目前治疗晚期或转移性结直肠癌使用的药物包括5－FU/LV、伊立替康、奥沙利铂、卡培他滨并包括西妥昔单抗（K－ras基因野生型患者）及贝伐珠单抗在内的靶向药物。

2. 新辅助治疗　目的在于提高手术切除率，提高保肛率，延长患者无病生存期。推荐新辅助放化疗仅适用于距肛门<12cm的直肠癌。除结肠癌肝和（或）肺转移外，不推荐结肠癌患者术前行新辅助治疗。推荐以氟尿嘧啶类药物为基础的新辅助放化疗。治疗后必须重新评价，并考虑是否可行手术。

3. 生物靶向药物的使用　近年来一些生物靶向药物相继应用于临床，主要用于一线治疗失败的转移性大肠癌，可以显著改善患者的总生存（OS）。主要包括贝伐单抗、西妥昔单抗、帕尼单抗等，使用前要对患者进行基因检测。主要不良反应包括过敏反应、皮肤毒性、胃肠道穿孔、妨碍创口愈合等。不推荐同时应用贝伐单抗和西妥昔单抗或帕尼单抗。

### （四）放射治疗

有淋巴结转移者，放疗或许有效；此外，对于晚期肿瘤固定无法切除者，结合放疗的综合治疗可改善局部控制率。

## 八、预防与预后

大肠癌的一级预防措施主要包括饮食干预、化学预防和治疗癌前病变。饮食干预中研究较多的是增加膳食纤维和微营养素的摄入、减少饱和脂肪酸的摄入等。化学预防是指用一种或多种天然或合成的化学制剂预防肿瘤的发生，涉及的有非甾体类抗炎药（NSAID）和选择性COX－2抑制剂等，而某些源自食物的生物活性食物成分（bioactive food compositions，BFC）及其药物（如钙与维生素D、短链脂肪酸、叶酸等）在不同人群中可能具有预防大肠腺瘤发生或再发和预防大肠癌发生等作用。早期发现并及时治疗腺瘤性息肉、溃疡性结肠炎、克罗恩病等癌前病变是预防大肠癌的最主要手段。大肠癌的二级预防主要是早诊断、早治疗，高危人群筛查是大肠癌二级预防有效手段，可发现早期病变而降低大肠癌的发病率和死亡率。

影响大肠癌的预后因素较多，其中最重要的因素是肿瘤分期，与大肠癌5年生存率明显相关。其他因素还包括年龄、性别、手术质量等，有证据表明一些生活方式像戒烟、控制体重、经常锻炼及改善饮食习惯有利于提高结肠癌患者的预后。而对术后患者规范的随访监测，也可以有效改善患者预后。通过对结直肠癌根治术后的监测，可以评价治疗相关的并发症，发现可根治性切除的复发转移病灶，以及发现早期未浸润的异时性多原发肿瘤，包括定期检测血CEA，以及定期胸腹盆CT扫描、定期内镜检查等。

（张　冰）

# 参考文献


[1] 唐承薇，张澍田．内科学：消化内科学分册．北京：人民卫生出版社，2015.

[2] 池肇春，毛伟征，孙方利，王正根，王浩文．消化系统疾病鉴别诊断与治疗学．济南：山东科学技术出版社，2017.

[3] 林晓珠，唐磊．消化系统 CT 诊断．北京：科学出版社，2016.

[4] 林三仁．消化内科学高级教程．北京：中华医学电子音像出版社，2016.

[5] 于皆平，沈志祥，罗和生．实用消化病学．第 3 版．北京：科学出版社，2017.

[6] Kasper，Fauci，Hauser，Longo，Jameson，Loscaizo. 哈里森内科学：消化系统疾病分册．周丽雅，译．北京：北京大学医学出版社，2016.

[7] 姜泊．胃肠病学．北京：人民卫生出版社，2015.

[8] 戈之铮，刘文忠．消化道出血的诊断和处理．北京：人民卫生出版社，2014.

[9] 侯刚，王强修，温黎．消化系统疑难肿瘤诊断解析．北京：科学出版社，2017.

[10] [美] 诺顿·J. 格林伯格．胃肠病学、肝脏病学与内镜学最新诊断和治疗．陈世耀，沙卫红，译．天津：天津科技翻译出版有限公司，2016.

[11] 王宝恩，张定凤．现代肝脏病学．北京：科学出版社，2013：1－65.

[12] 段志军，白长川．实用功能性胃肠病诊治．北京：人民卫生出版社，2016.

[13] 夏冰，邓长生，吴开春，沈博．炎症性肠病学．第 3 版．北京：人民卫生出版社，2015.

[14] 郭晓迪，贾继东．自身免疫性肝炎的诊断与治疗．中国实用内科杂志，2014，26（23）：403－406.

[15] 李杲．脾胃论．郑州：河南科学技术出版社，2018.

[16] 金震东，李兆申．消化超声内镜学．第 3 版．北京：科学出版社，2017.

[17]（日）八木一芳，（日）味冈洋一．放大胃镜诊断图谱．第 2 版．吴永友，李锐，译．沈阳：辽宁科学技术出版社，2017.

[18] 姚礼庆，徐关东．实用消化内镜手术学．武汉：华中科技大学出版社，2013.

[19] Jean Marc Canard，等．消化内镜临床与实践．徐红，译．上海：上海科学技术出版社，2017.

[20] 丁淑贞，丁全峰．消化内科临床护理．北京：中国协和医科大学出版社，2016.

[21] 张铭光，杨小莉，唐承薇．消化内科护理手册．第 2 版．北京：科学出版社，2015.